国家科学技术学术著作出版基金资助出版

肿瘤临床研究设计

Clinical Research Design for Tumor

荣誉主编　徐兵河 院士

主　编　滕　峰　刘　淼

主　审　贾立群　李　宁

中国科学技术出版社

·北　京·

图书在版编目（CIP）数据

肿瘤临床研究设计 / 滕峰，刘淼主编 . 一北京：中国科学技术出版社，2024.1
ISBN 978-7-5236-0405-2

Ⅰ . ①肿… Ⅱ . ①滕… ②刘… Ⅲ . ①肿瘤－诊疗 Ⅳ . ① R73

中国国家版本馆 CIP 数据核字（2023）第 234784 号

策划编辑	孙　超　焦健姿
责任编辑	孙　超　黄维佳
文字编辑	张　龙
装帧设计	华图文轩
责任印制	李晓霖

出　　版	中国科学技术出版社
发　　行	中国科学技术出版社有限公司发行部
地　　址	北京市海淀区中关村南大街 16 号
邮　　编	100081
发行电话	010–62173865
传　　真	010–62173081
网　　址	http：//www.cspbooks.com.cn

开　　本	889mm×1194mm　1/16
字　　数	302 千字
印　　张	12
版　　次	2024 年 1 月第 1 版
印　　次	2024 年 1 月第 1 次印刷
印　　刷	北京盛通印刷股份有限公司
书　　号	ISBN 978–7–5236–0405–2/R · 3155
定　　价	168.00 元

编著者名单

荣誉主编　徐兵河

主　　审　贾立群　李　宁

主　　编　滕　峰　刘　淼

副 主 编　任　刚　柏建岭　张　魁　齐晓光

编　　者（以姓氏笔画为序）

吕晓珍	北京大学第六医院	陈　琨	中国医学科学院肿瘤医院
任　刚	北京大学首钢医院	武珊珊	首都医科大学附属北京友谊医院
刘　莉	复旦大学医学院	柏建岭	南京医科大学
刘　淼	中国人民解放军总医院研究生院	钟秋子	北京医院
刘立国	中日友好医院	段　荣	北京大学肿瘤医院
刘其腾	首都医科大学附属北京潞河医院	贾立群	中日友好医院
刘笑雷	中日友好医院	贾博翔	耶鲁大学
刘朝兴	河北省石家庄市人民医院	倪森淼	南京医科大学
齐晓光	中国人民解放军总医院第一医学中心	徐兵河	中国医学科学院肿瘤医院
李　宁	中国医学科学院肿瘤医院	唐少文	南京医科大学
李凯旋	中国中医科学院广安门医院	蒋志伟	空军军医大学
李思明	北京大学肿瘤医院	甄凯宏	河北省胸科医院
杨学礼	天津医科大学	雷洁萍	中日友好医院
吴大维	中国医学科学院肿瘤医院	路　顺	四川省肿瘤医院
何子杰	蚌埠医学院第三附属医院	滕　峰	中日友好医院
张　魁	中国医院协会临床研究管理部	魏　玲	北京市科学技术研究院

内容提要

　　本书由多家知名医院长期从事临床研究的众多专家联合编写，从肿瘤临床研究理论指导与实践分享两个方面进行了论述。第 1～14 章为肿瘤临床研究理论指导部分，分别从肿瘤研究设计、统计方法应用、肿瘤大数据研究等前沿方向，系统讲述了肿瘤临床研究的现状及未来发展方向。第 15 章为肿瘤临床研究实践分享部分，以案例分析的形式，生动阐释了肿瘤临床研究开展关注的热点和难点。本书既有全面的理论知识，又有实用的临床案例，适合肿瘤学相关专业医生及医学生参考阅读。

荣誉主编简介

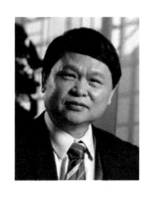

徐兵河　中国工程院院士，主任医师，教授，博士研究生导师，国家新药（抗肿瘤）临床研究中心主任，我国著名肿瘤内科和乳腺癌专家。中国抗癌协会肿瘤药物临床研究专业委员会主任委员、乳腺癌专业委员会名誉主任委员，中国医师协会内科医师分会副会长，中国医药教育协会肿瘤临床科研创新发展专业委员会主任委员，国家肿瘤质控中心乳腺癌专家委员会主任委员，国家抗肿瘤药物临床监测专家委员会主任委员，国家"重大新药创制"重大专项论证专家委员会成员，以及 *Lancet Oncology* 等国际知名学术期刊编委。长期致力于肿瘤内科临床和相关基础研究、乳腺癌临床诊治与抗肿瘤新药研发。在分子分型与个体化治疗、肿瘤耐药、筛查早诊等方面做出了一系列开创性研究工作，解决了个体化诊疗领域多个难题，建立了个体化诊疗新方法、新模式和新策略，显著提高了患者生存率。我国恶性肿瘤新药开发及临床试验领域的领军人物，通过建立临床试验平台、牵头开展国际和国内多中心临床试验与转化研究，推动了我国抗肿瘤新药创制，并逐步迈向国际。先后主持完成国家 863 重大科技专项、国家"十五"攻关课题、教育部博士点基金优先发展项目等省部级和国家级重大科研课题。主持编撰国家卫生健康委员会《乳腺癌诊疗规范》《乳腺癌合理用药指南》等规范和指南 20 余部，主编教材及专著 15 部。

主审简介

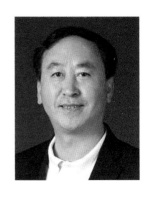

贾立群 主任医师，教授，博士研究生导师，岐黄学者，中日友好医院中西医结合肿瘤内科主任，国家临床重点专科建设单位负责人，中央保健会诊专家，享受国务院特殊津贴。全国中医食管癌诊疗协作组组长，国家药典委员会委员，中华中医药学会理事，中华预防医学会中西医结合预防与保健分会主任委员，中国中医药研究促进会肿瘤专业委员会主任委员，中日医学科技交流协会中医药专业委员会主任委员等。主持省部级和国家级科研课题 15 项，其中"十一五"和"十二五"科技支撑计划课题 3 项。获省部级和国家级科技进步奖 4 项，以及中华中医药学会科技之星、中华医药贡献奖、国之名医等多项荣誉称号，申请国家专利 5 项。主编和参编专著 20 余部，其中《肿瘤中医外治法》获 2019 年中华中医药学会学术著作二等奖。以第一作者及通讯作者身份发表学术论文 200 余篇。

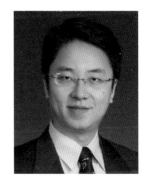

李 宁 医学博士，博士后，主任医师，教授，中国医学科学院肿瘤医院副院长、药物临床试验研究中心办公室主任。中国抗癌协会医学伦理专业委员会副主任委员，中国医疗器械行业协会临床试验分会副主任委员，北京健康促进会临床专业委员会主任委员，北京肿瘤学会副秘书长等。致力于抗肿瘤新药/新技术临床试验管理、临床研究学科化推动、产学研协同创新体系构建及肿瘤临床科研设计和实施，引领临床试验行业健康高效发展。主持多项 GCP 平台建设、研究型病房建设及罕见肿瘤平台研究等相关课题。以第一作者及通讯作者身份在 *Lancet Oncology*、*Cancer Cell* 等期刊发表学术论文 50 余篇。

主创简介

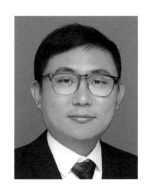

滕　峰 医学博士，中日友好医院放射肿瘤科副主任医师，中组部、团中央第 22 批博士服务团成员，新疆生产建设兵团第七师医院副院长，新疆生产建设兵团奎屯中医院党委委员、副院长。中国老年医学保健研究会肿瘤防治分会科研转化专家委员会主任委员，中国中医药信息研究会青年医师分会常务理事、放射治疗学组副组长，中国医师协会放射肿瘤分会中枢神经肿瘤学组委员、头颈部肿瘤学组委员，北京抗癌协会癌症康复与姑息治疗专业委员会青年委员，北京医学奖励基金会脑转移瘤专家委员会委员，北京癌症防治学会头颈肿瘤 MDT 专家委员会委员，北京癌症防治学会放射治疗学组专家委员会委员。从事肿瘤放射治疗工作 20 余年，参与多项国家自然科学基金课题。主编《肿瘤放射治疗住院医师手册》，主译《肿瘤再程放疗（原书第 2 版）》，以第一作者及通讯作者身份在 *Radiother Oncol*、*Front Oncol* 等 SCI 期刊发表学术论文多篇。

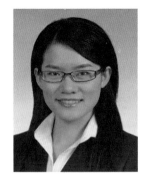

刘　淼 医学博士，研究生导师，中国人民解放军总医院研究生院三防医学教研室主任，入选军队高层次人才、北京市科技新星、多次获军队优秀专业技术人才岗位津贴。中国老年医学学会理事，中国老年医学学会流行病学分会总干事兼常务委员，全军科委会流行病学分会青委会副主任委员，中华医学会老年医学分会方法学组委员，解放军总医院机关伦理委员会委员，北京医学会临床流行病学分会青委会副主任委员，《中华流行病学杂志》《中华疾病预防控制杂志》《中国慢性病预防与控制杂志》编委，*Journal of Geriatric Cardiology* 青年审稿专家。主持包括国家自然科学基金在内的国家级科研课题，以及全军科研课题和北京市科研项目等课题 10 余项。以第一作者及通讯作者身份发表学术论文 100 余篇，其中 SCI 期刊收录论文 40 余篇，单篇最高影响因子 17.3。

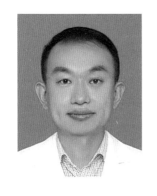

任　刚　医学博士，博士后，副主任医师，硕士研究生导师，北京大学首钢医院放射治疗科主任。中华医学会放射肿瘤治疗学分会免疫放疗学组、放射外科学组委员，中国临床肿瘤学会（CSCO）胰腺癌专家委员会委员，中国老年保健医学研究会肿瘤防治分会委员，《中华肿瘤防治杂志》青年编委。中国临床肿瘤学会胰腺癌诊疗指南、中国医师协会胰腺癌放射外科指南执笔专家。曾获高等学校科学研究优秀成果奖一等奖。主持或参与国家自然科学基金、首都卫生发展科研专项基金、中国博士后基金等多项科研课题。主译《肿瘤再程放疗（原书第 2 版）》，副主编《肿瘤放射治疗住院医师手册》。以第一作者及通讯作者身份在国内外学术期刊发表论文 50 余篇。

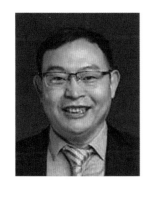

柏建岭　副教授，南京医科大学公共卫生学院生物统计学系副主任。中国卫生信息学会卫生统计学教育专业委员会委员，中国医药教育协会医药统计专业委员会委员，中国临床肿瘤学会（CSCO）生物统计学专家委员会委员，国际生物统计学会中国分会（IBS-China）会员。主要研究方向为临床研究设计、医学研究中的统计方法及应用、数据挖掘、数据可视化等。主持国家自然科学基金面上项目、青年项目，以及省教育厅科研基金等多项课题。主编《医学统计学（第四版）》，主译《Stata 统计分析：社会科学应用指南》，副主译《临床研究原理与实践（第二版）》等多部教材及参考书，以第一作者及通讯作者身份发表学术论文 40 余篇。

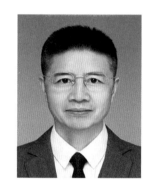

张　魁　主任医师，教授，徐州市肿瘤医院副院长，中国医院协会临床研究管理部主任。从事普外肿瘤临床外科专业医疗和科研工作30余年，现任职于中国医院协会临床研究管理部（医学伦理办公室），主要负责配合国家政府相关部门，指导全国医疗卫生机构等会员单位执行国家临床研究和医学伦理方面的相关法规政策、实施医院临床研究机构（医院伦理审查委员会）管理等工作，并承担国家卫生健康委员会科教司委托的国家卫生健康委员会医学伦理专家委员会办公室相关工作，包括参与国家卫生健康委员会"医学研究登记备案信息系统——医学伦理登记备案"管理、开展医学伦理的教育培训和国际交流等。

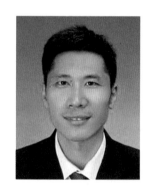

齐晓光　医学博士，博士后，中国人民解放军总医院第一医学中心介入超声科副主任医师。中国抗癌协会肿瘤介入委员会专业委员、肺癌专业委员会专业委员，北京癌症防治学会消化道肿瘤精准治疗专委会委员，*Front Oncol*等多种SCI期刊审稿专家。参与国家自然科学基金、国际多中心临床研究等科研课题10余项。以第一作者及通讯作者身份发表学术论文30余篇。

序

随着人类疾病谱的改变，恶性肿瘤作为一种全球性疾病，近年来发病率和死亡率逐年提升，严重威胁全人类的身体健康。如何进一步降低肿瘤的发病率和死亡率是全球肿瘤临床专家和科研工作者普遍关注的重要问题，而临床研究作为解决临床问题的基本方法也备受关注。因此，肿瘤临床研究成为当前医学研究的热点之一。

作为临床研究的热点之一，肿瘤临床研究同样具备临床研究的基本特点与框架。相对于其他疾病，肿瘤的临床问题及患者群体具有一定的特殊性，肿瘤临床研究也具备其独特的要素。目前国内尚无系统指导肿瘤临床研究的参考书。对于肿瘤临床研究而言，科学的研究体系是研究设计的基础，通过科学的研究设计可以获得可靠的临床结果，有价值的临床研究结果能够进一步推动肿瘤诊疗的创新与发展。

那么我们该如何整理肿瘤临床研究思路，如何构建肿瘤临床研究体系，如何将研究体系运用于临床实践，以及需要注意哪些关键问题。这些问题已经成为长期困扰肿瘤学专业人士的难题，我们迫切需要一些可供参考借鉴的资料。

本书正是基于此背景，由滕峰教授及刘淼教授组织国内多家知名医院和高校、科研院所长期从事临床研究的专家共同编写而成。与其他肿瘤研究方面的参考书不同，本书以肿瘤临床研究为出发点，在内容编排上，不仅重视肿瘤临床研究理论指导，对肿瘤研究设计、统计方法的合理应用、肿瘤临床研究开展流程及肿瘤大数据挖掘等前沿知识进行了系统介绍，还以案例分析的形式，聚焦于肿瘤临床研究的实践，生动形象地阐述了肿瘤临床研究重点关注的热点和难点，使其实用性和指导性大幅提升。本书非常适合肿瘤学医生、医学生及肿瘤相关交叉学科的专业人员参考阅读。相信广大读者通过阅读本书，可以进一步提升肿瘤临床研究水平，进而推动开展肿瘤临床研究的新局面。

中国工程院院士
国家新药（抗肿瘤）临床研究中心主任　徐兵河
中国抗癌协会肿瘤药物临床研究专业委员会主任委员
中日友好医院　贾立群
中国医学科学院肿瘤医院　李　宁

前　言

肿瘤作为一种全球性慢性疾病，其发病率和死亡率近年来呈逐年上升趋势，已成为威胁全人类健康的重大问题。随着医疗技术手段的不断进步和抗肿瘤药物的更新研发，肿瘤患者生存期不断延长，但尚不能从根本上满足肿瘤患者的治疗需求，整体治愈率仍处于较低水平。延长肿瘤患者的生存期并改善其生存质量直至治愈肿瘤是所有肿瘤学相关专业医务工作者的奋斗目标。临床肿瘤诊疗的技术手段及药物进展主要基于临床研究获得的阳性结果。换言之，临床研究对肿瘤学的进步具有极其重要的意义。

肿瘤临床医生从医学院走入临床实践的第一天起，临床研究便在其医学道路上占据了重要地位。在临床工作中因为肿瘤诊疗过程的特殊性，一方面，医生需要借鉴他人肿瘤临床研究的经验，结合指南应用证据解决实际临床问题；另一方面，医生需要总结自己的临床实践经验，将临床与理论相结合，开展肿瘤临床研究，提高处理疑难、复杂病例的水平。如何开展肿瘤临床研究是所有肿瘤专业临床医生及医学生面临的首要难题。其基础在于掌握医学科研方法，并将方法与肿瘤流行病学及肿瘤学相关内容进行有机结合，建立独特的临床研究思路。

本书汇聚了国内知名医院的科研人员和临床肿瘤专家团队的集体智慧，重点聚焦于肿瘤临床研究，不仅有临床研究的顶层设计、统计方法的应用等，而且以案例分析的形式，举案说法，生动形象地剖析肿瘤临床研究的设计问题，对肿瘤学及相关交叉学科从业者具有重要指导作用。本书在编排中主要做了两方面的改进：一是增加了目前肿瘤研究数据挖掘的前沿问题和研究数据，包括肿瘤生物信息学、肿瘤大数据分析等知识，丰富了肿瘤临床研究的理论体系；二是从具体的研究案例出发，通过个体化的讲解使本书的实用性和指导性大增。

在本书编写过程中，我们得到了贾立群教授、李宁教授的指导和帮助，以及中国科学技术出版社的大力支持，在此一并致谢。

尽管各位编者对书稿内容进行了反复推敲、审校和修改，但限于篇幅，书中收录案例及阐释可能存在一些偏颇或疏漏之处，恳请广大读者不吝赐教，万分感谢！

中日友好医院　腾　峰

中国人民解放军总医院　刘　淼

目　录

第1章
肿瘤临床研究的现况与未来发展

一、肿瘤临床研究基本概念和原则

（一）临床研究的概念及分类

1. 临床研究与临床试验

临床研究（clinical study）是以正确的观点和方法探索与医学有关的未知或未全知的一种科学实践；以防治疾病和促进健康为主要研究目的；以临床问题相关的人、人群、生物材料或临床数据为主要研究对象；以疾病的病因、诊断、治疗、预后及预防相关的问题为主要研究内容；一般由多学科人员共同参与完成的提出具体科学问题、研究科学问题、得到科学结论的一种临床实践过程。

临床研究根据有无干预措施分为观察性研究和实验性研究。任何涉及人类受试者的临床实验性研究称为临床试验（clinical trial），是临床研究医生对受试者加以某种处理，如给予某种药物或治疗方法，然后观察这种干预措施对受试者的有效性和安全性评价，旨在发现或证实试验用药物、器械、试剂的安全性、有效性研究。

2. 注册临床研究与非注册临床研究

临床研究根据研究目的分为注册临床研究和非注册临床研究。注册临床研究指以产品（如药物、器械或试剂等）上市或扩展适应证为目的的临床研究，研究发起者通常是生物医药公司。在我国，注册临床研究的监管部门主要为药品监督管理部门，研究程序应严格按照国家药品监督管理局（National Medical Products Administration,

NMPA）相关要求进行，根据研究风险等级需要取得各级药监部门许可或备案。注册新药临床试验一般按照 I 期、II 期、III 期过程进行，关键注册研究设计以随机对照试验（randomized controlled trial，RCT）为主。

非注册临床研究通常不是以产品注册为目的，多以阐明疾病的发生、发展、预后或某些诊治方法的改进和探索，范围也更加宽泛，可以是药品、医疗器械、试剂临床研究，也可以是肿瘤筛查、新技术/新方法、横断面调查研究；研究数据也可能支持产品注册；研究发起者可以是企业也可以是研究者个人或团体。在我国，非注册临床研究的监管部门包括卫生行政部门、医疗机构研究管理部门或基金提供部门等，研究过程也要遵循伦理原则和相关法规（包括但不限于卫生行政部门、科技管理部门、药监部门颁布的条例条规），提供科学的研究设计和方案，可以是观察性研究，也可以是实验性研究。

（二）肿瘤临床研究的基本特点

肿瘤临床研究包罗万象，但都围绕肿瘤的预防、诊断和治疗进行。肿瘤预防领域的特色临床研究之一就是恶性肿瘤筛查研究，其目的是探索更为准确、经济的方法，能够在高危人群中早期检出肿瘤，从而早期治疗干预，实现肿瘤的二级预防，减少整个国家的癌症经济负担。例如，随着人乳头瘤病毒（human papilloma virus，HPV）与宫颈癌发病机制关系的明确，多种预防 HPV

感染和宫颈癌前病变的 HPV 疫苗问世，相关临床研究也在世界范围开展。

恶性肿瘤强调先诊断分期、再治疗，因此，肿瘤诊断领域的临床研究常涉及影像、病理、检验等多个学科，从物理诊断到分子诊断不一而足。由于现代肿瘤学已经向分子水平纵深发展，肿瘤精准医疗的理念已经深入人心，分子诊断临床研究越来越丰富，即对于支持肿瘤诊断、预后和疗效预测的各类生物标志物进行分析探索，因此体外诊断试剂临床研究也已成为肿瘤注册临床研究的一大重要类别。

恶性肿瘤的治疗具有两大特点：第一，我国乃至全球疾病负担重，多数晚期肿瘤患者治疗效果仍然不够理想，临床需求巨大；第二，强调多学科团队（multidisciplinary team，MDT）协作治疗，药物治疗、手术治疗和放射治疗有机结合，同时紧密参考肿瘤影像、病理等专科医师意见，才能取得最优结果。正因如此，肿瘤治疗领域的临床研究是肿瘤临床研究的焦点和热点，特别是抗肿瘤新药临床研发，对于满足肿瘤患者临床需求具有极其重要的意义。

（三）抗肿瘤新药临床试验分期

抗肿瘤新药临床试验一般可分为Ⅰ期、Ⅱ期、Ⅲ期和Ⅳ期。

Ⅰ期临床试验是首次应用于人体的试验，获得临床药理学及人体安全性评价数据，其目的在于观察人体对药物的耐受程度和药物代谢动力学。人体耐受性试验（clinical tolerance test）是在经过详细的动物实验研究的基础上，观察药物安全性和耐受性，找出人体对新药的最大耐受剂量（maximal tolerance dose，MTD）及其产生的不良反应，是人体的安全性试验，为确定Ⅱ期临床试验用药剂量提供重要的科学依据。Ⅰ期临床试验进行的人体药物代谢动力学研究（clinical pharmacokinetics），是通过观察药物及其代谢物在人体内的含量随时间变化的动态过程，研究药物在人体内的吸收、分布、生物转化及排泄过程的规律，为Ⅱ期临床试验给药方案的制订提供科

学依据。由于传统抗肿瘤细胞毒药物不良反应较大，需要周期性给药，抗肿瘤新药Ⅰ期临床试验通常在晚期肿瘤患者中进行，必须采用单剂量和多剂量递增设计，探索人体最大耐受剂量。而现代肿瘤靶向和免疫药物安全性更好，一些口服药物可以连续给药，单剂量和多剂量递增试验可以合并序贯进行，通常也无法直接获得最大耐受剂量，Ⅰ期试验的主要目的是了解药物在人体的安全属性，探索后续临床开发的适宜剂量水平。

Ⅱ期临床试验为药物治疗作用的初步评价阶段。根据Ⅰ期临床试验结果，开展药物效应动力学（clinical pharmacodynamics）研究，探索药物一个或几个不同剂量的临床效果，即"疗效探索"或"概念验证"，其目的是初步评价药物对目标适应瘤种患者的初步疗效，为Ⅲ期临床试验研究设计和给药剂量方案的确定提供依据，同时也获得更多的药物安全性方面的资料。此阶段的临床试验主要研究终点多数为抗肿瘤近期疗效，如客观缓解率（objective response rate，ORR），设计上以单臂临床试验多见，同时探索不同剂量药物在不同瘤种的疗效，也可以是随机对照试验。在近年来适应性设计的潮流下，也常使用早期扩展队列或Ⅰ期/Ⅱ期无缝设计，在Ⅰ期试验中获得某个剂量水平的安全性和药物代谢动力学数据后，随即开展该剂量的扩组研究，进一步观察有效性。对于注册类肿瘤药物临床试验，传统的Ⅰ期和Ⅱ期试验，即"概念验证"前的试验被认为是探索性研究阶段。

Ⅲ期临床试验是通常作为抗肿瘤新药临床试验的确证性研究，或者是关键注册研究。其目的是进一步验证药物对目标瘤种患者的治疗作用和安全性，评价获益与风险关系，最终为药物注册申请提供充分的支持依据。Ⅲ期临床试验的受试者样本量常常较大，主要采用多中心、随机对照设计，试验组为前期研究确定的新药给药方案，对照组为现有的标准治疗方法。更多样本量有助于获取更丰富的药物安全性和疗效方面的资料，对药物的获益/风险进行充分评估，使试验结果

具有更好可重复性，需要在科学的假设下进行样本量估算和统计分析设计。抗肿瘤新药临床试验的确证性研究以优效性假设多见，体现新药对照标准治疗抗肿瘤活性上的优势；也可以是非劣效设计，如改良剂型药物，在疗效不劣于传统剂型药物的基础上，具有安全性、临床便捷性或经济性优势；等效性设计则主要用于化学仿制药生物等效性（bioequivalence，BE）试验或生物类似药（biosimilar）的临床对比试验。

Ⅳ期临床试验是新药上市后由申请人自主进行的应用研究阶段，或者是应药品监管部门要求而进行的研究，目的是考查在广泛使用条件下药物的疗效和不良反应，或者是评价在不同人群及特殊人群中使用时的获益与风险、改进给药剂量等。自主开展的Ⅳ期研究对药物获准上市并不是必需的，因此被纳入非注册临床研究，但往往对药物的优化使用有重要作用。一般来说，在上市前进行的前三期临床试验是对较小范围的受试患者进行评价，患者经过严格选择和控制；而在上市后Ⅳ期临床试验中，数以万计的经该药品治疗的患者研究数据被收集并进行分析，在上市前临床研究中因发生率太低而没有被发现的不良反应就可能被发现，疗效的外推性也更有保障。特别是一些抗肿瘤新药由于临床急需，可能尚未进行大样本随机对照的Ⅲ期研究就已经优先上市，药品监管部门将要求企业在上市后继续开展随机对照研究，只有这些"上市后承诺"研究获得监管部门认可的疗效和安全性结果才可能对该适应证"完全批准"。

（四）肿瘤临床研究的特殊法规

如前文所述，肿瘤临床研究，无论是注册研究还是非注册研究，与其他学科的临床研究一样，均需要遵循伦理和法规。在我国，临床研究相关法规主要包括法律和各级药品监管部门、卫生行政部门和科技管理部门的规章制度，大体上与其他学科没有明显差异。肿瘤临床研究的特殊法规主要体现在试验药物和医疗器械的拓展使用，以及近年来新兴的细胞疗法监管上。

1. 拓展使用

试验用药品和医疗器械的拓展使用（expanded access），或者称为同情使用（compassionate use），指患有严重及危及生命的疾病或缺少替代治疗方案的患者，在不能通过已上市药品医疗器械或入组临床试验的方式得到有效治疗时，可以申请在临床试验之外使用未经上市审批的试验用药品或医疗器械。

2017年《关于深化审评审批制度改革鼓励药品医疗器械创新的意见》首次提出"拓展性临床试验"的概念："对正在开展临床试验的用于治疗严重危及生命且尚无有效治疗手段疾病的药品医疗器械，经初步观察可能获益，符合伦理要求的，经知情同意后可在开展临床试验的机构内用于其他患者，其安全性数据可用于注册申请。"2019年，新修订的《药品管理法》正式增加了相关规定："对正在开展临床试验的用于治疗严重危及生命且尚无有效治疗手段的疾病的药物，经医学观察可能获益，并且符合伦理原则的，经审查、知情同意后可以在开展临床试验的机构内用于其他病情相同的患者。"这是我国首次从法律层面提及试验药物的拓展使用制度，其作为临床试验的一种扩展形式，也应符合伦理原则和未来可能出台的具体法规细则。

2. 细胞疗法监管"双轨制"

2017年，国家药品监督管理局药品审评中心（Center for Drug Evaluation，CDE）发布《细胞治疗产品研究与评价技术指导原则（试行）》，对注册上市为目的的细胞治疗产品按照药品管理相关法规进行监管。2019年，国家卫生健康委员会（以下简称"卫健委"）发布《体细胞治疗临床研究和转化应用管理办法（试行）》（征求意见稿），明确医疗机构作为责任主体，进行体细胞治疗等新技术的临床研究，获得安全有效性数据后，可以申请临床应用。在此背景下，形成了CDE药品"注册制"和卫健委医疗技术"备案制"两条细胞疗法的临床开发和监管路径。对于企业研发的以注册上市为目的的细胞治疗产品，按照药品由国家药品监督管理局监管；而医疗机构内部制备或委托制备和使用的细胞治疗产品，可按照医疗技术由国家卫健委进行监管。

二、中国肿瘤临床研究现状

（一）注册肿瘤药物临床试验

自 2000 年以来，我国每年的癌症病例和死亡人数不断增加；2018 年，全球估计新增癌症病例的 24% 和癌症相关死亡的 30% 发生在我国。自 2015 年以来，为了促进整体医药产业的发展，加强医学创新，我国采取了一系列药品监管改革措施，药物临床试验监管模式从"严进宽出"（即临床试验难以获得批准，但很容易获得上市许可）转变为"宽进严出"。

为履行科研人员和监管机构的科学和道德义务，国家药品监督管理局规定自 2013 年起，所有申报药品监督管理局以注册目的开展的药物临床试验必须在"药物临床试验登记与信息公示平台"注册，包括 I～IV 期药物试验和生物等效性研究。我国医学科学院肿瘤医院通过对该平台的系统性分析，发现了大量关于我国肿瘤药物试验的信息。2009—2018 年，我国历年新启动试验、新试验药物和新增加的临床试验牵头单位数量均呈现增长趋势，这印证了我国生物制药产业不断发展的大方向和已经取得的丰厚成就。但有关我国特色瘤种（胃癌、肝细胞癌、食管癌）的临床试验数量较少，临床试验牵头单位的地理分布不均衡。

从试验数量上来看，2009—2018 年，我国肿瘤药物临床试验年均增长率达 33%，相关药物品种也正在进入全球肿瘤药物研发管线，我国也已成为世界第二大医药市场。这一成就与全球生物制药行业的发展及监管部门的重要努力和支持密不可分。2009 年，我国启动了"十一五"新药创新科技重大专项计划，加之随后的"十二五"和"十三五"规划，在 10 年间不断支持创新药物临床评价平台的建设。自 2015 年起，国家药品监督管理局实施了新的优先审批流程，强调以临床价值为导向的审评理念，又进一步提出了对

仿制药进行一致性评价的要求。为进一步推动药品医疗器械创新，提高药物临床试验效率，2017 年中共中央办公厅、国务院办公厅联合出台了具有里程碑意义的政策——《关于深化审评审批制度改革鼓励药品医疗器械创新的意见》，后续药品监督部门又相继颁布了几项配套法规，包括接受境外临床试验数据的相关规定和药物临床试验申请默示许可制度。

2016 年后，我国新启动的肿瘤药物试验数量和药物品种数量增加非常明显，特别是抗肿瘤靶向药物和免疫药物领域表现突出，I 期临床试验比例也呈现增长态势，我国企业 I 期临床试验占比达到 53.8%，既反映了我国肿瘤创新药物的临床开发迅猛发展的现状，也反映了我国制药公司普遍采用的"快速跟进"研发模式，即优先开发国际上已证实临床效果的同类药物，缩短研发时间，规避风险。这种模式短期内确实推进了不少普通民众可以负担的抗癌药物问世，有效解决了国内肿瘤患者的巨大医疗需求和疾病负担。例如，程序性死亡受体 1（programmed death-1，PD-1）单克隆抗体纳武利尤单抗于 2018 年 6 月首次在我国上市，国产 PD-1 抗体特瑞普利单抗和信迪利单抗在 2018 年 12 月跟进获批，信迪利单抗仅用了 20 个月就完成了关键注册研究启动和药物批准。大量 PD-1 单抗上市造成市场竞争，国产药在定价方面通常比进口原研产品具有优势，也倒逼进口药在国内采取低价策略——纳武利尤单抗国内售价仅为美国的 1/2 左右。除了免疫治疗药物外，我国企业自主研发的小分子靶向药物在试验中也显示出优异疗效，如国产抗人表皮生长因子受体 2（human epidermal growth factor receptor 2，HER2）靶向药吡咯替尼，在晚期乳腺癌注册研究中对比进口产品拉帕替尼显示出优效性结果，实现了国产药从"me-too"到"me-better"，甚至"best-in-class"的跨越。2018—2019 年，国内共有 4 种自主研发小分子靶向药（安罗替尼、吡咯替尼、呋喹替尼、氟马替尼）和 4 种自主研发的 PD-1 单抗（特瑞普利单抗、信迪利单抗、卡瑞利珠单抗、替雷利珠单

抗）获批上市。

与发达国家相比，我国胃癌、肝细胞癌和食管癌发病率和死亡率分别占所有癌症的 25.6%、25.9% 和 34.4%，发病和死亡人数均位列全球第一。但在 2009—2018 年，只有 144 项针对这 3 个瘤种的试验开展，占全部试验数量 10%，不到非小细胞肺癌试验数量的 2/3；2019 年，三大中国特色瘤种药物试验的占比也仍维持在 10% 左右。这一数据提示我国企业将创新重点放在严重威胁国人健康的瘤种，尤其是特色瘤种是未来发展的重要方向。

近年来，我国肿瘤药物研发取得了进展和成就，解决了国人巨大的未满足临床需求，国内外很多抗肿瘤创新药物已经在国内上市。考虑到庞大的患者群体、不断提升的临床开发能力及政府的大力支持，相信我国已经成为全球癌症药物研发的有利地点，并且准备好为全球药物研发管线做出贡献。与此同时，我国医药企业、研究机构和监管部门也需要在全新靶点原创药物、我国特色瘤种的临床研究上进一步努力。

（二）非注册临床研究

随着近年来我国临床研究的快速增长，研究者发起的临床研究（investigator initiated trial，IIT）在医疗科研、产业转化中占有重要地位，构成了我国非注册临床研究的主体。IIT 研究，大部分来源医疗机构的临床医生，研究范围通常是注册研究未涉及的领域，如罕见病研究、诊断或治疗新手段比较、上市药物新用途及细胞基因治疗新技术等，是注册研究的重要补充，对于进一步提升肿瘤防治水平是非常有益的，能够更好地推进临床研究的深度和广度。而且，根据国家药品监督管理局 2012 年发布的《已上市抗肿瘤药物增加新适应证技术指导原则》以及 2020 年发布的《真实世界证据支持药物研发与审评的指导原则（试行）》，符合药物临床试验管理规范的 IIT 数据有可能用于药品注册评审或支持已上市肿瘤药物增加新适应证。另外，由于细胞基因治疗产品的特殊性，国家药品监督管理局也在探索 IIT 数据用于支持细胞治疗产品的注册审批。

据统计，全球范围内 IIT 项目数量急剧增加，2000—2020 年在 ClinicalTrials.gov 上登记的 IIT 已超过 100 万项。我国 IIT 项目数也不断增长，以细胞基因治疗为例，2010 年 1 月至 2020 年 8 月在 ClinicalTrials.gov 上登记的项目数达 912 项，且多数为 IIT。但是，与注册临床试验相比，限于研究者的经验、法规环境以及监管模式等因素，IIT 在实际操作中面临不少问题，包括研究设计、研究方案的撰写、经费的来源、试验项目的管理、伦理审查以及研究助理的聘用等，研究科学性和数据质量仍有提升空间。

在我国，国家卫健委是非注册研究实施监管职责的最高行政机构，对于前沿临床研究领域，科研机构需要通过卫健委的审核备案。2014 年国家卫生和计划生育委员会（现卫健委）、国家食品药品监督管理总局（现国家药品监督管理局）和国家中医药管理局联合发布了《医疗卫生机构开展临床研究项目管理办法》，对医疗卫生机构做好临床研究管理、规范临床研究行为等方面提出了框架性要求，是我国在 IIT 项目管理方面的一个进步。2016 年发布的《涉及人的生物医学研究伦理审查办法》对所有涉及人的生物医学研究，包括非注册临床研究的伦理审查提供了法规上的保障，是 IIT 项目管理上的重要里程碑。此外，如前文对于细胞疗法监管"双轨制"的介绍，针对医疗新技术、干细胞和体细胞临床研究，国家卫健委也分别出台了对应监管法规，对于肿瘤领域热度较高的细胞疗法非注册临床研究的开展和转化提供了具体的规范性指导。

三、肿瘤临床研究的未来发展方向

（一）适应性研究

传统的临床试验在研究实施前先设计好关键参数（样本量、干预措施、主要终点评价指标等），研究人员依照研究方案进行干预、收集和分析数据。然而，实际的临床研究往往比人们预想的更为复杂，因此，传统的临床试验的成功与否很大程度上受限于预先假设或者说方案设计的准确性、科学性、可行性。在临床试验的实际开展过程中，研究者可能需要修改研究设计方案和统计方案，继而更高效地识别研究中相对更安全有效的干预方案，因此临床试验的适应性设计（adaptive trial design）应运而生。

临床试验的适应性设计是在不破坏试验科学性、有效性和完整性的前提下，根据已积累的信息及时更正临床试验方案中不合理假设和步骤，在研究过程中对试验设计进行适当的调整（如样本大小、剂量、试验对象等），以达到增加试验效率、减少研究成本、减少药物研发时间、让更多受试者获益的目的。适应性设计可以应用于探索性研究和验证性研究。适应性设计根据方案调整的时间不同，又可以分为前瞻性适应、临时性适应和回顾性适应。目前常用的适应性设计主要包括适应性随机化设计、成组序贯设计、样本量重估、舍弃劣效组设计、适应性剂量发现、生物标志物适应性设计、适应性治疗转换、适应性假设设计、Ⅰ期/Ⅱ期或Ⅱ期/Ⅲ期临床试验无缝衔接和多重适应性设计等。临床试验的适应性设计应该较传统的临床试验具有更高的经济、临床和伦理学价值；例如，经济优势在临床试验无缝衔接适应性设计得到充分体现。但适应性设计也面临一些问题值得探讨和研究，如社会价值与科学价值、科学有效性与完整性、选择受试者的公平性、知情同意的获取和伦理审查问题等；适应性设计所有的调整策略也都应该有相对应的标准操作准则，并应得到研究人员、管理人员的一致认可。

在肿瘤临床试验的实际操作过程中，生物标志物富集和无缝衔接适应性设计应用的最为广泛。以生物标志物适应性设计为例，其中包括篮式设计、伞式设计和两者相结合的平台设计；篮式设计的基本方式就是在不限定临床试验目标患者的具体瘤种，而是限定其基因异常类型。最经典的案例就是 PD-1 抗体帕博利珠单抗针对错配修复基因缺陷或微卫星不稳定泛瘤种患者的单臂临床试验，该试验的疗效数据直接支持美国食品药品管理局（Food and Drug Administration，FDA）审评审批，在 2017 年成为世界上第一个获批的"泛瘤种"适应证。

（二）真实世界研究

真实世界数据（real-world data，RWD）是指与患者健康状况有关的和（或）来源于各种日常医疗过程所收集的、经过分析具有潜在形成真实世界证据可能的数据。

真实世界证据（real-world evidence，RWE）是指通过对真实世界数据的分析获得的关于医疗产品的使用情况和潜在获益或风险的临床证据。

真实世界数据不等同于真实世界证据。真实世界数据通过严格的数据收集、系统的处理、正确的统计分析以及多维度的结果解读，才能产生真实世界证据。

真实世界研究（real-world research/study，RWR/RWS）是指收集真实世界环境下与患者有关的数据（真实世界数据），通过分析，获得医疗产品的使用价值及潜在获益或风险的临床证据（真实世界证据），其主要研究类型是观察性研究，也可是实用临床试验等。真实世界研究通常是围绕着病因、诊断、治疗、预后及临床预测等相关的研究问题展开。

三者关系是递进关系，先有真实世界数据，再有真实世界研究，最后升级为真实世界证据。

真实世界研究的开展须从临床问题的确定和现有数据情况的评估切入，可以基于既往回顾性数据，也可基于前瞻性采集的数据，选择研究设计和统计分析方法，进行数据收集、管理和统计分析，最后对获得的结果进行解读和评价，并根据需求判断是否加入事后分析。在此过程中，质量控制非常重要，包含了应对内在偏倚（bias）所采用的谨慎而周密的研究设计，在收集过程中对于受试者数据的安全管理等。

随机对照临床试验是目前临床试验常常采用的研究方法，与随机对照试验一样，真实世界研究也需要科学合理的研究设计，研究方案及统计计划，两者并不对立，更应该是互补的关系。真实世界研究与随机对照试验相比，最主要的区别在于研究实施的场景，真实世界研究数据源自医疗机构、家庭、社区等，而非存在诸多严格限制的理想环境。

我国肿瘤领域的真实世界研究还处于初期发展阶段，但在 2020 年 CDE 已经正式发布了《真实世界证据支持药物研发与审评的指导原则（试行）》，明确真实世界研究和证据在药物研发中的重要地位。指导原则中还列举了国内真实世界证据支持肿瘤药品扩大适应证的案例：贝伐珠单抗从联合紫杉醇 / 卡铂方案扩展至联合所有含铂两药化疗方案一线治疗非鳞非小细胞肺癌的适应证获得，正是基于三项研究者发起的真实世界研究结果。

（三）细胞基因治疗研究

恶性肿瘤的治疗方法正在从传统的细胞毒性药物和小分子药物转向靶向治疗和抗体，最近又转向细胞基因治疗。细胞治疗被誉为"未来医学的第三大支柱"。

细胞治疗与靶向治疗、免疫治疗、基因治疗、再生医学等领域有着密切的联系，使其在临床实践中更加复杂，其定义和分类尚不明确。同时，细胞治疗有独立的评价体系，与传统药物不同，特别是在安全性和有效性的评价上。细胞疗法用于治疗肿瘤的主要产品有传统的非基因工程细胞治疗，包括树突状细胞混合细胞因子诱导杀伤细胞（DC-CIK）、CIK、自然杀伤细胞（NK）；基因工程细胞治疗，包括嵌合抗原受体（CAR）、T 细胞受体工程 T 细胞治疗（T cell receptor-engineered T cell，TCR-T）。CAR 和 TCR-T 作为基因工程改良的过继性免疫疗法，因其良好的治疗效果而受到广泛关注。

基因治疗旨在修改或操纵基因的表达，或者改变活细胞的生物特性以用于治疗。基因治疗根据给药方式可分为体内和体外两种，根据基因导入系统可分为病毒载体和非病毒载体。在体外基因治疗是从患者体内取出细胞（正常或肿瘤细胞），将靶基因导入体外培养的细胞中。选择高表达靶基因的细胞进行扩增，最终移植回患者体内。目前实体瘤的体外基因治疗方法有 T 细胞受体工程化 T 细胞、嵌合抗原受体 T 细胞（chimeric antigen receptor T cell，CAR-T）、肿瘤浸润淋巴细胞（tumor infiltrating lymphocyte，TIL）、基因修饰树突状细胞（dendritic cell，DC）疫苗、基因修饰间充质干细胞等。体内基因治疗是指通过载体将靶基因直接导入患者细胞。根据载体系统的不同，这些治疗可以分为病毒载体和非病毒载体。非病毒载体主要包括脂质体、质粒等。这些载体的引入方法包括纳米颗粒、脂质体转染、电穿孔、基因枪、SQZ（利用破膜技术将载体导入细胞的新型细胞治疗平台）等。

2017 年 FDA 批准了两种 CAR-T 疗法（Kymriah 和 Yescarta），目标缓解率分别为 83%（52/63）和 72%（73/101），用于复发性或难治性 B 细胞急性白血病。然而由于实体肿瘤中存在异质性抗原、微环境复杂、免疫细胞迁移和肿瘤浸润困难等，细胞基因疗法在实体肿瘤治疗中尚未广泛有效。尽管存在这些困难，还是有一些细胞基因疗法被美国 FDA 批准用于实体肿瘤的临床实践，如 DC 疫苗 Sipuleucel-T。世界上第一个被批准的基因治疗产品是 Gendicine（SBN-1），它是一种含有 P53 基因的腺病毒载体。该产品于 2003—2004 年在我国被设计并获得当时药品监管部门的批准。

虽然在世界范围内大多数细胞基因治疗临床试验都处于安全性试验的早期阶段。但是细胞基因治疗技术的全球市场价值正在迅速增长，预计到 2025 年将超过 340 亿美元。细胞基因疗法旨在从根本上治疗疾病，其在治疗血液肿瘤和罕见疾病方面的成功令人鼓舞，不久的将来在实体瘤方面也可能会显示出卓越的疗效。

（陈　琨　吴大维　李　宁）

参考文献

[1]　International Council for Harmonisation of Technical

Requirements for Pharmaceuticals for Human Use. ICH Harmonised Guideline: General Consideration for Clinical Studies E8 (R1) [Z]. 2019.

［2］中共中央办公厅,国务院办公厅.关于深化审评审批制度改革鼓励药品医疗器械创新的意见[S].2017.

［3］全国人大常委会.中华人民共和国药品管理法[Z].2019.

［4］国家食品药品监督管理总局药品审评中心.细胞治疗产品研究与评价技术指导原则（试行）[S].2017.

［5］国家卫生健康委员会.体细胞治疗和转化应用管理办法（试行）（征求意见稿）[Z].2019.

［6］国家卫生和计划生育委员会.涉及人的生物医学研究伦理审查办法[Z].2016.

［7］国家药品监督管理局,国家卫生健康委员会.药物临床试验质量管理规范[Z].2020.

［8］LI N, HUANG H Y, WU D W, et al. Changes in clinical trials of cancer drugs in mainland China over the decade 2009-18: a systematic review[J]. Lancet Oncol, 2019, 20 (11) :e619-e626.

［9］黄慧瑶,吴大维,王海学,等.2019年中国肿瘤药物临床试验进展[J].中华肿瘤杂志,2020,42 (2) :127-132.

［10］BHATT D L, MEHTA C. Adaptive designs for clinical trials[J]. N Engl J Med, 2016, 375 (1) :65-74.

［11］国家药品监督管理局药品审评中心.真实世界证据支持药物研发与审评的指导原则（试行）[S]. 2020.

［12］HOVDEN A O, APPEL S. The first dendritic cell-based therapeutic cancer vaccine is approved by the FDA[J]. Scand J Immunol, 2010, 72 (6) :554.

［13］MarketResearch.com. Global Cell Therapy Market—Companies to Action, 2018[EB/OL]. https://www.marketresearch.com/Frost-Sullivan-v383/Global-Cell-Therapy-Companies-Action-12286859/, 2019.

第2章
肿瘤临床研究的选题与顶层设计

从14世纪肆虐欧洲的黑死病到21世纪初的严重急性呼吸综合征（severe acute respiratory syndrome，SARS），再到蔓延全球的COVID-19，历史的经验和实践告诉我们，医学科学研究在应对突发公共卫生事件和提高重大疾病防止水平方面具有极其重要的意义。肿瘤作为一种全球性疾病，近年来发病率和死亡率逐年提升，严重威胁全人类健康。尽管目前医疗技术手段和抗肿瘤药物不断更新，但仍不能很满足肿瘤患者的治疗需求，治愈率仍处于较低水平。为了提高肿瘤的诊疗水平，对于临床医生而言，有意义的肿瘤临床研究选题和科学合理的设计就显得尤为重要。本章将对如何进行临床研究的选题和设计进行详细描述。

一、肿瘤临床研究的选题

（一）肿瘤临床研究问题的分类

何为选题？选何问题？爱因斯坦曾经说过："提出一个问题往往比解决一个问题更重要。"由此可见，临床研究始于问题，选题是开展临床研究工作的起点。目前人类认识到的肿瘤有上百种，但不同肿瘤患者需要医生解决的问题却大同小异，这些问题构成了临床研究选题的基本类型，即诊断问题、治疗问题、预防问题和预后问题。临床医生根据其掌握的基础医学知识，从肿瘤的发病原因、发病机制、疾病进程、临床表现、治疗实施、并发症处理、复查随访等多方面对肿瘤

患者进行临床实践，在此实践过程中遇到的所有技术层面、理论层面或实施层面的障碍及患者对延缓控制疾病的主观需求则构成了肿瘤临床研究问题。换而言之，肿瘤临床研究问题是贯穿于整个肿瘤诊疗过程中那些尚无理性认知、尚无解决方法和规范对策的问题。解决这些肿瘤临床研究问题，可改善和提高肿瘤临床实践中对肿瘤临床问题的解决能力。不断更新的肿瘤临床研究问题和其研究进展才能进一步促进肿瘤临床医学的发展。

1. 肿瘤诊断相关研究问题

正常情况下，医生通过询问病史、查体、辅助检查等综合手段的帮助下做出正确且完整的疾病诊断，包括病因诊断、病理诊断、临床分期、分型诊断和并发症诊断。但某些因素可能导致临床医生对疾病的诊断出现错误或遗漏，这些因素便是诊断相关研究问题的来源，包括病因不明确、不典型的临床表现、早期诊断方法的研究、诊断标准的研究、误诊和漏诊问题。

2. 肿瘤治疗和预防相关研究问题

肿瘤临床医学治疗和预防领域的研究进展日新月异，新的手段和技术不断更新，抗肿瘤新药也不断问世。不同手段和药物治疗的有效性、安全性均有差异，产生这些差异的原因就是肿瘤治疗和预防相关研究的主要来源，包括新治疗方法研究、临床诊治指南更新的研究、临床诊治指南实施的研究、实效研究、药物流行病学和基因组学研究等方面。

3. 肿瘤预后相关研究问题

肿瘤预后是肿瘤研究的终极目标，所有的肿瘤诊断研究、肿瘤治疗和预防研究都是为了进一步改善肿瘤预后，而且能否改善肿瘤预后也是判断肿瘤诊断、治疗和预防研究是否具有实践意义的关键标准。与肿瘤预后相关的临床研究主要包括 3 个方面：肿瘤的自然进程、影响预后的因素和肿瘤预后的预测方法。

（二）肿瘤临床研究问题的来源

客观存在的肿瘤临床问题，如何提出和构建，进一步被临床医生发现，从而形成主观反映的问题意识，是开展肿瘤临床研究的基础。从创造性思维的信息触发来看，肿瘤临床研究选题的来源主要包括以下几个方面。

1. 肿瘤临床医学实践

临床实践是发现临床问题的首要途径，也是最重要的途径。肿瘤临床实践过程中，临床医生将自身获取的医学知识和诊疗规范转化为解决患者病痛的具体决策，从而改善患者健康。在此过程中遇到的所有阻碍，以及肿瘤患者对提高生存率和提升生活质量的特有需求，即构成研究问题的来源。同时，在临床实践中验证现有知识及传统治疗手段和药物的作用价值，或者与新型诊治技术的比较，也是研究问题的来源。所有尚未解决问题和临床医学实践中产生的新问题以及研究这些问题取得的进展，均进一步促进肿瘤临床医学的发展。

为了提高临床医生在肿瘤临床实践中发现问题的能力，需具备以下几方面的特质。

(1) 善于观察、勤于思考，在不断更新医学知识储备的同时抓住一些现实问题，具备职业警觉性。

(2) 敢于质疑现有的医学基础知识和诊疗指南，对经反复论证后仍有疑惑的问题保持谨慎的态度和好奇心。

(3) 保持知识更新，加强对肿瘤的深入了解和新诊疗手段的学习掌握，尽早应用于临床，总结经验，并与传统手段进行比较。

(4) 具备科学严谨的研究态度和锲而不舍的钻研精神。

(5) 切忌故步自封，积极和患者、同事、老师进行交流学习。

2. 肿瘤专业书籍和文献资料

对于临床医生而言，专业书籍可以提供系统、成熟的共性知识，每天阅读专业书籍，可拓展临床医生的知识面，帮助了解临床问题成熟的研究现状和诊疗方案，并获得方法学的启示，有助于对未知问题开展研究。而阅读文献资料则是获取国内外最新研究成果和最新知识最重要的来源，经常阅读文献资料有助于指导新的研究思路和方向。但目前国内外的医学期刊有近万种，PubMed 检索平台每天更新的医学文献平均超过 4000 篇，难免让人有种眼花缭乱、无从下手的感觉。那么到底该如何进行筛选呢？首先要阅读的是三次文献范畴的各种综述、述评和评价性文献，尤其应关注 *JAMA*、*Lancet*、*New England Journal of Medicine*，以及《中华系列医学杂志》《中国医学论坛报》等学术性期刊，报刊上揭示肿瘤研究进展及热点问题的综述性文献，此类文献的特点是从较为宽泛的角度揭示和论证临床研究问题。其次应关注"争鸣"性文献，即为"倡导学术争鸣，营造民主的学术氛围，展现不同学术观点，通过争鸣从而达到去伪存真，促进学术发展"而发表的文献。最后也需关注一般文献的讨论部分。通过检索后获取想要的文献资料后，阅读其讨论部分能使临床医生了解文献作者在整个研究过程中遇到的问题、解决方案、结果和反思，有助于其自己开展研究时取长补短。

3. 肿瘤学术交流

参加学术交流，特别是聆听学科顶级专家的讲座，有助于临床医生了解学科的最新进展和研究方向。同时，多与同行进行交流，有助于临床医生捕捉一些可以激发创新思维的信息。

4. 肿瘤诊治指南和科研规划

目前，诊治指南的制订和更新更加科学。标准的肿瘤诊治指南往往会对肿瘤在诊断、治疗、预防、预后等方面尚未解决的临床问题进行总结，指明哪些方向还缺少证据，同时指出新的研究方向。国家或部门的科研规划也会帮助临床医生找到社会关注的健康问题和研究方向。

（三）肿瘤临床研究选题后的转化和构建——临床思维

选题不仅仅是选择题目，更重要的是对选择的题目分析论证，进而转化和构建解题思路，形成完整的临床思维。

1. 深究问题根源

临床研究问题通常是在大量已知医学知识的基础上提出的，因此，临床医生应当具备相当扎实的基础医学知识，遇到问题时多问几个为什么，同时积极查阅资料和文献，请教同行老师，深挖问题根源，从而在偶然现象中发现必然本质。

2. 构建完整的问题模型

构建完成的问题模型旨在使研究问题的层次更加分明，定义更加清晰，为此可建立工作模型或概念模型。即把研究问题作为因变量，对因变量进行明确定义，接着将所有影响因变量的因素作为自变量，也给予明确定义。如此层次分明有助于下一步开展临床研究。另外构建研究问题模型的还有 1995 年提出的 PICOT 法：P 表示研究对象，I 表示研究人群的干预措施，C 表示对照组的治疗措施，O 表示结局指标，T 表示时间。例如，临床问题为激素受体阳性乳腺癌患者综合治疗后服用内分泌治疗药物多久能获得最大治疗增益比。临床研究问题则为激素受体阳性乳腺癌患者（P）综合治疗后服用内分泌治疗药物 5 年（I 和 T）与不到 5 年相比（C）能否获得最大治疗增益比（O）。

3. 充分论证

研究问题模型构建完成后，需大量查阅专业书籍和文献资料，并与同行、专家、教授和相关人员进行充分的论证，明确研究的可行性，进一步确定研究选题和目标，制订并优化研究方案。

（四）肿瘤临床研究选题的基本原则

1. 需要性原则

肿瘤研究的选题要从临床实践的需要和学科发展的需要中出发，一切研究的最终目的旨在促进学科专业发展，从而在临床实践中改善肿瘤患者生命健康。

2. 创新性原则

重复他人的研究是没有科学意义的，相同的研究目的、研究过程，取得相同的研究结果，归根结底是对科研资源的浪费。创新性的科学研究是科研活动最本质的特点。因此，在肿瘤临床研究选题前，务必做好资料查新工作，认清目前国内外的研究现状，避免造成不必要的重复劳动。

3. 科学性原则

科学性原则与创新性原则并不矛盾，肿瘤临床研究的选题需要打破传统观念的束缚，追求创新，但与此同时，必须遵循科学依据。提出的一切问题必须以现实科学依据为基础。

4. 可行性原则

进行肿瘤临床研究选题时要考虑到研究的可行性，主要包括技术可行性、经费可行性、操作可行性、时间进程可行性。

二、肿瘤临床研究的顶层设计

在明确可行的肿瘤临床科研选题后，接下来需要制订科学合理的研究方案，即为肿瘤临床研究设计。肿瘤临床研究设计是指对整个肿瘤研究的预期目标、研究内容和方法，以及技术路线的构想和安排，包括专业设计和统计学设计。专业设计指基于扎实医学理论基础，提出问题，转化和构成研究问题，选定研究方法和技术路线，保证研究的目的性和科学性。统计学设计是指运用统计学知识指导研究内容的合理安排并进行科学计算，从而保证研究结果的合理性和重复性。由于临床研究相对于基础研究较难取得科学性强的结果，因此，临床研究者首先必须了解肿瘤临床研究的特点和指导思想，明确其结果需具有代表性、真实性、可比性和显著性；其次必须了解如何选择受试对象和处理因素、估计样本量、观察实验效应和控制偏倚；最后应了解肿瘤临床研究的基本原则。

（一）肿瘤临床研究的特点和指导思想

1.肿瘤临床研究的特点

（1）患者依从性问题突出：患者依从性指受试对象执行处理因素的程度。由于肿瘤的特殊性和受试对象病情、性格、文化程度、生活水平、宗教信仰等方面的差异，肿瘤患者在整个实验过程中不一定完全遵从医嘱。患者依从性直接决定肿瘤临床研究的执行和结果，因此在进行研究设计时，需制订有效措施以提高患者依从性，并设计一些方法测定患者依从性高低。

（2）非研究因素多：肿瘤的临床研究一般选取众多研究因素中的一个或多个作为研究目标，其他未被选中的研究因素即可能对研究结果造成影响，称为非研究因素。在设计初，必须采取一些措施将非研究因素考虑周详，并提出针对性措施。例如：①采取分层抽样选择入组对象，使非研究因素在两组均衡；②明确统一的处理因素和观察方法，并实施盲法，使两组受试对象在研究因素外获得同样的处理和观察；③确定诊断、入组和排除标准，使受试对象符合研究目的且特质均一。

（3）软指标较多：对于肿瘤患者而言，其临床症状和行为言语是诊断和评估治疗效果的重要内容，由于这些症状、行为和言语具有较强的主观性，因此称为软指标，是肿瘤临床研究区别于基础研究的重要方面。在进行肿瘤临床研究设计时，首先，需要将这些指标划分为不同的等级，使其量化或半量化，如癌性疼痛的数字评分法（numerical rating scale，NRS）和视觉模拟评分法（visual analogue scale/score，VAS）。其次，在量化软指标时需考虑可行性。最后，对于某些看起来客观但具有软指标成分的定性指标也应明确具体的判定标准，如阳性和阴性、正常和异常等。

（4）符合伦理要求：肿瘤临床研究设计时应严格遵守医学伦理道德，维护受试者的利益。主要需注意两点：肿瘤临床研究方案中应设计知情同意书并报送伦理委员会审批，取得受试者同意后方能开展；研究方向的选择和研究成果推广应从患者安全、利益等角度进行伦理评估。

2.肿瘤临床研究的指导思想

肿瘤临床研究的设计需具备科学性、创新性和可行性，其中科学性是核心。在具体的临床研究及其设计中，科学性主要反映代表性、真实性、可比性和显著性。

（1）代表性：是科学性的基础，代表性不强，则研究不能重复，研究结论不能被证实。欲保证研究的代表性，需选择合适的受试对象。

（2）真实性：是科学性的核心要素，反映研究的正确程度。欲保证研究的真实性，设计时需注意资料收集和研究方法的选择，控制偏倚。

（3）可比性：是科学性的表现，其贯穿肿瘤临床研究的各方面，设计时应提出方案使各组间、各阶段间及各中心间均衡可比。

（4）显著性：是科学性的条件。未进行统计学显著性检验的肿瘤临床研究结论，不能体现研究的科学性。

（二）肿瘤临床研究设计的基本内容

1.受试对象

肿瘤临床研究以肿瘤患者作为受试对象，必须遵循知情同意原则，其选择必须注意：诊断必须明确可靠，最好是采用"金标准"获得的诊断。通过随机抽样或限制因素范围等方式，保证组间样本的代表性和可比性。肿瘤临床研究的类型不同，受试对象的选择标准有所差异。肿瘤临床研究的受试对象选择应具备明确的诊断标准、入组标准和排除标准。肿瘤的诊断主要依靠病理诊断，相对其他疾病来说具有更强的可靠性，但对于某些针对特殊肿瘤或因纳入标准严格而限制入组对象来源的研究，临床研究者应权衡利弊，制订科学合理的标准。

2.样本量估计

样本量估计是肿瘤临床研究设计中的重要环节，合适的样本量是获得科学可靠研究结果的基础。样本量太大，会增加研究难度，耗费研究资源；样本量太小，研究结论可能不准确。肿瘤临床研究的类型不同，样本量计算公式亦不同。但样本量的估计首先需要确定如下参数。

(1) 假阳性率（α），α 越小，样本量越大，一般取 $\alpha \leqslant 0.05$。

(2) 假阴性率（β），β 越小，检验效能越大，样本量越大，一般取 $\beta=0.1$ 或 0.2。

(3) 容许误差 δ 或差值，一般由研究者根据研究目的决定。

(4) 总体标准差，一般通过查阅资料或通过预实验获取。

3. 处理因素

肿瘤临床研究中的处理因素指对受试对象实施或实施对象在研究过程中遭受的各种因素。明确和细化这些因素的处理标准是确定处理因素的基本原则。因此，应针对这些因素制订细致、全面、可行的方案，确保不同研究组接受相同性质的处理，具有可比性，控制偏倚。与上述两个内容一样，处理因素也随临床研究类型的不同而存在差异。肿瘤临床试验的处理因素为手术、药物或其他治疗手段；肿瘤诊断实验的处理因素为待评价的诊断方法或技术；肿瘤病例对照研究和队列研究的处理因素为各种致病因素或与肿瘤预后和治疗相关的影响因素。而且同一研究中的处理因素往往不是一个，每个因素也可能存在强度和层次的不同，科学合理的安排这些因素的等级和水平是肿瘤临床研究设计的关键内容。目前研究中常用多因素、单水平或单因素、多水平的设计模式。

4. 实验效应和观察指标

对受试对象施加处理因素后得出的结果称为实验效应，实验效应可由观察指标来反映。肿瘤临床研究设计的观察指标需具有真实性和可靠性。真实性包括灵敏度和特异度，灵敏度高，则假阴性率低，研究结果的关联性强；特异度高，则假阳性率低，可增加观察指标判断研究结果的特异性。可靠性即为可重复性，可重复性越高，研究结果越可靠。

（三）肿瘤临床研究设计的基本原则

近代实验科学诞生以来，学术界倡导的科学哲学理念充分体现在肿瘤临床研究的科研设计中，具体表现为以下 4 项基本原则。

1. 对照

对照的目的旨在减少和抵消各种非处理因素对研究的干扰，从而正确分析处理因素对研究结果的效应。其形式主要有实验对照、空白对照、有效对照、历史对照、组间对照、配对对照等。

2. 均衡

研究设计遵循均衡原则，是保障对照科学合理有效的基础。均衡不仅仅指处理因素的均衡，还包括其他所有条件尽可能的均衡。

3. 随机化

随机进行研究组间的抽样和分配，是保证均衡对照的重要手段。肿瘤临床研究设计过程中，所有可能影响研究结论的操作，均应遵循随机化的原则。

4. 重复

满足重复原则的前提是科学合理的样本量，只有能被重复的研究结果才具有科学意义。

优秀的肿瘤临床研究设计是取得临床研究真实结果的基础，因此，临床研究人员必须熟练掌握研究设计的特点、指导思想、基本内容及基础原则，为获得科学、合理、真实、有意义的研究结果做好充分准备。

（何子杰　任　刚）

参考文献

[1] 詹启敏.科学研究导论 [M]. 2 版 . 北京：人民卫生出版社，2015.

[2] 詹思延.临床流行病学 [M]. 2 版 . 北京：人民卫生出版社，2015.

[3] 翁鸿，任学群，王行环，等.临床研究的选题原则及选题 [J]. 中国循证心血管医学杂志，2017, 9(3):257-260.

[4] 王树玲，方军，马丹，等.临床研究的选题和设计思路 [J]. 中国肿瘤生物治疗杂志，2016,23(1):140-144.

[5] SHERMAN M. Design and endpoints of clinical trials, current and future[J]. Dig Dis Sci, 2019, 64(4):1050-1057.

[6] 刘续宝，王素萍.临床流行病学与循证医学 [M]. 4 版 . 北京：人民卫生出版社，2013.

[7] 陈世耀，刘晓清.医学科研方法 [M]. 4 版 . 北京：人民卫生出版社，2015.

第3章
观察性肿瘤临床研究设计

一、队列研究

队列研究（cohort study）是将一个范围明确的人群按是否暴露于某可疑因素或其暴露程度分为不同的亚组，追踪其各自的结局，比较不同亚组之间结局的差异，从而判定暴露因子与结局之间有无因果关联及关联大小的一种观察性研究方法。这里观察的结局主要是与暴露因子可能有关的结局。流行病学中的队列是表示一个特定的研究人群组，一般有两种情况：一种是指特定时期内出生的一组人群，叫出生队列（birth cohort）；另一种是泛指有某共同特征或经历或暴露于某因素的一组人群，一般即称之为队列，如某个时期在某医院做了某种手术的一组人群。

（一）原理

队列研究的基本原理是先在一个特定人群中选择所需的研究对象，根据目前或过去某个时期是否暴露于某个待研究的危险因素，或者根据其不同的暴露水平而将研究对象分成不同的组，如暴露组和非暴露组，高剂量暴露组和低剂量暴露组等，然后随访观察一段时间，检查并登记各组人群待研究的预期结局的发生情况（如疾病、死亡或其他健康状况），比较各组结局的发生率，从而评价和检验暴露与结局的关系。如果暴露组某结局的发生率明显高于（或低于）非暴露组，且研究中无明显偏倚，则可推测暴露与结局之间可能存在因果关系。在队列研究中，研究对象在被选择时必须是没有出现但有可能出现所研究结局的人群。暴露组与非暴露组必须有可比性，非暴露组应该是除了未暴露于某研究因素之外，其余各方面都尽可能与暴露组相同的一组人群。如果是根据过去某个时期是否暴露于某个待研究的危险因素而将人群分组，随访过去到现在的人群结局，这种设计称为历史性队列研究（historical cohort study）。如果在历史性队列研究的基础上，还需要前瞻观察一段时间（由于历史太短，短于某暴露的诱导期，或者观察人时间不够等原因），这种设计类型称为双向性队列研究（ambispective cohort study）。不同类型队列研究的原理见图3-1。

（二）特征

队列研究具有如下基本特征。①属于观察法：队列研究中的暴露不是人为给予的，不是随机分配的，而是在研究之前已客观存在的，这是队列研究区别于实验研究的一个重要方面。②设立对照组：队列研究必须设立对照组以资比较。对照组的设立使之有别于描述流行病学而成为分析流行病学的共同特点之一。③由"因"及"果"：在队列研究中，一开始（疾病发生之前）就确立了研究对象的暴露状况，而后探求暴露因素与疾病的关系，即先确知其因，再纵向前瞻观察而究其果；④能确证暴露与结局的因果联系：由于研究者能切实知道研究对象的暴露状况及结局的发生情况，且结局是发生在确切数目的暴露人群中

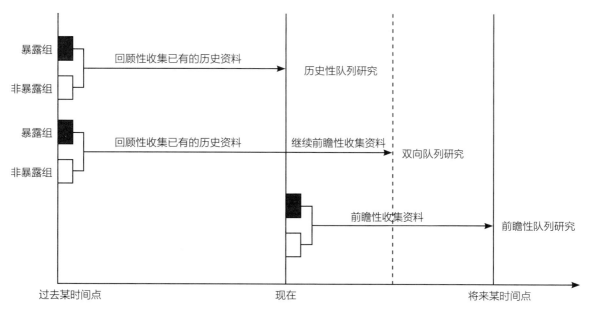

▲ 图 3-1　不同类型队列研究原理示意图

并在暴露之后，所以能据此准确地算出结局的发生率，估计暴露人群发生某结局的危险程度，因而能判断其因果关系。

（三）用途

1. 检验病因假设

由于队列研究检验病因假设的能力较强，因此深入检验病因假设是队列研究的主要用途和目的。通常一次研究只检验一种暴露与一种疾病的因果关联。如在检验与脑炎的关系时，利用已经服用了四咪唑（TMS）者作为暴露组，没有服用该药者作为对照组，前瞻性观察 3 个月，收集两组脑炎的发生率，结果暴露组观察 10 911 人，5 人发生脑炎，对照组观察 81 435 人，无人发生脑炎，差异有统计学意义，从而初步验证了 TMS 导致脑炎的假设。当然，也可同时检验一种暴露与多种结局之间的关联，即检验多个假说，如可同时检验吸烟与肺癌、心脏病、慢性支气管炎等的关联。

2. 评价预防和治疗效果

如果预防和治疗措施不是按实验的方式人为给予的，而是研究对象自己选择的，我们可把选择这种预防或治疗者视为暴露组，没有选择这种预防或治疗者视为对照组，从而可评价这些措施的效果，如大量的蔬菜摄入可预防肠癌的发生。这种现象又被称为"人群的自然实验"。

3. 研究疾病自然史

临床上观察疾病的自然史只能观察单个患者从起病到痊愈或死亡；而队列研究可以观察人群暴露于某因素后，疾病逐渐发生、发展，直至结局的全过程，包括临床阶段的变化与表现，这个过程常受到各种自然和社会因素的影响，队列研究不但可以了解个体疾病的全部自然史，而且可以了解全部人群疾病的发展过程。

二、病例 – 对照研究

病例 – 对照研究（case-control study）是最常用的分析流行病学方法之一，是病因学研究的重要手段。它以队列研究的基本理论为基础，但又极大地简化了其实施过程，因而具有更广泛的实用价值。

（一）原理

病例 – 对照研究的基本原理是选择一组病例和一组与病例具有可比性的对照，通过询问、查现存记录、体格检查或实验室检查，搜集既往各种可能的危险因素的暴露史，测量并比较病例组与对照组中各暴露因素的暴露比例。经统计学检验，若两组暴露比例差别有意义，则可认为暴露因素与疾病之间存在统计学关联；在此基础上，若能排除各种偏倚对研究结果的影响，则可推断出某个或某些暴露因素与疾病的关系，从而达到探索和检验疾病病因假说的目的。如某因素在病例组的暴露比例明显高于对照组，则推测该因素为该病的危险因素或病因，反之，则为该病的保护因素。原理示意见图3-2。

（二）特征

病例-对照研究具有如下几个基本特征：①属于分析流行病学；②必须设立对照；③在时间上是回顾性的；④从逻辑上看是从果求因的；⑤一次可研究多个因素与疾病的关系，因此可用于病因的筛选；⑥省时、省力、省钱，出结果快。

（三）用途

病例-对照研究的用途可概括为：①探索或验证病因和流行因素；②评价预防和治疗措施效果及其不良反应；③项目评价。由于临床医生可以很方便地获得病例，如果对照也从医院的其他病例中选择，则对医生来说也是方便的，加之该研究具有省时、省力、省钱和出结果快的特点，因此，病例-对照研究是临床研究中最重要的方法之一。如在检验四咪唑与脑炎的关系时，有人应用1：1患者对照研究方法，选择了123例患者作为病例组，病例都符合"脑炎"的诊断标准；123例患者均从同一医院的住院和门诊的非神经系统疾病（无驱虫药服用禁忌）的严重患者中选择，且居住地区、生活环境相似；性别、民族、职业相同；年龄相差不超过2岁；发病在同一时间段内，4个条件与病例匹配。结果发现，病例组服用四咪唑而对照组未服的有58对，相反对照组服用四咪唑而病例组未服的只有8对，比值比（odds ratio，OR）为7.25[95% 置信区间（confidence interval，CI）3.34～16.40]。这提示四咪唑与脑炎发生之间有非常密切的关系，同期调查的其他因素，如感染史、毒物接触史及精神刺激史等，都与脑炎无关。

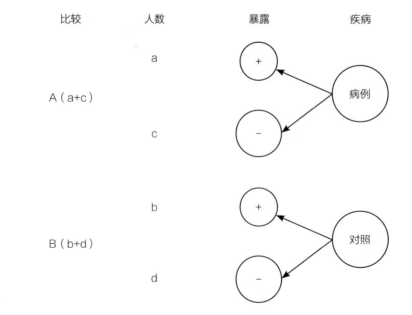

▲ 图3-2 病例-对照研究原理示意

三、病例 – 对照研究的衍生类型

（一）单纯病例研究

单纯病例研究（case only study）也称病例 – 病例研究（case-case study），由 Piegorsch 等于 1994 年首先提出的。其基本原理是：从理论上构想一个源人群的暴露分布，并且用这个分布代替研究中的对照，然后选择一个病例组，按病例 – 对照研究的资料分析方法估计某因素的效应。如在某些针对遗传和环境因素的流行病学研究中，常根据遗传的基本法则与某些假设相结合的人群的特殊基因型分布，以此分布作为参照，然后研究一组病例的基因型分布，比较这两种分布可用来评价遗传和环境因素的联合效应（交互作用）。该法应用的前提条件是在正常人群中基因型与环境暴露不相关，而且所研究的疾病为罕见病。

另外一种情况是，如果对一种疾病的两个亚型的危险因素进行对比研究，如出血性脑卒中与缺血性脑卒中、*p*53 突变阳性基因型的食管癌与 *p*53 突变阴性基因型的食管癌的危险因素比较研究，可以不另外设对照组，而采取两个亚组的直接比较。由于比较的两组均为病例，故称为病例 – 病例研究。这种设计适用于研究两组病因的差异部分，但不能发现两组共同危险因素的作用。

由于在某些病例 – 对照研究中，特别是在分子流行病学研究中，从无疾病的对照中去获取某种生物标本可能受到医学伦理方面的制约，而单纯病例研究则可以免除这种制约，同时减少了研究的样本，节约了研究费用，因此该设计类型得到了发展。

（二）巢式病例 – 对照研究

巢式病例 – 对照研究（nested case-control study）是将传统的病例 – 对照研究和队列研究相结合而形成的一种研究方法，是在对一个事先确定好的队列进行随访观察的基础上，利用新发现的病例和队列中的非病例所进行的病例 – 对照研究。其原理示意如图 3-3。由于巢式病例 – 对照研究是在队列研究的基础上设计和实施的，因

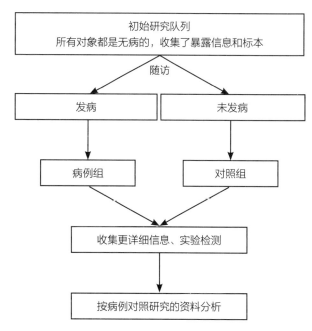

▲ 图 3-3　巢式病例 – 对照研究原理示意

此与队列研究相似，巢式病例 – 对照研究也可分为前瞻性和回顾性两类。

与传统病例 – 对照研究相比，巢式病例 – 对照研究具有下述特点：①巢式病例 – 对照研究的人群是清楚的，有利于减少对照选择时可能的选择性偏倚；②一般的暴露信息和生物标本都是在疾病发生之前采集的，因而在病因推断时能明确暴露和疾病的时间先后；③进行详细调查和实验室检查的样本大大少于队列研究，而等于传统病例 – 对照研究。

巢式病例 – 对照研究一般适用于有复杂的实验室检测，生物标本在研究开始时已经采集和保存，后期详细调查内容在研究期间一般保持不变。在临床随访的病例队列中，易于开展此类研究。

（三）病例队列研究

病例队列研究（case cohort study）是一种队列研究与病例 – 对照研究相结合的设计形式。基本设计方法是在队列研究开始时，在队列中按一定比例随机抽样选出一个有代表性的样本作为对照组，观察结束时，队列中出现的所研究疾病的全部病例作为病例组，与上述随机抽取的对照组进行比较。详细原理示意如图 3-4。

病例队列研究的主要特点包括：①对照是在随访开始之前随机选取的，不与病例进行匹配。②随机对照组中的成员如在随访期发生所研究的疾病，在资料分析时既作为对照，又同时作为病例。由于病例和对照组的重叠，如果想要达到同样的统计效力，病例队列研究通常需要比同样病例数的病例－对照研究选择更多的对照，如果疾病的发病率低，则病例队列研究需要的额外对照数将很少。③可以同时研究几种不同的疾病有不同的病例组，但对照组都是同组随机样本。

巢式病例－对照研究与病例队列研究都是基于队列研究设计进行，因此具有队列研究的优点；资料收集与生物标本采取均在发病前，故因果关系清楚，而且没有回忆偏倚，资料可靠，对照组的选择偏倚小，论证强度高；而实验检测及资料与分析又按病例－对照研究的方式，即选择检验小样本，节省费用和人力、物力，但所获结果与全队列研究结果无重要差异。因此，两者兼有病例－对照研究与队列研究之优点，可提高统计效率和检验效率，特别适合于精确性好但所需费用高的分子流行病学研究。

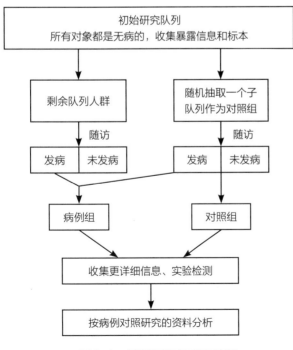

▲ 图3-4 病例队列研究原理示意图

（四）病例交叉研究

病例交叉研究（case crossover study）是1991年由美国的Maclure提出的，以研究某些短暂暴露与随后发生的某些急性事件之间的可能关系，它是病例－对照研究和交叉研究相结合的衍生类型。其基本思想是：比较相同研究对象在某急性事件发生前一段时间的暴露情况与未发生该急性事件时的同一时间内（更早时间内）的暴露情况，以分析该暴露与该急性事件之间的关系。如果该暴露与该急性事件（或疾病）有关，那么在该急性事件发生前一段时间内的暴露频率应该高于更早时间内的暴露频率。详细原理示意如图3-5。

经典的交叉研究是一类干预研究，即每一个研究对象按随机的次序接受两种干预，在每种干预后测量其对研究对象的效应，然后比较两种干预的不同效果。病例交叉研究类似于交叉设计的病例－对照研究，即每一个病例的一个或多个病前的时间阶段被选择为与病例配比的"对照"阶段，疾病发生时病例的暴露状态与同一个体较早阶段暴露状态的分布相比较。病例交叉研究还可以被视为是配对的病例－对照研究，因为该设计中的每一个体都有一个事件（疾病）发生期和对照期，而且每个研究对象都有每个时期的暴露信息，那么这些病例的对照期就成为事件发生期的对照，即1∶1的自身对照。

病例交叉研究的应用有两个重要条件，一个条件是整个时间里个体的暴露必须是变化的而不是保持稳定的。例如，眼睛的颜色或血型与疾病的关系不能用病例交叉设计来研究，因为两者均不变。另一个条件是暴露与效应之间的诱导时间和效应期都很短。

应用病例交叉研究的一个较成功的例子是性活动和心肌梗死关系的研究。该题目很适合病例交叉研究，因为性活动是断续的，性活动导致心肌梗死的假定诱导期很短，而且性活动对心脏供血的影响也只限于性活动后的一个短时间内。研究者通过比较心肌梗死发生前4h与心肌梗死发生前一天的同一时间的性生活比例来判断性活动

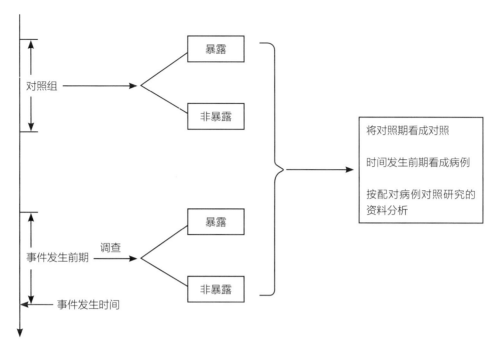

▲ 图 3-5 病例交叉研究原理示意

和心肌梗死是否有关。类似地像心肌梗死与咖啡因消耗、酒精消耗、一氧化碳暴露、药物暴露和过强的体力活动等关系的研究，都适合用病例交叉研究方法进行研究。

病例交叉研究的一个重要优点就是每个病例及其配比的对照都自动地在个体不会改变的所有特征上配比（因是自身前、后对照），因而不管是否对它们作了测量，病例交叉研究都能控制所有这些不变化的混杂因子。

（武珊珊 刘 淼）

参考文献

［1］ 詹思延 . 临床流行病学 [M]. 2 版 . 北京：人民卫生出版社 ,2015.

［2］ 张玲 , 杜茂林 . 临床流行病学 [M]. 2 版 . 南京：江苏凤凰科学技术出版社 ,2018.

［3］ CHEN Z M, CHEN J S, COLLINS R, et al. China Kadoorie Biobank of 0.5 million people: survey methods, baseline characteristics and long-term follow-up[J]. Int J Epidemiol, 2011, 40(6): 1652-1666.

［4］ 熊玮仪 , 吕筠 , 郭彧 , 等 . 大型前瞻性队列研究实施现况及其特点 [J]. 中华流行病学杂志 ,2014,35(1):93-96.

［5］ 祁子凡 , 温馥源 , 曹寒 , 等 . 大型人群队列研究随访监测设计研究进展 [J]. 中华流行病学杂志 ,2022,43(1):134-138.

［6］ 张斐斐 , 刘志东 , 张彩霞 , 等 . 病例对照研究设计进展 [J]. 中华流行病学杂志 ,2016,37(4):578-581.

［7］ REDELMEIER D A. The exposure-crossover design is a new method for studying sustained changes in recurrent events [J]. J Clin Epidemiol, 2013, 66(9): 955-963.

［8］ WANG S, LINKLETTER C, MACLURE M, et al. Future cases as present controls to adjust for exposure trend bias in case-only studies [J]. Epidemiology, 2011, 22(4): 568-574.

［9］ 拓嘉怡 , 毕京浩 , 李卓颖 , 等 . 病例队列研究设计中相对危险度的估计及其应用 [J]. 中华流行病学杂志 ,2022,43(3):392-396.

［10］ FARRINGTON C P. Control without separate controls: evaluation of vaccine safety using case-only methods [J]. Vaccine, 2004, 22(15-16): 2064-2070.

［11］ Greenland S. Confounding and exposure trends in case-crossover and case-time-control designs [J]. Epidemiology, 1996, 7(3): 231-239.

第4章
实验性肿瘤临床研究设计

一、实验性肿瘤临床研究的概念及特点

临床研究是寻找肿瘤有效预防和干预措施、抗肿瘤新药，评价干预措施和药物疗效及安全性最科学、有效的途径。相对于观察性肿瘤临床研究（observational clinical study），实验性肿瘤临床研究（experimental clinical study）是指施于人为干预的一类临床研究，又可称为干预性临床研究（interventional clinical study）。

实验性临床研究属于前瞻性研究设计，具有随机化分组、设立均衡可比的对照组、实施干预措施等基本特点。若一项临床研究缺少一个或几个基本特征，如没有随机分组或没有设立对照，则称为类实验临床研究（quasi experimental study）。

根据干预和分组的单位不同，实验性临床研究可以分为以个体为单位和以群体为单位的临床研究。以个体为单位的临床研究指抽样和干预的单位都是个体。根据研究地点的不同，又可分为现场试验（field trial）和临床试验（clinical trial）。现场试验的研究地点在社区，临床试验的研究地点在医院。以群体为单位的临床研究指抽样和干预的单位为群体，通常为社区，因此可称为社区试验（community trial）或以社区为基础的公共卫生试验（community based public health trial）。

实验性肿瘤临床研究的主要用途有：①验证病因假设，即在既往描述性及分析性临床流行病学研究的基础上，在研究人群中以实验的手段针对所假设的病因进行干预，并观察相应的效果，以验证病因假设，称为病因试验（etiological trial），例如确证幽门螺杆菌是导致胃癌的重要病因，烟草暴露是引起肺癌的重要原因；②在未罹患肿瘤人群或肿瘤高危人群中评价肿瘤预防或干预措施的效果及安全性，称为预防试验（preventive trial），如接种 HPV 疫苗，以降低女性宫颈癌等恶性肿瘤的发生率，又如厉行戒烟与控烟，以降低肺癌所致的疾病负担；③评价抗肿瘤新药或新干预措施的效果及安全性，称为治疗试验（therapeutic trial），在肿瘤研究领域，此类治疗性临床研究很多，2019 年全球获批治疗肿瘤的新药有 16 个，适应证包括血液肿瘤、乳腺癌、子宫肌瘤、前列腺癌、尿路上皮瘤等。

二、实验性肿瘤临床研究的基本要素与基本原则

（一）实验性肿瘤临床研究的基本要素

实验性肿瘤临床研究的基本要素包括研究对象、处理因素和研究结局。

1. 研究对象

实验性肿瘤临床研究的对象可以是未罹患肿瘤的患者，某种肿瘤的高危人群，也可以是某种肿瘤已确诊患者。对于现场试验或社区试验而言，研究对象通常是未罹患肿瘤的患者或某种肿瘤的高危人群；对于临床试验来说，研究对象往往是

某种肿瘤已确诊患者。

2. 处理因素

处理因素包括干预措施和对照措施。对于预防性研究来说，干预措施一般是疫苗接种或某种公共卫生措施；对于治疗性研究来说，干预措施包括药物治疗、放疗和化疗、手术治疗等。根据对照性质的不同，对照措施有标准或传统治疗、安慰剂或空白对照、不同剂量对照、其他治疗方案作为对照等。

3. 研究结局

研究结局即研究终点，可以是单一结局，也可以是复合结局（composite outcome/endpoint）。对于肿瘤临床研究来说，常用的研究结局有总生存（overall survival，OS）、无病生存（disease-free survival，DFS）、无事件生存（event-free survival，EFS）、无进展生存（progression-free survival，PFS）、客观缓解（objective response，OR）、完全缓解（complete response，CR）、疾病进展时间（time to progress，TTP）、治疗失败时间（time to treatment failure，TTF）等。

美国 FDA 在《抗肿瘤药物和生物制剂临床试验研究终点的技术指导意见》中指出，总生存指从随机化（或单臂试验中从治疗开始）到发生因各种原因导致的死亡及时间、患者存活与否，以及生存时间的长短是衡量治疗或干预措施效果最直接、最可靠的指标，并且由于死亡事件和死亡日期精确可测，在终点评估时不易出现偏倚，因此总生存是首选的研究终点。在肿瘤临床试验中，最常用到的总生存指标是 5 年生存率，即某种肿瘤患者接受治疗或干预后，生存 5 年及以上的患者比例。

然而，要观察到总生存率和总生存时间往往需要较大样本量和较长时间随访，因而会增加临床试验的成本，延迟真正有效的治疗在临床上的应用时间。此外，总生存容易受到后续治疗的影响，在一定程度上可能掩盖了初始治疗的真正效应。因此，与患者死亡事件间接相关、基于肿瘤测量的研究终点，包括无病生存、无事件生存、无进展生存、客观缓解、完全缓解、疾病进展时间、治疗失败时间等，被视为总生存的替代终点（surrogate endpoint）。替代终点的评估一般需要设置盲态的独立审查委员会（independent review committee，IRC）审查，如果临床试验本身未设盲，也应由独立的第三方在盲态下进行审查。

截至 2018 年年底，一项在美国临床试验数据库（ClinicalTrial.gov）上注册的肿瘤临床试验分析发现，无进展生存、总生存、客观缓解和完全缓解是最常用的研究终点，其中 II 期临床试验最常用无进展生存，III 期临床试验最常用总生存作为主要研究终点。此外，不同类型的肿瘤所用主要指标也不同，消化道肿瘤（ICD-10：C12～C26）常用的指标为无进展生存和总生存，造血器官类肿瘤（ICD-10：C81～C96）中常用指标为无进展生存和完全缓解，呼吸道肿瘤（ICD-10：C30～C39）常用指标为无进展生存，乳腺恶性肿瘤（ICD-10：C50）常用指标为无进展生存、客观缓解率及完全缓解。

症状和体征的改善通常也被认为是临床获益，如体重的增加、疼痛的减轻等，也可作为肿瘤临床试验的研究终点。此外，患者报道的临床结局（patient reported outcome，PRO），包括症状、健康相关生活质量、治疗依从性以及治疗满意度等，也可反映肿瘤患者在临床试验中身体、心理和行为的改变。美国 FDA 药物审批已经使用患者症状改善或与症状改善相关的体征作为主要研究终点，但是与健康相关的生活质量评估尚未用作肿瘤药物审批的主要研究终点。

由于要观察到理想的目标临床结局事件的发生所需时间比较长，样本量也比较大，因此还经常选择与目标结局事件相关的药物代谢动力学指标、生物标志物、影像学特征、组织病理特征等作为替代研究终点。例如，实体瘤疗效评估标准（response evaluation criteria in solid tumors，RECIST），以及某些肿瘤的特征标志物，如前列腺特异性抗原（prostate specific antigen，PSA）等。还有的临床试验用几种研究终点的组合作为复合研究终点，如体力状况明显下降和（或）发生肠梗阻伴随 CA125 升高，被认为与卵巢癌患者病情进展高度相关。选择替代终点，可以减少研究所需样本量，缩短研究周期，降低研究成本，加速新药或新治疗方案的审批，目前已较广泛应用于抗肿瘤新药或新干预措施研发的Ⅱ期和Ⅲ期临床试验，但是也有研究者认为多数替代终点与肿瘤患者总生存的关联强度较弱，基于替代终点的临床试验结果不如以临床结局事件为终点严谨和可靠。

（二）实验性肿瘤临床研究的基本原则

与其他疾病领域的随机临床试验一样，实验性肿瘤临床研究的基本原则亦为随机、对照和盲法。

1. 随机（randomization）

在临床研究中，随机化有两种形式——随机分组或随机抽样；在此章中，主要指随机分组。随机化的方法主要有简单随机法（simple randomization）、系统随机法（systematic randomization）、分层随机法（stratified randomization）、区组随机法（block randomization）、整群随机法（cluster randomization）、多阶段随机法（multistage randomization）等。

在肿瘤临床试验中，随机指以随机分组的方式，使研究对象以相同的概率被分配至不同的处理组，包括试验组和对照组。随机分组的主要目的在于使不同处理组间非研究因素分布均衡，或者说保证不同处理组的基线特征是一致的，消除了不同处理组间因基线不均衡所造成的系统误差，以及其他混杂和偏倚的影响，确保组间均衡可比，同时也为后续统计推断提供了基础。

在实施随机化的过程中，还常用分组隐匿（concealment）的方式对研究人员、临床医生和研究对象等隐藏随机化方案，以免随机分配在执行的过程中受到人为因素的影响。

2. 对照（control）

设立对照的目的是确保试验结果主要是由干预措施引起的，而非其他因素。例如，疾病的自然过程，研究者、观察者或研究对象的主观心理

期望，其他诊断或治疗方案的影响等。根据研究设计的不同以及对照的选取方式，可分为标准对照、安慰剂对照、空白对照、剂量效应对照、交叉对照、自身对照、历史对照等。

(1) 标准对照：又称阳性对照，也称有效药物或治疗方案对照，通常指对照组接受的是公认的、标准的或有效的药物或治疗措施，如临床诊疗指南所推荐的治疗方案，或者广泛被认可的治疗方案。采用标准对照，通常为优效性设计或非劣效性设计。由于是有效药物或治疗方案，标准对照涉及的医学伦理学问题较少。

(2) 安慰剂或空白对照：又称阴性对照，当一种抗肿瘤新药或新的干预措施进行临床试验时，如果同期没有或不能提供有效的治疗方案，或者对于某种肿瘤的高危人群或轻症患者，当不给予或延迟给予有效治疗与重大危险无关时，不违背医学伦理学原则，那么可以设立安慰剂或空白对照。应用安慰剂或空白对照不意味着患者得不到任何治疗，在肿瘤临床试验中，试验组和对照组的研究对象都可以给予需要的姑息治疗，如使用镇痛药等。

(3) 剂量效应对照：指研究对象被随机分配至试验药物或干预措施的几个剂量组，同时可以设立或不设立安慰剂对照组，主要目的是比较和评价试验药物或干预措施与疗效及安全性间的剂量－效应关系。若不设立安慰剂对照组，通常以最小剂量组作为比较的参照组；若设立安慰剂对照组，则以安慰剂（即零剂量）对照组作为参照。试验药物与安慰剂组间的差别一般比药物不同剂量组间的差别要大，加设安慰剂对照组可以减少试验所需样本量，降低临床研究的成本，并提高统计分析的效能。另外，可能的剂量－效应关系的存在，在病因试验中有助于病因推断。

(4) 交叉对照：指在交叉临床试验中的对照。例如，2×2 交叉临床试验设计分为两个阶段，第一阶段先将研究对象随机分为试验组和对照组，分别给予试验或对照措施后进行一段时间的观察，然后再经过一段时间的洗脱期，进入第二阶段，此时原试验组和原对照组互换，即原试验

组变为对照组，原对照组变为试验组，同样经过一段时间的观察后，对两组间的临床结局或治疗效果进行比较。可见，在交叉临床试验中，试验组和对照组是相对且互换的。

(5) 自身对照：又称前后对照，指在前后对照临床试验中，第一阶段给予研究对象以对照措施，经过一段时间的随访观察和结果评估后，进入洗脱期，第二阶段给予干预措施，同样经过一段时间的随访观察后进行最终的结果评估，第一阶段的数据即为此类试验的对照。自身对照易受到研究对象本身病情和对治疗反应的异质性影响。

(6) 历史对照：如果在所研究人群中疾病的过程是明确的或可预知的，那么可与前期研究中没有接受干预的患者的结局相比较，此为历史对照试验，不过符合历史对照的情况并不多见。历史对照与自身对照（或前后对照）的主要区别在于，自身对照（或前后对照）试验的研究对象为同一病例，历史对照试验的研究对象则为不同病例。

有的临床试验会设立一种以上的对照，又称叠加设计（add-on design）。例如，在随机、双盲、安慰剂对照试验设计的基础上，增加一组不接受任何干预的空白对照，可以消除安慰剂效应的影响。又如在随机、双盲、标准对照试验设计的基础上，增加一组安慰剂对照，此类研究设计可提高试验药物与标准治疗方案和安慰剂对照相比较的统计学效能，尤其适用于肿瘤、人类免疫缺陷病毒（human immunodeficiency virus，HIV）感染或获得性免疫缺陷综合征（acquired immunodeficiency syndrome，AIDS）、心力衰竭等疾病的改良治疗方案的临床试验。

3. 盲法（blindness）

实施盲法的主要目的在于消除临床试验的主要参与者（包括研究对象、观察者和统计分析人员三方）因知晓研究方案后造成的信息和选择偏倚。根据设盲对象的不同，可分为不设盲（open label；即开放性研究）、单盲（single blind）、双盲（double blind）和三盲（triple blind）四类研究。

单盲通常指仅研究对象不知晓分组情况，双盲指研究对象和观察者均不知道分组情况，三盲指研究对象、观察者和统计分析人员均不知道分组情况。有研究表明，未实施盲法的临床试验，结果可能会被夸大。但在肿瘤临床试验中，对于一些侵入性的诊治或干预手段，如内镜检查、外科手术等，很难或不可能对观察者和研究对象实施盲法，但可以对研究结局评估和资料收集及统计分析人员实施盲法，尽量避免主观因素的影响，提高临床研究的客观性。

盲法与分组隐匿的主要区别在于：分阻隐匿指在随机分组的时候对实施分组者隐藏干预分配方案，使其不知道下一位研究对象将要被分配到哪个处理组；盲法指在整个临床试验过程中对观察者、研究对象和（或）统计分析人员隐藏分组方案。

三、实验性肿瘤临床研究的主要类型

（一）临床试验

肿瘤相关临床试验指以肿瘤患者为研究对象，以个体为单位分配至不同处理组，并随访观察一段时间，评价某种抗肿瘤（新的）药物或干预措施对疾病的疗效及安全性。由于肿瘤通常是严重危及生命的疾病，临床用药很大程度上存在未被满足的需求，抗肿瘤药物的研发有其特殊性。例如，早期临床试验以患者为研究对象，而不是健康受试者；某些情形下利用单组或单臂试验结果申请注册上市等。根据具体研究设计的不同，主要分为以下几种类型。

1. 平行研究设计

(1) 随机对照试验：指按照一定的随机化策略，将研究对象随机分配至同期平行的试验组或对照组（两组或多组），试验组接受治疗或干预措施，对照组给予对照措施，随访观察一段时间后，比较组间临床结局或治疗效果的差别。严格的随机对照试验目前被认为是评价和比较干预或治疗措施效果及其安全性的最严谨、最可靠的临床研究方法。1948 年《英国医学杂志》

（*British Medical Journal*，*BMJ*）上刊登的《链霉素治疗肺结核的随机对照试验》是随机对照试验最早的范例之一，它确立了设立对照、随机分组、分组隐匿、盲法等随机对照试验的基本原则。平行随机（双盲）对照试验是抗肿瘤新药或新干预措施研发Ⅱ期和Ⅲ期临床试验最常用的研究设计类型。

为规范随机对照试验的方案设计、实施过程、分析方法和结果解释等，由临床流行病学专家、生物统计学家和生物医学杂志编辑等组成的国际研究小组于20世纪90年代制订了随机对照试验报告的统一标准（Consolidated Standards of Reporting Trial，CONSORT），简称CONSORT声明。至今为止，CONSORT声明已几经修订和拓展，其内容主要为包含题目和摘要、引言、方法、结果、讨论、其他信息，本质是一份拥有六大部分25项条目的研究清单和研究流程。

(2) 非随机对照试验：指不按随机化原则将研究对象分组，而是由研究者决定分组，或者由研究对象自行选择进入不同的处理组。与随机对照试验一样，非随机对照试验一般也设置同期平行对照。该类研究通常因患者对某种干预措施的主观倾向而被考虑，如通过胸部影像学检查筛检出的肺结节患者或肺癌疑诊患者，更倾向于选择介入或手术治疗，而非仅接受临床随访观察。由于没有或无法进行随机分组，非随机对照试验的组间可比性较差，属于类实验研究。有时基于现实客观考虑，此类研究可行性较好，易为患者所接受，依从性较好，但由于选择偏倚和测量偏倚的影响，使得研究结果的真实性下降，研究结论的论证强度也较弱。

美国疾病控制与预防中心HIV/AIDS综合防治研究小组提出和制订了非随机对照试验的报告规范（Transparent Reporting of Evaluations with Nonrandomized Design，TREND），简称TREND声明。该份声明主要包括题目和摘要、引言、方法、结果、讨论，本质是一份拥有五大部分22项条目的研究清单。

2. 单组研究设计

单组临床试验，即单臂临床试验（single-arm trial），在抗肿瘤药物临床试验中是仅次于平行研究设计的研究类型。顾名思义，单组临床试验不设同期平行对照组，多为自身对照或历史对照，常用于抗肿瘤新药或新干预措施研发的Ⅱa期临床试验，多为探索性研究，目的是淘汰无效或低效的药物剂量和治疗方案，或者筛选对药物敏感的瘤种，以便后续进一步深入研究。

单组临床试验又可分为单组单阶段和单组多阶段研究设计。单组单阶段研究在计划样本量的患者都接受治疗或干预后，根据治疗或干预效果进行有效性及安全性分析，但该类研究设计的缺陷是如果在达到最后样本量之前，发现治疗或干预无效，也不能终止试验，造成资源浪费和医学伦理学问题。单组多阶段研究能够进行计划内的期中分析，若发现试验未达到预期效果或患者出现严重不良反应，可以及时终止研究，防止更多患者接受无效或有伤害的治疗，避免单阶段试验设计的缺陷。

3. 交叉研究设计

交叉临床试验（cross-over trial），指每个研究对象以相同的概率被随机分配至两个或多个试验阶段，接受指定的处理措施。最简单的交叉试验为2×2研究设计，即两组二阶段研究设计，研究对象在第一阶段被随机分配至试验组或对照组，分别接受试验措施或对照措施一段时间后进入洗脱期，在第二阶段接受与第一阶段不同的处理措施。

此类研究设计主要用于慢性疾病的治疗效果观察及安全性评估，特别适用于病程较长且临床症状或体征在病程中反复出现的疾病研究，如肿瘤、心血管疾病、慢性呼吸疾病和慢性消化道疾病等。在肿瘤临床试验中，可见于抗肿瘤新药或新干预措施研发的Ⅲ期临床试验。

4. 析因研究设计

析因临床试验（factorial trial）指将试验中的各研究因素的所有水平进行完全交叉组合而形成的分组试验设计，主要用于探索各研究因素的主效应，以及各研究因素不同水平间可能的交互作用。以完全随机设计、随机区组设计和拉丁方设计为基础，析因设计还可衍生出完全随机析因设计、区组随机析因设计、裂区析因设计、混杂析因设计、部分析因设计等种类。

当几个研究因素间存在交互作用时，析因临床试验是一种理想的研究设计。但当研究因素或水平数较多时，所需实验和分析的次数过多，研究成本较高，增加Ⅰ类统计学错误的可能，因此研究因素最好不要多于 6 个，水平数亦不要过多，一般为 2 个或 3 个。

在肿瘤临床试验中，也可见于抗肿瘤新药或新干预措施研发的Ⅲ期临床试验，可探索不同药物不同剂量的最佳配伍，或者用于联合用药评价，分析联合用药是否优于单独用药，药物之间是否有交互作用，是协同作用（synergistic effect）还是抑制作用（antagonistic effect）。

5. 成组序贯设计

成组序贯试验（group sequential trial）指将临床试验组和对照组按比例匹配后分成几个批次，逐批次序贯进行试验，每一批次试验结束后，按照既定的研究计划，对药物或干预措施的有效性和安全性进行期中分析（interim analysis），一旦得出有效或无效结论，即可提前终止试验。此类研究在实施前不严格限定总样本量，后续试验开展与否由上一步研究结果决定。需要注意的是，为避免增加Ⅰ类统计学错误的可能，以及在盲法试验中因多次揭盲而引入的偏倚，序贯试验的批次不宜过多，一般以不大于 5 次为宜。

成组序贯试验通常用于按时间顺序进行的数据监测，具有较高的灵活性，可以减少样本量，缩短研究周期，降低研究成本，并且更符合医学伦理学要求。成组序贯试验可视为一种适应性研究设计。

在实际应用中，肿瘤临床试验设计是随机、对照和盲法的排列组合（图 4-1）。

6. 其他研究设计

随着抗肿瘤药物研发的快速发展，一些新颖的临床试验设计得以合理应用，如Ⅱ/Ⅲ期无缝设计、生物标志物引导的设计和主方案设计等，使得研究设计更加契合研究所需，也提高了临床研究的效率。

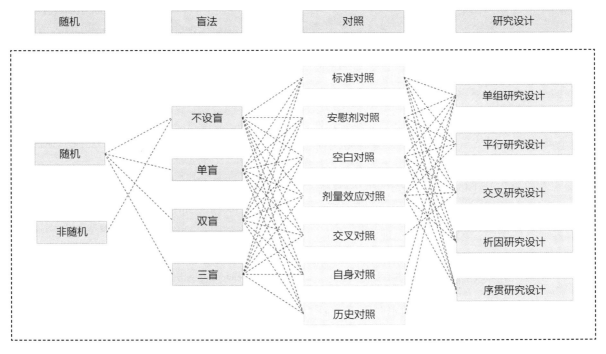

▲ 图 4-1　肿瘤临床试验设计类型

（二）现场试验

现场试验（field trial）指随机抽取社区中未罹患某种肿瘤或某种肿瘤高危人群中的个体，分为试验组和对照组，分别接受干预措施和对照措施，随访观察一段时间后，比较试验组和对照组研究结局的发生情况，以评估干预措施的效果。

现场试验与临床试验的区别在于：现场试验的研究场所在社区，研究对象通常为未罹患某种肿瘤或某种肿瘤高危人群中的个体；临床试验的研究场所在医院，研究对象通常为某种肿瘤患者。

（三）社区试验

社区试验（community trial）指以未发生某种肿瘤相关研究结局的社区人群作为研究对象，以社区为单位进行抽样，随机分为试验组和对照组，分别接受干预措施和对照措施，随访观察一段时间后，通过比较试验组和对照组社区人群的研究结局发生率，以评估干预措施的效果。

社区试验与现场试验最根本的区别是：社区试验的基本研究单位为社区，现场试验的基本研究单位为个体。与现场试验相比，社区试验的抽样和分组单位比较大，抽样误差和偏倚可能也比较大，因此需要较大的样本。

（四）类实验

类实验（quasi experimental study）指由于受到伦理学或其他客观条件限制而缺少一种或几种临床试验基本特征的研究，如没有设立对照和（或）不是随机分组的单组临床试验、非随机对照试验等。

由于在研究设计上的限制，类实验的研究结论不如随机对照试验的研究结论严谨和可靠，但是由于客观条件所限，类实验可能更现实和可行。

四、实验性肿瘤临床研究进展

近年来，随着循证医学研究的不断发展，研究者们发现真实世界研究与实验性临床研究不是完全对立的，基于此，出现了一些新的概念与研究设计。例如，实效性随机对照试验（pragmatic randomized controlled trial，pRCT），又称实用性随机对照试验，指在真实临床医疗环境下，采用随机、对照的设计，比较不同干预或治疗措施的效果（包括实际效果、安全性、成本等）。pRCT不仅是真实世界研究的重要设计类型，其本质也是一种实验性临床研究设计。此外，还有研究者提出基于大数据的随机对照试验等（big data randomized controlled trial，BRCT）。随着学科的发展、交叉与融合，本章节所涉及的概念不是局限或一成不变的，未来尚有很多讨论与更新的空间。

（雷洁萍　刘　淼）

参考文献

［1］ 詹思延. 临床流行病学 [M]. 2 版. 北京：人民卫生出版社, 2015.

［2］ 黄悦勤. 临床流行病学 [M]. 4 版. 北京：人民卫生出版社, 2014.

［3］ 王家良. 临床流行病学——临床科研设计、测量与评价 [M]. 4 版. 上海：上海科学技术出版社, 2014.

［4］ 刘建蒙, 李宏田. 随机对照试验的概念、分类与应用 [J]. 中国生育健康杂志, 2011,22(2):126-128.

［5］ CONsolidated Standards of Reporting Trials (CONSORT) transparent reporting of trials[EB/OL]. http://www.con-sort-statement.org/.

［6］ Transparent Reporting of Evaluations with Nonrandom-ized Designs (TREND) [EB/OL]. https://www.cdc.gov/trendstatement/.

［7］ U.S. Food and Drug Administration. Clinical Trial End-points for the Approval of Cancer Drugs and Biologics (Guidance for Industry) [EB/OL]. https://www.fda.gov/media/71195/download.

［8］ U.S. Food and Drug Administration. Table of Surrogate Endpoints That Were the Basis of Drug Approval or Licen-sure[EB/OL]. https://www.fda.gov/drugs/development-re-sources/table-surrogate-endpoints-were-basis-drug-ap-proval-or-licensure.

［9］ WILSON M K, KARAKASIS K, OZA A M. Outcomes and endpoints in trials of cancer treatment: the past, pres-ent, and future[J]. Lancet Oncol, 2015,16(1):e32-e42.

［10］ PRASAD V, KIM C, BUROTTO M, et al. The strength of association between surrogate end points and survival in oncology: a systematic review of trial-level Meta-analy-ses[J]. JAMA Intern Med, 2015, 175(8):1389-1398.

［11］ ZHAO F. Surrogate end points and their validation in oncology clinical trials[J]. J Clin Oncol, 2016, 34(13):1436-1437.

［12］ 刘怀，李燕娴，王勇，等．肿瘤临床试验总生存时间的替代终点研究进展 [J]. 肿瘤药学，2017,7(2):129-134.

［13］ BEAVER J A, HOWIE L J, PELOSOF L, et al. A 25-year experience of US Food and Drug Administration accelerated approval of malignant hematology and oncology drugs and biologics: a review[J]. JAMA Oncol, 2018,4(6):849-856.

［14］ 张乐乐，苏前敏，黄继汉，等．抗肿瘤药物临床试验主要终点的规律研究 [J]. 中国临床药理学杂志，2019,35(24):3244-3246.

［15］ HASLAM A, HEY S P, GILL J, et al. A systematic review of trial-level meta-analyses measuring the strength of association between surrogate end-points and overall survival in oncology[J]. Eur J Cancer，2019（106）:196-211.

［16］ 唐立，康德英，喻佳洁，等．实效性随机对照试验：真实世界研究的重要设计 [J]. 中国循证医学杂志，2017,17(9):999-1004.

［17］ 温泽淮，李玲，刘艳梅，等．实效性随机对照试验的技术规范 [J]. 中国循证医学杂志，2019,19(7):794-802.

［18］ 许璐，王胜锋，詹思延．基于大数据的随机对照试验 [J]. 中华流行病学杂志，2019,40(6):702-706.

［19］ 国家药品监督管理局药品审评中心．抗肿瘤药物临床试验统计学设计指导原则（征求意见稿）[Z].2020.

第5章
肿瘤真实世界研究设计

一、真实世界研究设计的概念、特点和应用

（一）真实世界研究的概念

真实世界研究（real world study，RWS）起源于实用性临床试验，属于药物流行病学范畴，是指在较大的样本量（覆盖具有代表性的更广大受试人群）的基础上，根据患者的实际病情和意愿非随机选择治疗措施，以评价干预措施的外部有效性和安全性。真实世界研究是基于临床真实的情况采取的一种非随机、开放性、不使用安慰剂的研究，因此其得出的结果具有很高的外部有效性。真实世界研究的目的旨在获得更符合临床实际的证据，使研究结果更易转化到临床实践中。

真实世界研究常被拿来与随机对照试验作对比。随机对照试验通过随机、对照等控制手段，可有效减少混杂因素的影响，因此，其结论通常更为可靠，被认为是评价疗效的金标准。随机对照试验具有无可厚非的科学性，然而，随机对照试验存在着样本量有限、观察时间短及样本代表性受限等问题，逐渐表现出设计过于理想、抽样局限性以及安全性数据不充分的弊端，随机对照试验较难反映药物在临床实际应用的效果，在这样的背景下，真实世界研究应运而生。相比而言，真实世界研究的数据来源于真实医疗环境，反映的是在非干预条件下的"真实世界"里的临床效果，是对随机对照试验研究结果的进一步验证和

重要补充，其在临床方案制订中的指导意义越来越受到重视。"随机对照试验—指南推荐—真实世界研究—完善临床实践—提出新的临床问题—随机对照试验"共同成为一个螺旋上升的完整循证医学证据链，随机对照试验为指南推荐提供证据，真实世界研究检验指南推荐的可实践性，进而使疾病治疗策略逐步完善，最终优化治疗。随机对照试验和真实世界研究各有优劣，分别回答不同的医疗问题，两者相互补充。

真实世界研究是指针对预设的临床问题，在真实世界环境下收集与研究对象健康有关的真实世界数据（real world data，RWD）或基于这些数据衍生的汇总数据，通过分析，获得真实世界证据（real world evidence，RWE）的研究过程。真实世界数据是指来源于日常所收集的各种与患者健康状况和（或）诊疗及保健有关的数据。并非所有的真实世界数据经分析后都能成为真实世界证据，只有满足适用性的真实世界数据才有可能产生真实世界证据。真实世界证据是指通过对适用的真实世界数据进行恰当和充分的分析所获得的临床证据，包括通过对回顾性或前瞻性观察性研究或者实用临床试验等干预性研究获得的证据。三者关系是递进关系，先有真实世界数据，再有真实世界研究，最后转为真实世界证据。从真实世界数据到真实世界证据，一般至少应考虑以下几点：①研究环境和数据采集接近真实世界，如更有代表性的目标人群，符合临床实践的干预多样化，干预的自然选择等；②合适的对照；③更

全面的效果评价；④有效的偏倚控制，如测量和评价方法的统一等；⑤恰当的统计分析，如因果推断方法的正确使用、合理的缺失数据处理、充分的敏感性分析等；⑥证据的透明度和再现性；⑦合理的结果解释；⑧各相关方达成共识。

（二）真实世界研究的特点

真实世界研究横跨医院、药企、大数据、保险等多个维度，在数据来源、研究范式、设计理念及分析策略等方面，与传统的临床干预措施评价方法均有很大差别。真实世界研究的优势在于可避免纳入人群数量、对照选择、随访时间方面的限制，拉近临床研究环境与临床医生工作环境之间的距离，成为临床治疗决策的重要参考。真实世界研究具有以下特点：①研究的实施地点为真实的临床实践环境；②研究对象的选择采用较宽泛纳入标准和较少的排除标准，一般不加特别的限制条件，外部效度较高；③干预措施为真实的临床实践，可由患者和医师进行交流而改变干预方法，强调真实的治疗；④要求的样本量远大于随机对照试验；⑤真实世界研究结局测量多采用有广泛临床意义的指标，更具临床实用价值；⑥真实世界研究的内部效度较随机对照试验低，各种偏倚或混杂可能影响研究结果的可靠性。

（三）真实世界研究的应用

近年来，真实世界研究越来越广泛地被临床工作者、药学专家、药企及卫生管理与政策制定者重视，基于真实世界研究的真实世界证据在促进肿瘤相关临床指南制订、加快药品研发及适应证扩大、提升临床治疗的规范性、提高药物临床应用安全水平、药物监管及医保决策中发挥的作用也越来越被重视。真实世界研究的应用主要包括以下几方面。

1. 促进指南更新，指导临床实践

仅随机对照试验并不能回答癌症治疗的所有问题，真实的治疗情况远比严格的试验设计复杂。真实世界研究可以反映真实世界中治疗药物的临床疗效和安全性，充分了解指南与实践的差距，

为指南的制订与更新提供参考。中国人民解放军总医院刘阳教授领衔开展的一项中国真实世界多中心研究，对微创食管切除术中的 Ivor-Lewis（IL）和 McKeown（Mc）两类术式的术后临床结果和安全性进行了详尽比较，研究结果突破了一直以来难以实现对两种常用的微创食管切除术在我国的有效性和安全性比较，对临床实践具有突破性的指导意义。

2. 加快药品的研发与准入

当前加快药物审批、上市已然成为趋势，但目前在临床实践中，存在大量需要研究但又不适合开展临床研究所倡导的随机对照研究的情况，因而，必须发展另一套研究体系，也就是这几年比较热门的真实世界研究。真实世界研究也正在成为全球药企巨头挖掘自身产品优势和市场潜力的"探测器"，对真实世界的医疗及医药数据的整合分析，有助于更好地进行产品研发。罗氏的一款肺癌药物第二代 ALK 抑制药阿雷替尼，从 Flatiron 的数据中选择对照组，用于模拟全球不同市场的标准疗法，通过该方法，阿雷替尼在全球近 20 个国家的获批速度平均比传统的医保流程快了近 1 年。罗氏还基于 Flatiron 的数据，促使阿特珠单抗成为首个在英国获批的肺癌二线肿瘤免疫疗法。2017 年 9 月，美国 FDA 官方宣布接受真实世界数据用于医疗器械注册，其药物相关真实世界研究指南的制订工作也在逐步推进当中。2020 年 1 月，我国国家药品监督管理局发布了《真实世界证据支持药物研发与审评的指导原则（试行）》。这些案例与相关文件的出台均提示真实世界研究将在药品研发与准入领域发挥越来越重要的作用。

3. 开展药品上市后评价

基于随机对照试验证据获批的药物，通常由于病例数较少、研究时间较短、试验对象入组条件严格、干预标准化等原因，存在安全性信息有限、疗效结论外推不确定、用药方案未必最优、经济学效益缺乏等不足，而真实世界研究可对药物在真实医疗实践中的效果、安全性、使用情况，以及经济学效益等方面进行更全面的评估，了

解 / 扩大真实的药物治疗安全性数据，并在药物上市后证实随机对照试验研究中观察到的临床获益，从而为患者、医生、医疗保险提供方、监管者及政策制定者提供重要依据。

4. 推动精准医学的发展

精准医学的核心任务为根据个体的临床信息和分子特征构建一个巨大的"疾病知识网络"，并通过这种知识网络来支持精确诊断和个体化治疗。真实世界研究可通过连接不同类型的大数据、详尽的分析，充分考察不同亚组的治疗获益和风险，进而得到真实世界证据以支持更精准的目标人群定位。对于靶向治疗药物的临床前和早期临床研究，生物标志物的识别甚为关键。利用人群队列中的组学数据、公共基因库信息以及相关的临床资料等真实世界数据，通过多种机器学习类的目标靶向分析技术可得到真实世界证据，从而支持靶向治疗药物的精确人群定位。Singal 等通过整合 275 家美国肿瘤中心的临床实践数据和基因库数据，验证了非小细胞肺癌患者的肿瘤基因信息和临床特征对患者生存时间和治疗效果有影响，提示根据临床实践建立临床 – 基因组数据库具有可行性。

5. 开展罕见肿瘤研究

由于罕见肿瘤诊治困难，发病率低，病例积累缓慢，进行相关科学研究存在诸多困难，而真实世界研究有力解决了针对罕见肿瘤开展随机对照试验的困难，对其充分利用，有助于推动罕见肿瘤临床诊治科研能力，有望为攻克罕见病难题提供解决之道，使更多的罕见肿瘤患者受益。

6. 有助于提高医院科研实力

在医院科研管理中应追求临床与基础研究有机结合，而要进行深入的科研探索，往往需要较强的实验基础。但研究型人才缺乏、基础研究仪器不足、医疗任务繁重、基础医学科技信息滞后以及科研投入相对不足等诸多问题的存在，医院的科研工作和发展受到了很大程度的限制。随着大数据时代的来临，真实世界研究利用医院中收集和存储数以千百万份的患者病历数据，为医院科研发展创造了良机。

二、真实世界研究的类型

真实世界研究所采用的研究方法主要是直接借用常规临床研究方法，按照研究者是否给予干预措施，同样可分为观察性研究和干预性研究，前者包括不施予任何干预措施的回顾性和前瞻性观察性研究，可分为描述性研究（病例个案报告、病例系列、横断面研究）和分析性研究（队列研究、注册研究、巢式病例对照研究、病例对照研究）；后者与前者最大的不同是主动施予某些干预措施，如实用临床试验（pragmatic clinical trial，PCT）等。

观察性研究所采集的数据接近真实世界，其最主要的局限在于存在各种偏倚、数据质量难以保证、已知或已测和未知或不可测量的混杂因素较难识别等，使得研究结论具有很大的不确定性。观察性研究所收集的数据是否适合产生真实世界证据，关注要点至少应包括：①数据特征，如数据来源及其质量、研究的人群、暴露和相关终点的数据采集、记录的一致性、数据治理过程、缺失数据的描述等；②研究设计和分析，如有无合适的阳性对照，是否考虑了潜在未测或不可测混杂因素以及可能的测量结果的变异，分析方法是否严谨、透明且符合监管要求等；③结果的稳健性，为保证结果的稳健性，预先确定了何种敏感性分析、偏倚定量分析和统计方法。

实用临床试验 PCT 又称实操临床试验或实效临床试验，是指尽可能接近真实世界临床实践的临床试验，是介于随机对照试验和观察性研究之间的一种研究类型。与随机对照试验不同的是：实用临床试验的干预既可以是标准化的，也可以是非标准化的；既可以采用随机分组方式，也可以自然选择入组；受试病例的入选标准较宽泛，对目标人群更具代表性；对干预结局的评价不局限于临床有效性和安全性；实用临床试验一般使用临床终点，而避免使用传统随机对照试验中可能使用的替代终点；可以同时考虑多个对照组，以反映临床实践中不同的标准化治疗；一般不设安慰剂对照；在大多数情况下不采用盲法，但对于如何估计和纠正由此产生的测量偏倚，需给予足够的重视；数据的收集通常依赖于患者日常诊疗记录。与观察性研究不同的是，实用临床试验是干预性研究，尽管其干预的设计具有相当的灵活性。由于实用临床试验需要考虑所有可能的潜在因素的影响，包括各种偏倚和混杂因素的影响，故其研究设计和统计分析较为复杂，所需的样本量通常远超随机对照试验设计。实用临床试验如果采用随机化方法将减小混杂因素的影响，从而提供稳健的因果推断。由于是在更接近真实临床实践环境下开展的研究，其所获得的证据在多数情况下被视为是较好的真实世界证据。

单臂临床试验也是验证研究药物有效性和安全性的一种方法。例如，针对某些罕见病的临床试验，由于病例稀少导致招募困难；针对某些缺乏有效治疗措施的危及生命的重大疾病，随机对照试验往往存在伦理问题。因此，以上两种情况可以考虑以自然疾病队列形成的真实世界数据作为外部对照的基础。外部对照主要用于单臂试验，可以是历史对照也可以是平行对照。采用外部对照需考虑目标人群的可比性对真实世界证据的影响；对于接受其他干预措施的患者的数据，应考虑是否有足够的协变量以支持正确和充分的统计分析。

三、真实世界研究的数据来源与适用性评价

（一）真实世界研究的数据来源

真实世界数据是真实世界研究的基础，可从多方渠道获取真实世界数据。真实世界数据的常见来源包括但不限于：①卫生信息系统（Hospital Information System，HIS），类似电子健康档案，包括结构化和非结构化的患者记录，如患者的人口学特征、临床特征、诊断、治疗、实验室检查、安全性和临床结局等。②医保系统，包含患者基本信息、医疗服务利用、诊断、处方、结算、医疗付费和计划保健等结构化字段的数据。③疾

病登记系统，特定疾病（通常是慢性病）患者的数据库，通常来源于医院的疾病人群队列登记。④国家药品不良反应监测哨点联盟（China ADR Sentinel Surveillance Alliance，CASSA），利用医疗机构电子数据建立药品及医疗器械安全性的主动监测与评价系统。⑤自然人群队列和专病队列数据库，国内已经建立或正在建立的自然人群队列和专病队列数据库。⑥组学相关数据库，采集患者的生理学、生物学、健康、行为和可能的环境相互作用的组学相关信息，如药物基因组学、代谢组学和蛋白质组学的数据库。⑦死亡登记数据库，由医院、疾病预防控制中心和户籍部门联合确认的死亡登记所形成的数据库。⑧来自移动设备端的数据，应用医用移动设备，如可穿戴设备，监测受试者获得的相关数据。⑨其他特殊数据源，部分地区医疗机构根据相关政策、法规，因临床急需进口少量境外已上市药品等用于特定医疗目的而生成的有关数据；为特殊目的创建的数据库，如法定报告传染病数据库、国家免疫规划数据库等。

（二）真实世界研究数据的实用性评价

真实世界数据能否用于开展真实世界研究，其适用性主要通过数据相关性和可靠性进行评估。

1. 相关性

评估真实世界数据是否与所关注的临床问题密切相关，其重要因素包括但不限于：①是否包含与临床结局相关的重要变量和信息，如药物暴露、患者人口学和临床特征、协变量、随访时间、结局变量等；②临床结局定义是否准确，相应的临床意义是否明确；③真实世界数据中人群对于研究的目标人群是否具有代表性；④是否有足够的样本量以及随访时间以证明疗效并获取充分的潜在安全性事件。

2. 可靠性

主要从数据的完整性、准确性、透明性和质量保证方面进行评价。①完整性：真实世界数据无法避免数据缺失问题，当数据缺失比例超过一定限度时，尤其涉及研究的关键变量时，会加大

研究结论的不确定性，此时，需要慎重考虑该数据能否支持产生真实世界证据。②准确性：数据的准确性极为重要，通常需要参照较权威的数据来源进行识别或验证。数据元素和转化数据的算法均应保证其正确。数据的准确性还反映在数据的一致性和合理性上。③透明性：数据的来源、收集与治理的全过程应透明、清晰，并具有可溯源性，尤其是关键的暴露、协变量以及结局变量等应能追溯到源数据。数据的透明性还包括数据的可及性、数据库之间的信息共享和对患者隐私的保护方法的透明。④质量保证：质量保证的措施包括但不限于数据收集是否有明确流程和合格人员；是否使用了共同定义框架，即数据字典；是否遵守采集关键数据点的共同时间框架；是否建立与收集真实世界数据有关的研究计划、协议和分析计划的时间安排；用于数据元素采集的技术方法是否充分，包括各种来源数据的集成、药物使用和实验室检查数据的记录、随访记录、与保险数据的链接以及数据安全等。

四、真实世界研究的数据挖掘与统计分析

相较于随机对照试验研究，真实世界研究中的统计分析方法主要是因果推断方法，其中特别需要注意对混杂效应的控制或调整，以避免得出有偏倚的效应估计。

对于真实世界研究，正确有效的描述性统计分析可以发挥较为重要的作用。真实世界研究通常需要从大量协变量中考虑可能的混杂因素，利用描述性统计分析对受试者的相关特征进行广泛和全面的探索性分析是非常必要的。

真实世界研究控制或调整混杂的方法主要为：①利用各类回归模型对潜在混杂因素进行调整，回归模型的选择应考虑：模型的假设是否成立，自变量的选择是否恰当，是否需要利用汇总的协变量（如倾向评分或疾病风险评分），暴露变量和反应变量（结局事件）的发生率等。②倾向评分：倾向评分定义为在观察到的协变量条件

下，观察对象接受某种处理（或暴露）的概率，可以综合概括所有已观测到的协变量的组间均衡性。对基于这些协变量的倾向评分进行调整，可以有效地控制混杂效应，是一种在有较多协变量的情况下对混杂效应的调整方法。利用倾向评分进行因果效应估计时，需要判断倾向评分接近的患者在不同组间的协变量分布是否均衡、不同组间倾向评分分布的重合性如何。③工具变量：工具变量能够控制未观测到的混杂因素，进而估计出暴露与结局的因果效应，不涉及具体地对混杂因素/协变量的调整。使用工具变量最大的难点在于找到合适的工具变量。可采用二阶段最小二乘估计等方法利用工具变量进行因果效应估计。上述各种因果推断方法均有各自的适用条件和假设，例如未观测协变量的可交换性、一致性和正相关性，因此需要针对这些假设进行敏感性分析，以期对因果推断结果的稳健性进行评价。关于偏倚的定量分析，应保证分析过程透明、可信，一般采用以下步骤：①结合因果结构模型和观测数据，以鉴别可能的偏倚；②利用含有假设的因果图计算偏倚的大小及其对因果效应解释的影响；③结合研究目的和偏倚模型，利用偏倚参数的分布来评价偏倚的大小和不确定性。

缺失数据在真实世界研究中通常难以避免，不仅暴露或结局变量可能缺失，协变量也有可能缺失。在进行主要分析前，应先尝试分析数据缺失的原因，恰当的填补方法应根据缺失机制和临床问题建立相应的假设来确定。一般来说，对于完全随机缺失，可以只对数据完整的样本进行分析；对于随机缺失，可以构建统计模型进行预测填补，如多重填补（multiple imputation，MI）、传统回归模型方法、马尔科夫链蒙特卡洛（Markov Chain Monte Carlo，MCMC）方法、全条件定义法（fully conditional specification，FCS）等；对于非随机缺失，可利用模式混合模型（pattern mixture models，PMM）方法，分别对缺失数据和非缺失数据构建不同的统计模型进行分析。此外，还有单一值填补方法，其优点是原理简单、易于操作，缺点是即使在随机缺失条件下也不能

保证结果正确，且没有考虑缺失值的变异性，因此一般不建议用于主要分析。在可能有协变量缺失的观察性研究中，对不同缺失模式可考虑使用一些常规统计方法，包括完整数据分析法、多重填补法和倾向评分法。

最后需要特别说明的是，对于分析结果的解释，真实世界研究与其他确证性研究一样，应尽可能全面、客观、准确、充分，不能仅仅强调统计学意义（如 P 和 CI），更要注重临床实际意义；不仅要看最终的结论，还要看形成该结论的整个证据链的逻辑性和完整性；不仅要看整体结论，也要关注亚组效应；不仅要控制已测或可测的混杂因素，还需控制潜在未测或不可测混杂因素（如采用历史事件率比进行调整）；此外，对各种可能偏倚和混杂的控制和影响需要给予尽可能详尽的阐述。

五、真实世界研究面临的挑战与机遇

（一）真实世界研究的挑战

拥有数据不一定能够使用数据，能够使用数据不一定能够实现数据价值。我国作为世界上最大的数据"生产国"，拥有大量真实世界数据，但开展真实世界研究仍面临较大的挑战。

1. 可行性

作为一个拥有 14 亿多人口的大国，我国患者数量多，疾病谱系广，有丰富的临床研究资源，然而却严重缺乏大规模、有影响的临床研究工作和成果。目前，临床科研工作模式存在诸多问题，如被动式科研、临床与科研无法实现有机结合及真实世界数据的可及性影响着真实世界研究的顺利开展。临床数据的标准化和结构化问题是开展真实世界研究的另一难题，真实世界数据的标准化是个十分庞杂的工作，需要多专业团队共同合作。此外，真实世界研究所用的真实世界数据常常具有较高的异质性，所采用的分析方法主要是因果推断方法，涉及较复杂的模型、假设甚至人工智能和机器学习方法的应用等，对统计方法的要求比传统研究更高；真实世界研究是整合各方

面证据改善临床决策的探索，但尚未形成一个独立学科的基本框架，尚无独立的理论体系、方法学体系和技术体系，需要进一步积累发展。

2. 可信性

真实世界数据的真实性和可信性是真实世界研究结果可信性的前提，当前真实世界数据的真实性和可信性需要进一步论证与完善。同时，真实世界研究的开放性很容易产生研究者的"信息偏倚"与"选择偏倚"，其非随机性设计仅对研究中的已知因素的结果有良好的解释作用，而对未知的混杂因素则缺乏控制，易出现不符合真实情况的结论。真实世界研究的研究结果有时并非决定性的最终结果，在某种情况下，真实世界研究的针对性不强，证据等级不高，还需要一个随机双盲试验研究来进行确认。真实世界研究多属于回顾性分析或事后分析，研究证据等级的分类面临挑战。

3. 患者隐私的保护

人工智能和大数据已逐渐深入医学领域，然而如何在保护患者个人隐私的前提下促进医疗大数据的整合和共享，已成为行业重点攻克的难题。在临床实践中，数据和信息安全涉及隐私保护，而且大数据资源也是国家战略资源，涉及国家安全。

（二）真实世界研究的机遇

1. 医疗大数据的构建给真实世界研究提供了前所未有的便利和可能性

作为一个拥有 14 亿多人口的大国，我国患者数量多，疾病谱系广，有丰富的临床研究资源。各级医疗机构、医保部门、医药监管部门积累了大量的医疗数据，各级数据库的电子化、各种电子设备的普及及各级数据库平台的建立，计算机技术支持的临床实践所产生的大量临床数据极大地提高了利用高质量数据进行真实世界研究的可能性。

2. 生物信息学的发展与进步为真实世界研究利用海量医学数据提供了支撑

大数据分析方法、云储存及云计算等技术的逐渐成熟以及区域链技术的提出和应用，机器学

习的发展、图像识别、文本识别、声音识别等新技术可以快速帮助临床数据结构化，使多维度数据整合及一体化管理成为可能。这些都给真实世界研究带来了前所未有的便利。

3. 相关政策的支持

作为全球最大的创新药大国，美国在真实世界研究领域一直走在世界前列。美国于 2016 年 12 月通过《21 世纪治愈法案》，鼓励美国 FDA 开展研究并使用真实世界证据支持药物和其他医疗产品的监管决策，加快医药产品开发。2017—2019 年，在该法案的推动下，FDA 先后发布了《使用真实世界证据支持医疗器械监管决策》《临床研究中使用电子健康档案数据指南》《真实世界证据计划的框架》和《使用真实世界数据和真实世界证据向 FDA 递交药物和生物制品资料》。欧盟药品管理局（European Medicines Agency，EMA）于 2013 年参与的 GetReal Initiative 项目，致力于开发出收集与综合 RWE 的新方法，以便更早地用于药品研发和医疗保健决策过程中。EMA 于 2014 年启动了适应性许可试点项目，探索利用真实世界数据用于监管决策的可行性。日本药品和医疗器械管理局（Pharmaceuticals and Medical Devices Agency，PMDA）在国际人用药品注册技术要求协调会（International Council for Harmonization of Technical Requirements for Pharmaceuticals for Human Use，ICH）层面提出更高效利用真实世界数据开展上市后药物流行病学研究的技术要求新议题。2018 年 7 月 31 日，我国国家药品监督管理局仿制药质量与疗效一致性评价办公室发布了《关于征求 289 基药目录中的国内特有品种评价建议的通知》（下称《通知》），《通知》中对甲状腺片（40mg）的评价建议中指出"本品疗效确切，无须开展临床有效性试验或生物等效性试验，但应在后续临床使用中补充真实世界研究证据"。这是真实世界研究首次出现在国家正式文件中，具有里程碑意义。2018 年 8 月 3 日，在第八届中国肿瘤学临床试验发展论坛（CTONG 年会）上，吴阶平医学基金会和中国胸部肿瘤研究协作组携手发布了《2018 年中国真实世界研究指南》，这是中国首个真实世界研究的指南。我国国家药品监督管理局目前已经召开了多场真实世界研究的研讨会，真实世界研究正成为我国临床研究的重要组成部分。上述指南或文件的发布为真实世界研究的进一步发展提供了重要的政策保障与技术指导。

（吕晓珍　唐少文　刘　淼）

参考文献

［1］ 孙宇昕，魏芬芳，杨悦. 真实世界证据用于药械监管与卫生决策的机遇与挑战 [J]. 中国药物警戒,2017, 14(6):353-358.

［2］ 吴一龙，陈晓媛，杨志敏，等. 真实世界研究指南 [M]. 北京：人民卫生出版社，2018.

［3］ 中共中央办公厅，国务院办公厅. 关于深化审评审批制度改革鼓励药品医疗器械创新的意见 [Z]. 2017.

［4］ 全国人大常委会. 中华人民共和国药品管理法 [Z].2019.

［5］ 国家药品监督管理局药品审评中心. 真实世界证据支持药物研发与审评的指导原则（试行）[Z].2020.

［6］ ZHANG T, HOU X, LI Y, et al. Effectiveness and safety of minimally invasive Ivor Lewis and McKeown oesophagectomy in Chinese patients with stage IA-IIIB oesophageal squamous cell cancer: a multicentre, non-interventional and observational study[J]. Interact Cardiovasc Thorac Surg, 2020 Jun 1,30(6):812-819.

［7］ SINGAL G, MILLER P G, AGARWALA V, et al. Association of patient characteristics and tumor genomics with clinical outcomes among patients with non-small cell lung cancer using a clinicogenomic database[J]. JAMA, 2019, 321(14):1391-1399.

［8］ 彭晓霞，舒啸尘，谭婧，等. 基于真实世界数据评价治疗结局的观察性研究设计技术规范 [J]. 中国循证医学杂志,2019(7):779-786.

［9］ 高培，王杨，罗剑锋，等. 基于真实世界数据评价治疗结局研究的统计分析技术规范 [J]. 中国循证医学杂志，2019,19(7):787-793.

［10］ FORD I, NORRIE J. Pragmatic trials[J]. N Engl J Med,2016,375(5): 454-463.

［11］ JAMES S. Importance of post-approval real-word evidence[J]. Eur Heart J Cardiovasc Pharmacother, 2018, 4(1):10-11.

［12］ SHERMAN R E, ANDERSON S A, DAL PAN G J, et al. Real-world evidence—what is it and what can it tell us[J]. N Engl J Med, 2016,375(23): 2293-2297.

［13］ SUGARMAN J, CALIFF R M. Ethics and regulatory complexities for pragmatic clinical trials[J]. JAMA,2014,311(23): 2381-2382.

［14］ US Food and Drug Administration. Framework for FDA's real-world evidence program. December 2018[S]. 2019.

第6章
肿瘤临床研究样本量估计及软件运用

一、样本量估计概述

我国临床试验的法规规定，临床试验的样本量应该与试验目的相适应，并符合统计学要求和最低病例数的要求。2007年7月10日，国家食品药品监督管理局（现国家药品监督管理局）发布的《药品注册管理办法》对临床试验中试验组的最低病例数的要求是：Ⅰ期为20~30例，Ⅱ期为100例，Ⅲ期为300例，Ⅳ期为2000例。事实上，临床试验中所需的样本量应足够大，以提高试验结果的可信度。

从生物统计学的角度考虑，通常来说，样本量含量的大小主要与以下几个方面有关。

• 试验设计的类型：不同的试验设计往往会影响样本量的大小。例如，双臂试验的样本量往往比单臂试验要大；除此之外，在传统设计中加入适应性设计的元素，往往会增大试验的样本量。

• 数据的类型：一般而言，定量数据所需的样本量较小，定性数据所需的样本量较大，等级数据所需的样本量介于两者之间。这是由于不同的数据类型对样本内各观察单位间差别反应方式的不同。另外，值得注意的是，肿瘤临床试验的终点一般为二分类终点或生存终点（如无进展生存期、总生存期等）。

• 组间的差异：对于进行对比的组间同一指标，它们之间的差值越大，就越容易得到差异有统计学意义的结果；反之，就不容易得到差异有统计学意义的结果。

• 个体的变异：数据变异程度的大小会直接影响抽样误差的大小。样本量固定的条件下，数据变异程度越大，则抽样误差越大；反之，抽样误差越小。换言之，若要达到相同的抽样误差，数据变异程度越大，所需的样本量也就越大。

• 各组分配比例：理论研究表明，当组间分配比为1∶1时，目标检验效能的最小样本量达到最小。

• 检验水准和检验效能：检验水准是指在假设检验中出现第一类错误的可能性，检验水准定得越小，则所需样本量越大；检验效能是指在假设检验成立的条件下，得到阳性结果的可能性，期望检验效能越高，则所需样本量越大。

• 比较的类型：优效、非劣效、等效性检验的选择亦会影响样本量的大小。

• 脱落率：医学研究、临床试验等常需要持续数月甚至数年时间，受试者可能因各种原因无法坚持治疗或失访，称为脱落（dropout）。脱落是指受试者由于任何原因不能继续按试验方案进行到所要求的最后一次随访。

本章主要介绍临床研究中最为常用的单臂设计和随机对照设计的样本量估计方法。其中，单臂设计包括Simon二阶段设计和贝叶斯最优设计（Bayesian optimal phase Ⅱ design，BOP2），常用于Ⅱ期临床试验；随机对照设计包括优效性设计、非劣效设计和等效性设计，常用于Ⅲ期临床试验。

二、单臂试验中的样本量估计

（一）Simon 二阶段设计

Simon 于 1989 年提出的二阶段最优化设计和最小最大设计，在单臂试验中得到了广泛的应用。该设计基于频率学派的假设检验，并控制试验的第一类错误 α 和第二类错误 β。

该设计将受试者分为两个阶段入组。在完成第一阶段试验时，进行期中分析以确定是否进行第二阶段的试验。若第一阶段 N_1 个受试者中的有效人数 Y_1 大于某个预设的界值 R_1，则进行第二阶段的试验；若完成第二阶段试验时，两阶段合计 N 个受试者中的有效人数 Y 大于另一个预设的界值 R，则定论试验药有研发前景，否则没有研发前景。

一类错误率和二类错误率的约束可表达为：

$$P\left(Y_1 > R_1 \bigcap Y > R \mid \pi = \pi_0\right) \leqslant \alpha \quad \text{（公式 6-1）}$$

$$P\left(Y_1 > R_1 \bigcap Y > R \mid \pi = \pi_1\right) \geqslant 1 - \beta \quad \text{（公式 6-2）}$$

实际计算中，在预设最大样本量的条件下，通常存在多组试验设计参数（N_1, R_1, N, R）满足以上条件。为获得最优解，可根据以下两个准则之一寻找最优解。

1. 最优设计（optimal design）

在试验没有研发前景的条件下（即 H_0 为真时），将样本量 N 的期望值 $E(N \mid H_0)$ 最小化，期望值可表示为：

$$\begin{aligned} E\left(N \mid H_0\right) &= N_1 + \left(N - N_1\right) \times \left(1 - PET\right) \\ &= N_1 + \left(N - N_1\right) \times P\left(R_1 < Y_1 \leqslant R \mid \pi = \pi_0\right), \end{aligned}$$
$$\text{（公式 6-3）}$$

其中，PET 为早期无效终止概率。

2. 最小最大值设计（minmax design）

将试验的实际最大样本量 N 最小化。

PASS 软件中，二阶段二期试验设计（Two-Stage Phase II Clinical Trial）可用于计算 Simon 二阶段设计相应的参数（图 6-1）。

【例 1】一项单臂二阶段临床试验，研究在散发性甲状腺髓样癌患者中，索拉非尼的疗效与安全性。设计参数如下：设定疗效不佳的最大客观缓解率为 10%，设定疗效佳的最小客观缓解率为 30%，一类错误率为 0.1，检验效能为 90%，并采用 Simon 二阶段设计。问满足预设条件的最优设计和最小、最大值设计的参数？

①依次选择【Procedures】—【Group-Sequential】—【Proportions】—【Two-Stage Phase II Clinical Trials】，并打开 Design 选项卡（图 6-1）。

②【Design】：选择【Design to display】为【Optimal designs only】。

③【Power and Alpha】：【Power】设为 0.9，【Alpha】设为 0.1。

④【Effect Size】：【P0(Poor)】设为 0.1，【P1(Good)】设为 0.3。

⑤【Search Parameters】：【Min】表示搜索的下界，【Max】表示搜索的上界，【Step】为步长。在【N(Combined Sample Size)】中，设定上述三个参数分别为 5、BEST 8 和 1；在【R (Rejection Number)】中，三个参数分别为 0、MAX 和 1；在【N1 (First Stage Sample Size)】中，三个参数分别为 1、MAX 和 1；在【R1(First Stage Rejection Number)】中，三个参数分别为 0、MAX 和 1。

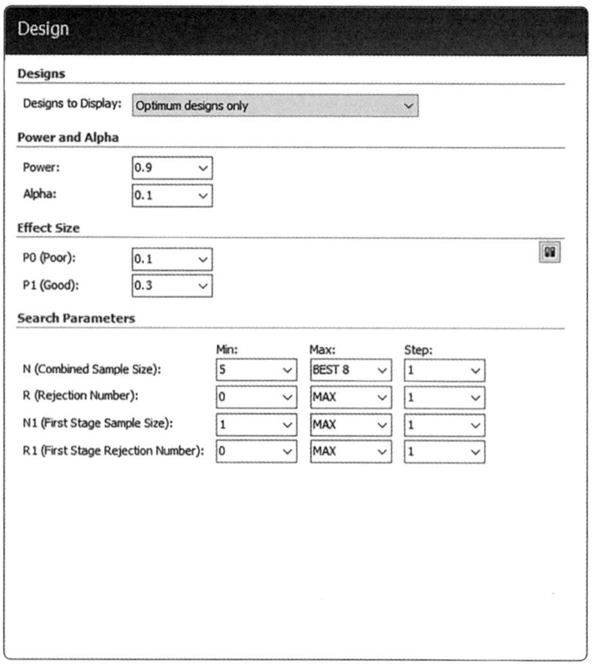

▲ 图 6-1　二阶段二期试验设计的 Design 选项卡

⑥单击【Calculate】按钮，得到主要结果如图 6-2 所示：在本研究中，在最小、最大设计中，在第一阶段对 16 例受试者进行试验后，若≤ 1 例受试者有效，则建议终止试验，若试验进入第二阶段，则两个阶段共需纳入 25 例受试者，若有效的受试者≤ 4 例，则建议定论试验药没有研发前景。最优设计的解释类似。

（二）贝叶斯最优设计

Simon 二阶段设计仅能假设有效性终点为二分类变量，如客观缓解率，但随着新型药物的不断开发，终点变得越来越复杂。例如，同时考虑多个有效性终点，或者同时考虑有效性和毒性终点。具体而言，Ⅱ期试验终点通常有如下类型：①二分类终点，如客观缓解率；②嵌套终点，如完全缓解、部分缓解（partial response，PR）、疾病稳定（stable disease，SD），以及疾病进展（progressive disease，PD），临床终点被定义为完全缓解率和疗效至少为部分缓解率；③联合主要终点，如客观反映和 6 个月无事件生存；④有效性和毒性终点，如客观缓解和毒性反应。针对上述问题，贝叶斯最优设计提供了一种高效灵活的解决方案：此设计能够在一个统一的框架下处理以上所有类型的试验终点，严格控制一类错误率并最大化设计的效能。

贝叶斯最优设计的一个关键点是：上述不同类型的试验设计终点看似差异很大，但均可归一化为一个服从多项分布的随机变量 Y 来统一描述，即

$$Y \sim Multinomial(\theta_1,...,\theta_k) \qquad （公式 6-4）$$

其中，$\theta_k = P(Y=k)$，表示 Y 属于第 k 个分类的概率。这 K 个分类可以是单个临床试验终点实际水平，也可是多重临床试验终点的联合水平。例如，对于二分类终点，Y 为 K=2 的二项分布变量，其中 Y=1 表示受试者有客观缓解，Y=0 表示没有客观缓解；对于嵌套终点，Y 为 K=4 的多项分布变量，其中 Y=1,2,3,4 分别代表完全缓解、部分缓解、疾病稳定以及疾病进展；对于联合主要终点，Y 也为 K=4 的多项分布变量，Y=1 代表客观缓解和 6 个月无事件生存同时出现，Y=2 代表只出现客观缓解而没有出现 6 个月无事件生存，Y=3 表示只出现 6 个月无事件生存但没出现客观缓解，以及 Y=4 代表两者均不出现。同理，对于有效性和毒性终点而言，Y 也有四个类别，Y=1 表示客观缓解和毒性同时出现，Y=2 表示只出现客观缓解而没有毒性反应，Y=3 表示只出现毒性反应而没有出现客观缓解，Y=4 表示两者均不出现。假设试验参数（$\theta_1,...,\theta_k$）服从 Dirichlet 先验分布，则可应用贝叶斯（Bayes）公式并结合期中数据计算后验概率，并进行监测。

以上述提到的四种不同终点为例，贝叶斯最优设计的期中监测规则为：每次期中监测时，若下式满足，则停止试验并定论试验药无研发前景，否则继续入组患者直至下一个期中监测点。

1. 二分类终点

$$P(\theta_1 \leq \pi_0 | D_n) > C(n) \qquad （公式 6-5）$$

Two-Stage Phase II Clinical Trials

Possible Designs For P0=0.100, P1=0.300, Alpha=0.100, Beta=0.100

N1	R1	PET	N	R	Ave N	Alpha	Beta	Constraints Satisfied
25	4	0.000	25	4	25.00	0.098	0.090	Single Stage
16	1	0.515	25	4	20.37	0.095	0.097	Minimax
18	2	0.734	26	4	20.13	0.099	0.096	Optimum

▲ 图 6-2　主要结果

2. 嵌套终点

$$P(\theta_1 \leq \pi_{10} \mid D_n) > C(n) \text{ 且 } P(\theta_1 + \theta_2 \leq \pi_{20} \mid D_n) > C(n)$$
（公式 6-6）

3. 联合主要终点

$$P(\theta_1 + \theta_2 \leq \pi_{10} \mid D_n) > C(n) \text{ 且}$$
$$P(\theta_1 + \theta_3 \leq \pi_{20} \mid D_n) > C(n) \quad \text{（公式 6-7）}$$

4. 有效性和毒性终点

$$P(\theta_1 + \theta_2 \leq \pi_{10} \mid D_n) > C(n) \text{ 或}$$
$$P(\theta_1 + \theta_3 \leq \pi_{20} \mid D_n) > C(n) \quad \text{（公式 6-8）}$$

其中，π_{i0} 表示第 i 个终点原假设的率，D_n 表示累积的期中数据，$C(n)=1-\lambda(n/N)^\gamma$，$\lambda$ 和 γ 为校准参数。$C(n)$ 的校准规则为：在给定各阶段样本量的条件下，采用网格搜索满足一类错误率的参数组合，并最大化检验效能。在实际操作中，可设定多组样本量的组合来探究适合当前试验的设计方案。

目前 PASS 软件中暂无实现贝叶斯最优设计的过程，我们可借助网站应用 http://www.trialdesign.org 进行使用。

【例 2】一项二阶段 Ⅱ 期试验，研究在早期声门鳞状细胞癌患者中，仅声带放疗治疗疗效与安全性。设计参数如下：设定疗效不佳的最大局部控制率（local control rate, LCR）为 84%，疗效佳的局部控制率为 92%，一类错误率为 0.05。采用单臂单阶段率的样本量 111 为最大样本量，且计划在 55 例受试者随访满 6 个月后进行期中分析。问满足上述条件的 BOP2 设计的参数？

①打开网址 http://www.trialdesign.org，根据提示选择【PHASE Ⅱ】—【BOP2 Suite】—【BOP2】（图 6-3）。

②【Endpoints】：选择【Binary Efficacy】。

③【Interims】：输入 55 111。

④【Null Hypothesis】：【Response Rate】设为 0.84。

⑤【Alternative Hypothesis】：【Response Rate】设为 0.92。

⑥【Type I Error Rate (One-sided)】：设为 0.05，并勾选 strictly control type I error <= nominal value。

⑦【Prior Specification】：勾选 Use default vague prior with prior effective sample size = 1 (Recommended)。

⑧单击【Calculate Stopping Boundaries】按钮，得到主要结果如下：在本研究中，在第一阶段对 55 例受试者进行试验后，若有效的受试者≤ 45 例，则建议终止试验，若试验进入第二阶段，则两个阶段共需纳入 111 例受试者，若有效的受试

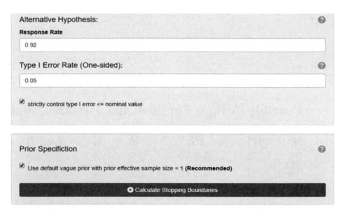

▲ 图 6-3 贝叶斯最优设计网站应用界面

者 ≤ 99 例，则建议定论试验药没有研发前景，否则试验药具有研发前景。此设计参数条件下，检验效能为 82.26%（图 6-4）。

三、优效性试验中的样本量估计

（一）两独立样本定量终点平均值差的优效性检验

优效性检验是指主要研究目的是显示试验药的疗效优于对照药（安慰剂对照或阳性对照）的试验。记试验组的总体均值为 μ_T，对照组的总体均值为 μ_C，均值差为 $\delta = \mu_T - \mu_C$。在优效性检验中，试验药比对照药优于某一具有临床意义的值才被认为优效性成立，该值被称为优效性界值 M_S。两独立样本定量终点平均值差的优效性检验的假设可分为以下两种情形。

高优指标：当 $\delta > 0$ 为更优，其假设检验可用如下形式表示：

$H_0 : \mu_T - \mu_R \leq M_S$ 与 $H_1 : \mu_T - \mu_R > M_S$，$M_S \geq 0$。

此时，样本量估计的公式为：

$$n_1 = \kappa n_2, n_2 = \frac{\left(z_\alpha + z_\beta\right)^2 \sigma^2 \left(1 + 1/\kappa\right)}{\left(\delta - M_s\right)^2} \quad （公式 6-9）$$

其中，k 为两组样本量之比。

低优指标：当 $\delta < 0$ 为更优，其假设检验可用如下形式表示：

$H_0 : \mu_T - \mu_R \geq -M_S$ 与 $H_1 : \mu_T - \mu_R < -M_S$，$M_S \geq 0$。

此时，样本量估计的公式为：

$$n_1 = \kappa n_2, n_2 = \frac{\left(z_\alpha + z_\beta\right)^2 \sigma^2 \left(1 + 1/\kappa\right)}{\left(\delta + M_s\right)^2} \quad （公式 6-10）$$

若取 $M_S = 0$，则此优效性检验等价于单侧差异性检验。

PASS 软件中，两独立样本平均值差的优效性检验（superiority by a margin tests for the difference between two means）可用于计算两独立样本定量终点平均值差的检验效能和样本量估计。

（二）两独立样本定性终点率差的优效性检验

在两独立样本率差的优效性检验中，记 π_1 和 π_2 分别为试验组和对照组的事件发生率。在两独立样本率的优效性检验中，试验药比对照药优于某一具有临床意义的值才被认为优效性成立，该值被称为优效性界值 δ_S。两独立样本定性终点率差的优效性检验的假设可分为以下两种情形。

高优指标：当 $\pi_1 - \pi_2 > 0$ 时，试验组的疗效更优，其假设检验可用如下形式表示：

$H_0 : \pi_1 - \pi_2 \leq \delta_S$ 与 $H_1 : \pi_1 - \pi_2 > \delta_S$，$\delta_S \geq 0$。

此时，根据大样本近似理论，样本量估计的公式为：

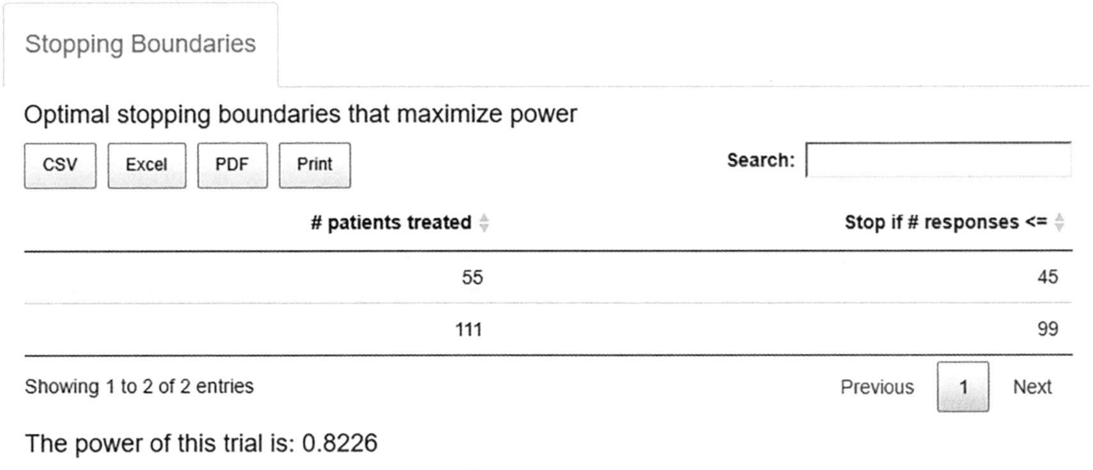

Stopping Boundaries

Optimal stopping boundaries that maximize power

CSV	Excel	PDF	Print		Search:

# patients treated	Stop if # responses <=
55	45
111	99

Showing 1 to 2 of 2 entries　　　　　Previous　1　Next

The power of this trial is: 0.8226

▲ 图 6-4　贝叶斯最优设计最终结果

$$n_1 = \kappa n_2, n_2 = \frac{(z_\alpha + z_\beta)^2}{(\pi_1 - \pi_2 - \delta_s)^2}\left[\frac{\pi_1(1-\pi_1)}{\kappa} + \pi_2(1-\pi_2)\right]$$

（公式 6-11）

低优指标：当 $\pi_1 - \pi_2 < 0$ 时，试验组的疗效更优，其假设检验可用如下形式表示：

$H_0 : \pi_1 - \pi_2 \geqslant \delta_s$ 与 $H_1 : \pi_1 - \pi_2 < -\delta_s$，$\delta_s \geqslant 0$。

样本量估计的公式为：

$$n_1 = \kappa n_2, n_2 = \frac{(z_\alpha + z_\beta)^2}{(\pi_1 - \pi_2 + \delta_s)^2}\left[\frac{\pi_1(1-\pi_1)}{\kappa} + \pi_2(1-\pi_2)\right]$$

（公式 6-12）

若取 $\delta_s = 0$，则此优效性检验等价于单侧差异性检验。

PASS 软件中，两比例之差的优效性检验（superiority by a margin tests for the difference between two proportions）可用于计算两独立样本定性终点率差的检验效能和样本量估计；若优效性界值取 $\delta_s = 0$，则亦可用两比例的差异性检验（tests for two proportions）来计算。

【例3】一项随机、双盲、安慰剂对照临床试验，研究在晚期腱鞘巨细胞瘤患者中，培西达替尼的疗效与安全性。设计参数如下：组间分配比为 1:1，培西达替尼组缓解率为 35%，安慰剂组缓解率为 10%，取优效性界值为 0%，一类错误率为双侧 0.05，检验效能为 90%，检验方法选择 Fisher 确切概率法。问至少需要多少样本，方可满足预设的设计参数？

PASS 计算步骤如下。

①依次选择【Procedures】—【Proportions】—【Two Independent Proportions】—【Tests (Inequality)】—【Tests for Two Proportions】，并打开 Design 选项卡，见图 6-5。

②【Solve For】：此处选择【Sample Size】。

③【Power Calculation】：本例中【Power Calculation Method】选择【Binomial Enumeration】，【Binomial Enumeration Options】中【Maximum N1 or N2 for Binomial Enumeration】设为 5000，选择【Zero Count Adjusted Method】为【Add to zero cells only】，【Zero Count Adjustment Value】设为 0.0001。

④【Test】：选择【Alternative Hypothesis】为【Two-Sided】，【Test Type】为【Fisher's Exact Test】。

⑤【Power and Alpha】：【Power】设为 0.9，【Alpha】设为 0.05。

⑥【Sample Size】：选择【Group Allocation】为【Equal(N1=N2)】。

⑦【Effect Size】：选择【Input Type】为【Proportions】，【P1(Group 1 Proportion | H1)】设为 0.35，【P2(Group 2 Proportion)】设为 0.1。

⑧单击【Calculate】按钮，得到主要结果如图 6-6 所示：在本研究中，每组样本量为 62 例，总样本量为 124 例。

（三）两独立样本生存终点的优效性检验

在两独立样本生存终点的优效性检验中，记 λ_1 和 λ_2 分别为试验组和对照组的事件风险率，$HR = \lambda_1/\lambda_2$ 为两组事件风险比。在两独立样本生存终点风险比的优效性检验中，试验药比对照药的 HR 优于某一具有临床意义的值才被认为优效性成立，该值被称为优效性界值 HR_s。两独立样本生存终点风险比的优效性检验的假设可分为以下

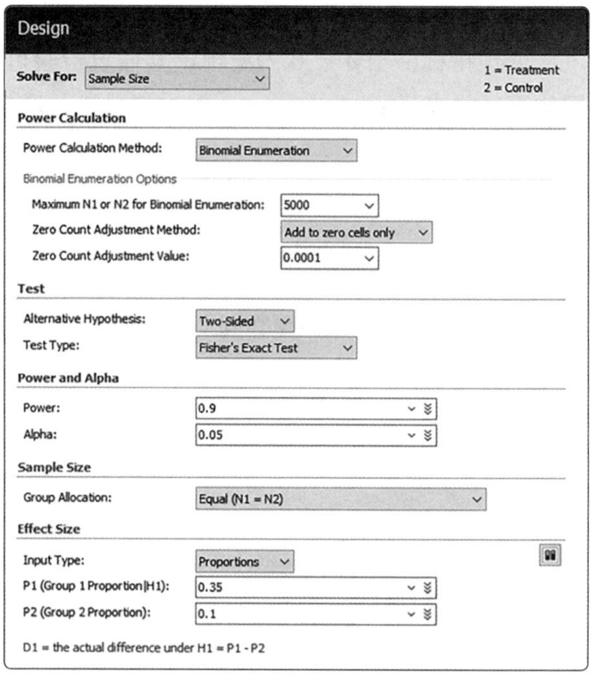

▲ 图 6-5　两比例的差异性检验的 Design 选项卡

Tests for Two Proportions

Numeric Results for Testing Two Proportions using Fisher's Exact Test
H0: P1 - P2 = 0.　H1: P1 - P2 = D1 ≠ 0.

Target Power	Actual Power*	N1	N2	N	P1	P2	Diff D1	Target Alpha	Actual Alpha*†
0.90	0.90021	62	62	124	0.3500	0.1000	0.2500	0.0500	0.0225

* Power and actual alpha were computed using binomial enumeration of all possible outcomes.
† Warning: When solving for sample size with power computed using binomial enumeration, the target alpha level is not guaranteed. Actual alpha may be greater than target alpha in some cases. We suggest that you investigate sample sizes near the solution to find designs with an actual alpha you are willing to tolerate.

▲ 图 6-6　两比例的差异性检验的结果

两种情形。

高优指标：当 $HR>1$ 为试验组更优，其假设检验可用如下形式表示：

$$HR_0 : HR \leqslant HR_S \text{ 与 } HR_1 : HR > HR_S, HR_S \geqslant 1。$$

低优指标：当 $HR<1$ 为试验组更优，其假设检验可用如下形式表示：

$$HR_0 : HR \geqslant HR_S \text{ 与 } HR_1 : HR < HR_S, HR_S \leqslant 1。$$

简单起见，我们取 $HR_S<1$，此时优效性检验等价于单侧差异性检验。当不对生存时间进行分布假设（如指数分布）时，通常对生存函数 $S(t)$ 进行比较以评价疗效，此时，常采用 Logrank 检验。根据 Lakatos 于 1988 年提出的样本量估计方法，当两组样本量相同，即 $n_1=n_2=n$ 时，其计算公式为：

$$n_1 = n_2 = n = \frac{2d}{p_1 + p_2},$$

$$d = \frac{(z_\alpha + z_\beta)^2 \left(\sum_{i=1}^{N} \frac{d_i}{\sum_{i=1}^{N} d_i} \frac{\phi_i}{(1+\phi_i)^2} \right)}{\left(\sum_{i=1}^{N} \frac{d_i}{\sum_{i=1}^{N} d_i} \left(\frac{\phi_i \theta_i}{1+\phi_i \theta_i} - \frac{\phi_i}{1+\phi_i} \right) \right)^2} \quad \text{（公式 6-13）}$$

其中，d_i 为第 i 个时间区间内的事件数，θ_i 为第 i 个时间区间内的风险人数比，ϕ_i 为第 i 个区间内两组生存人数之比，p_1 与 p_2 为两组各自的累积事件率。

PASS 软件中，Logrank 检验（Logrank test）可用于计算上述情景的检验效能和样本量估算。

【例 4】一项非盲随机对照试验，研究西妥昔单抗治疗直肠癌的疗效和安全性。设计参数如下：组间分配比为 1 : 1，试验组 1 年生存率为 23.7%，对照组 1 年生存率为 14.1%，不设入组时长，随访时长为 1 年，检验水准为双侧 0.05，检验效能为 90%，检验方法选择 Logrank 检验。问至少需要多少样本，方可满足预设的设计参数？

PASS 计算步骤如下。

① 依次选择【Procedures】—【Survival】—【Two Survival Curve】—【Tests (Inequality)】—【Logrank Tests (No Model Assumptions)】，并打开 Design 选项卡，见图 6-7。

②【Solve For】：此处选择【Sample Size】。

③【Test】：选 择【Alternative Hypothesis】

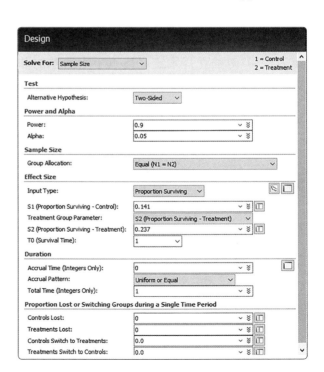

▲ 图 6-7　Logrank 检验的 Design 选项卡

为【Two-Sided】。

④【Power and Alpha】:【Power】设为 0.9，【Alpha】设为 0.05。

⑤【Sample Size】:选择【Group Allocation】为【Equal(N1=N2)】。

⑥【Effect Size】:选择【Input Type】为【Proportion Surviving】，【S1 (Proportion Surviving Control)】设为 0.141，选择【Treatment Group Parameter】为【S2(Proportion Surviving Treatment)】，【S2 (Proportion Surviving Treatment)】设为 0.237，【T0 (Survival Time)】设为 1。

⑦【Duration】:【Accrual Time (Integers Only)】设为 0，选择【Accrual Pattern】为【Uniform or Equal】，【Total Time (Integers Only)】设为 1。

⑧【Proportion Lost or Switching Group during a Single Time Period】:【Controls Lost】设为 0，【Treatments Lost】设为 0，【Controls Switch to Treatments】设为 0.0，【Treatments Switch to Controls】设为 0.0。

⑨单击【Calculate】按钮，得到主要结果（图 6-8）。在本研究中，N1 样本量为 274 例，N2 样本量为 275 例，总样本量为 549 例。

四、非劣效性试验中的样本量估计

（一）两独立样本定量终点平均值差的非劣效性检验

非劣效性检验是指主要研究目的是显示试验药的疗效非劣于对照药（安慰剂对照或阳性对照）的试验。记试验组的总体均值为 μ_T，对照组的总体均值为 μ_C，均值差为 $\delta=\mu_T-\mu_C$。在非劣效性检验中，试验药不比对照药差的超过某一具有临床意义的值才被认为非劣效性成立，该值被称为非劣效性界值 M_{NI}。两独立样本定量终点平均值差的非劣效性检验的假设可分为以下两种情形：

高优指标：当 $\delta>0$ 为更优，其假设检验可用如下形式表示：

$H_0: \mu_T-\mu_R \leqslant -M_{NI}$ 与 $H_1: \mu_T-\mu_R > -M_{NI}$，$M_{NI} \geqslant 0$。

此时，样本量估计的公式为：

$$n_1=\kappa n_2, n_2=\frac{(z_\alpha+z_\beta)^2 \sigma^2(1+1/\kappa)}{(\delta+M_{NI})^2} \quad （公式 6-14）$$

其中，k 为两组样本量之比。

低优指标：当 $\delta<0$ 为更优，其假设检验可用如下形式表示：

$H_0: \mu_T-\mu_R \geqslant M_{NI}$ 与 $H_1: \mu_T-\mu_R < M_{NI}$，$M_{NI} \geqslant 0$。

此时，样本量估计的公式为：

$$n_1=\kappa n_2, n_2=\frac{(z_\alpha+z_\beta)^2 \sigma^2(1+1/\kappa)}{(\delta-M_{NI})^2} \quad （公式 6-15）$$

PASS 软件中，两独立样本平均值差的非劣效性检验（non-inferiority tests for the difference between two means）可用于计算两独立样本定量终点平均值差的检验效能和样本量估计。

（二）两独立样本定性终点率差的非劣效性检验

在两独立样本率差的非劣效性检验中，记 π_1 和 π_2 分别为试验组和对照组的事件发生率。在两独立样本率的非劣效性检验中，试验药不比对照药差而超过某一具有临床意义的值才被认为非

Logrank Test

Numeric Results for the Logrank Test in Terms of Sample Size
Alternative Hypothesis: Two-Sided
T0 = 1

Power	N1	N2	N	Haz Ratio (HR)	Ctrl Prop Surv (S1)	Trt Prop Surv (S2)	Accrual Pat'n	Accrual Time/ Total Time	Ctrl Loss	Trt Loss	Ctrl to Trt	Trt to Ctrl	Alpha	Beta
0.9004	274	275	549	0.7349	0.1410	0.2370	Equal	0 / 1	0.0000	0.0000	0.0000	0.0000	0.0500	0.0996

▲ 图 6-8 Logrank 检验结果

劣效性成立，该值被称为非劣效性界值 δ_{NI}。两独立样本定性终点率差的非劣效性检验的假设可分为以下两种情形。

高优指标：当 $\pi_1-\pi_2 > 0$ 时，试验组的疗效更优，其假设检验可用如下形式表示：

$H_0: \pi_1-\pi_2 \geq -\delta_{NI}$ 与 $H_1: \pi_1-\pi_2 < -\delta_{NI}$，$\delta_{NI} \geq 0$。

此时，根据大样本近似理论，样本量估计的公式为：

$$n_1 = \kappa n_2, n_2 = \frac{(z_\alpha + z_\beta)^2}{(\pi_1 - \pi_2 + \delta_{NI})^2}\left[\frac{\pi_1(1-\pi_1)}{\kappa} + \pi_2(1-\pi_2)\right]$$
（公式 6-16）

低优指标：当 $\pi_1-\pi_2 < 0$ 时，试验组的疗效更优，其假设检验可用如下形式表示：

$H_0: \pi_1-\pi_2 \leq \delta_{NI}$ 与 $H_1: \pi_1-\pi_2 > \delta_{NI}$，$\delta_{NI} \geq 0$。

样本量估计的公式为：

$$n_1 = \kappa n_2, n_2 = \frac{(z_\alpha + z_\beta)^2}{(\pi_1 - \pi_2 - \delta_{NI})^2}\left[\frac{\pi_1(1-\pi_1)}{\kappa} + \pi_2(1-\pi_2)\right]$$
（公式 6-17）

PASS 软件中，两比例之差的非劣效性检验（non-inferiority tests for the difference between two proportions）可用于计算两独立样本定性终点率差的检验效能和样本量估计。

【例 5】一项随机对照三期非劣效临床试验，研究在乳房低风险浸润性原位癌保乳手术后的女性患者中，使用加速单一间质多导管近距离的半乳放疗是否非劣于全乳增强放疗。设计参数为：组间分配比为 1∶1，两组的预设 5 年复发率均为 4%，非劣效界值为 3%，检验水准为单侧 0.05，检验效能为 80%。问至少需要多少样本量，方可满足预设的设计参数？

PASS 计算步骤如下。

① 依次选择【Procedure】—【Non-Inferiority】—【Proportions】—【Difference Between Two Proportions】，并打开 Design 选项卡，如图 6-9 所示。

②【Solve For】：此处选择【Sample Size】。

③【Power Calculation】：选择【Power Calculation Method】为【Normal Approximation】。

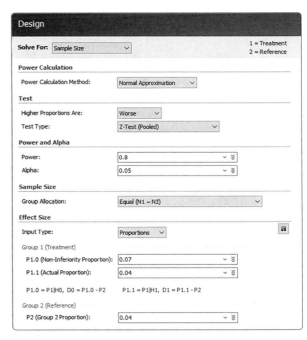

▲ 图 6-9　两比例之差的非劣效性检验的 Design 选项卡

④【Test】：选择【Higher Proportions Are】为【Worse】，【Test Type】为【Z-Test (Pooled)】。

⑤【Power and Alpha】：【Power】设为 0.8，【Alpha】设为 0.05。

⑥【Sample Size】：选择【Group Allocation】为【Equal(N1=N2)】。

⑦【Effect Size】：选择【Input Type】为【Proportions】，【P1.0 (Non Inferiority Proportion)】设为 0.07，【P1.1 (Actual Proportion)】设为 0.04，【P2 (Group 2 Proportion)】设为 0.04。

⑧ 单击【Calculate】按钮，得到主要结果（图 6-10）。在本研究中，每组样本量为 528 例，总样本量为 1056 例。

（三）两独立样本生存终点的非劣效性检验

在两独立样本生存终点的非劣效性检验中，记 λ_1 和 λ_2 分别为试验组和对照组的事件风险率，$HR=\lambda_1/\lambda_2$ 为两组事件风险比。在两独立样本生存终点风险比的非劣效性检验中，试验药比对照药的 HR 不比某一具有临床意义的值更差才被认为非劣效性成立，该值被称为非劣效性界值 HR_{NI}。两独立样本生存终点风险比的非劣效性检验的假设可分为以下两种情形。

Non-Inferiority Tests for the Difference Between Two Proportions

Numeric Results for Non-Inferiority Tests for the Difference Between Two Proportions
Test Statistic: Z-Test with Pooled Variance
H0: P1 - P2 ≥ D0 vs. H1: P1 - P2 = D1 < D0.

Target Power	Actual Power*	N1	N2	N	Ref. P2	P1|H0 P1.0	P1|H1 P1.1	NI Diff D0	Diff D1	Alpha
0.80	0.80028	528	528	1056	0.0400	0.0700	0.0400	0.0300	0.0000	0.050

▲ 图 6-10 两比例之差的非劣效性检验的结果

高优指标：当 $HR>0$ 为试验组更优，其假设检验可用如下形式表示：

$H_0: HR \leqslant HR_{NI}$ 与 $H_1: HR > HR_{NI}$，$HR_{NI} \leqslant 1$。

低优指标：当 $HR<0$ 为试验组更优，其假设检验可用如下形式表示：

$H_0: HR \geqslant HR_{NI}$ 与 $H_1: HR < HR_{NI}$，$HR_{NI} \geqslant 1$。

将 Cox 比例风险模型的偏似然思想与 Logrank 检验统计量结合，可导出两组样本量相同，即 $n_1=n_2=n$ 时，各组样本量为：

$$n = \frac{\left(z_\alpha + z_\beta\right)^2}{\left[\log(HR) - \log(HR_{NI})\right]^2 p_1 p_2 d} \quad (公式 6\text{-}18)$$

其中，p_1 与 p_2 分别为两组样本量占总样本量之比例，d 为两组合并的事件发生率。

PASS 软件中，使用 Cox 比例风险模型对两条生存曲线进行非劣效性检验（non-inferiority tests for two survival curves using Cox's proportional hazards model），可用于计算两条生存曲线非劣效性检验的检验效能和样本量估计。

【例 6】一项多中心、开放、随机、对照三期非劣效临床试验，研究在治疗不可切除的肝细胞癌患者时，乐伐替尼的疗效与安全性是否非劣于索拉非尼。设计参数为：组间分配比为 1∶1，非劣效界值为 $HR=1.08$，预估效应量为 $HR=0.8$，检验水准为双侧 0.05，检验效能为 97%，脱落率为 5%，并利用 Cox 比例风险模型系数检验进行假设检验。问至少需要多少事件数，方可满足预设的设计参数？

PASS 计算步骤如下。

① 依次选择【Procedures】—【Survival】—【Two Survival Curve】—【Non-Inferiority】—【Non-Inferiority Tests for Two Survival Curves Using Cox's Proportional Hazards Model】，并打开 Design 选项卡，见图 6-11。

②【Solve For】：此处选择【Sample Size】。

③【Test Direction】：选择【Alternative Hypothesis】为【Ha: HR<HRni [Lower Hazard Better]】。

④【Power and Alpha】：【Power】设为 0.97，【Alpha】设为 0.025。

⑤【Sample Size】：选择【Group Allocation】为【Equal(N1=N2)】；【Proportion of Events Observed】中【Pev1 (Event Probability in Group 1)】设为 1，【Pev2 (Event Probability in Group 2)】设为 Pev1。

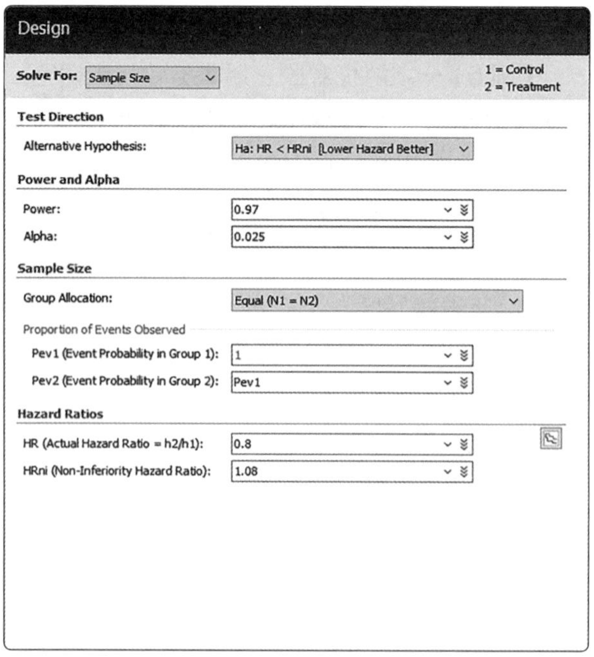

▲ 图 6-11 Cox 比例风险模型对两条生存曲线进行非劣效性检验的 Design 选项卡

⑥【Hazard Ratios】：【HR (Actual Hazard Ratio= h2/h1)】设为 0.8，【HRni (Non-Inferiority Hazard Ratio)】设为 1.08。

⑦ 单击【Calculate】按钮，得到主要结果（图 6-12）。在本研究中，每组事件数为 328 例，总事件数为 656 例。

五、等效性试验中的样本量估计

（一）两独立样本定量终点平均值差的等效性检验

等效性检验是指主要研究目的是显示试验药的疗效等效于对照药（安慰剂对照或阳性对照）的试验。记试验组的总体均值为 μ_T，对照组的总体均值为 μ_C，均值差为 $\delta = \mu_T - \mu_C$。在等效性检验中，试验药与对照药的差距在某一具有临床意义的范围内才被认为等效性成立，该范围的上下界被称为等效性界值 ε_L 与 ε_U。两独立样本定量终点平均值差的等效性检验的检验假设表示为：

$H_0 : \delta \leqslant \varepsilon_L$ 或 $\delta \geqslant \varepsilon_U$ 与 $H_1 : \varepsilon_L < \delta < \varepsilon_U$，$\varepsilon_L < 0$ 且 $\varepsilon_U > 0$。

此时，样本量估计的公式为：

$$n_1 = \kappa n_2, n_2 = \frac{\left(z_\alpha + z_{\beta/2}\right)^2 \sigma^2 \left(1 + 1/\kappa\right)}{\left(\delta - |\varepsilon|\right)^2} \quad （公式 6-19）$$

其中，k 为两组样本量之比。

PASS 软件中，两均值之差的等效性检验（equivalence tests for the difference between two means）可用于计算两均值之差的等效性检验的检验效能和样本量估计。

【例 7】一项随机、对照、单盲的等效性临床试验，研究在手臂淋巴水肿的乳腺癌的患者中，无手动引流的完整减充血疗法是否等效于包含手动引流的完整减充血疗法。设计参数为：组间分配比为 1 : 1，预估手臂淋巴水肿的体积减小百分比在两组间无差异，等效性界值为 -12% 与 12%，标准差为 25%，检验水准为双单侧 0.05，检验效能为 80%。问至少需要多少样本量，方可满足预设的设计参数？

PASS 计算步骤如下。

① 依次选择【Procedures】—【Equivalence】—【Means】—【Difference Between Two Means】，并打开 Design 选项卡，见图 6-13。

②【Solve For】：此处选择【Sample Size】。

③【Power and Alpha】：【Power】设为 0.8，

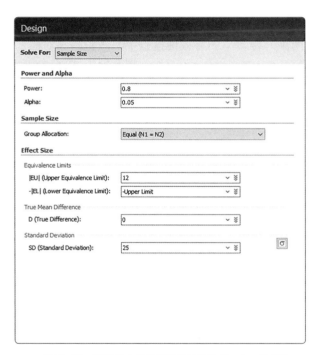

▲ 图 6-13 两均值之差的等效性检验的 Design 选项卡

Non-Inferiority Tests for Two Survival Curves Using Cox's Proportional Hazards Model

Numeric Results with Ha: HR < HRni

Power	Total Sample Size N	Control Sample Size N1	Trtmnt Sample Size N2	Prop'n Control N1/N P1	Hazard Ratio h2/h1 HR	Non Inf Hazard Ratio HRni	Control Prob Event Pev1	Trtmnt Prob Event Pev2	Control Events E1	Trtmnt Events E2	Alpha
0.9702	656	328	328	0.500	0.800	1.080	1.000	1.000	328.0	328.0	0.025

▲ 图 6-12 Cox 比例风险模型对两条生存曲线进行非劣效性检验的结果

【Alpha】设为 0.05。

④【Sample Size】：选择【Group Allocation】为【Equal (N1=N2)】。

⑤【Effect Size】：本例中，【|EU| (Upper Equivalence Limit)】设为 12，【-|EL| (Lower Equivalence Limit)】设为 -Upper Limit，【D (True Difference)】设为 0，【SD (Standard Deviation)】设为 25。

⑥ 单击【Calculate】按钮，得到主要结果（图 6-14）。在本研究中，所需的每组样本量为 76 例，总样本量为 152 例。

（二）两独立样本定性终点率差的等效性检验

在两独立样本率差的等效性检验中，记 π_1 和 π_2 分别为试验组和对照组的事件发生率。在两独立样本率的等效性检验中，试验药与对照药的差距在某一具有临床意义的范围内才被认为等效性成立，该范围的上下界被称为等效性界值 ε_L 与 ε_U。两独立样本定性终点率差的等效性检验的检验假设表示为：

$H_0: \pi_1-\pi_2 \leq \varepsilon_L$ 或 $\pi_1-\pi_2 \geq \varepsilon_U$ 与 $H_1: \varepsilon_L < \pi_1-\pi_2 < \varepsilon_U$，$\varepsilon_L < 0$ 且 $\varepsilon_U > 0$。

一般而言，$-\varepsilon_L = \varepsilon_U = |\varepsilon|$。此时，根据大样本近似理论，样本量估计的公式为：

$$n_1 = \kappa n_2, \ n_2 = \frac{(z_\alpha + z_\beta)^2}{(\pi_1 - \pi_2 - |\varepsilon|)^2}\left[\frac{\pi_1(1-\pi_1)}{\kappa} + \pi_2(1-\pi_2)\right]$$
（公式 6-20）

PASS 软件中，两比例之差的等效性检验（equivalence tests for the difference between two correlated proportions）可用于计算两独立样本定

性终点率差的检验效能和样本量估计。

【例 8】一项随机、双盲、阳性对照、三期等效性临床试验，研究在 HER2 阳性的乳腺癌患者中，生物类似药 CT-P6 是否等效于阳性对照药曲妥单抗。设计参数如下：组间分配比为 1:1，等效性界值上下界分别为 -15% 与 15%，试验组与对照组有效率均为 50%，检验水准为双单侧 0.025，检验效能为 80%。问至少需要多少样本量，方可满足预设的设计参数？

PASS 计算步骤如下。

① 依次选择【Procedures】—【Equivalence】—【Proportions】—【Difference Between Two Proportions】，并打开 Design 选项卡，见图 6-15。

②【Solve For】：此处选择【Sample Size】。

③【Power Calculation】：选择【Power Calculation Method】为【Normal Approximation】。

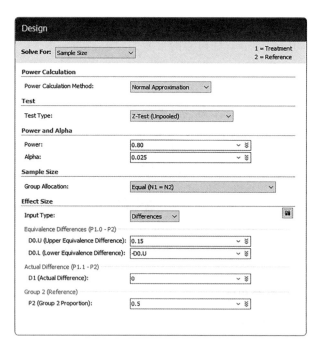

▲ 图 6-15 两比例之差的等效性检验的 Design 选项卡

Equivalence Tests for the Difference Between Two Means

Testing Equivalence of Two Means Using a Parallel-Group Design

Target Power	Actual Power	N1	N2	N	D	SD	Lower Equiv. Limit	Upper Equiv. Limit	Alpha
0.80	0.80663	76	76	152	0.0	25.0	-12.0	12.0	0.050

▲ 图 6-14 两均值之差的等效性检验的结果

④【Test】：选择【Test Type】为【Z-Test (Unpooled)】。

⑤【Power and Alpha】：【Power】设为0.80，【Alpha】设为0.025。

⑥【Sample Size】：选择【Group Allocation】为【Equal (N1=N2)】。

⑦【Effect Size】：本例中，选择【Input Type】为【Differences】，【D0.U (Upper Equivalence Difference)】设为0.15，【D0.L (Lower Equivalence Difference)】设为-D0.U，【D1 (Actual Difference)】设为0，【P2 (Group 2 Proportion)】设为0.5。

⑧ 单击【Calculate】按钮，得到主要结果（图6-16）。在本研究中，所需的每组样本量为234例，总样本量为468例。

（三）两独立样本生存终点的等效性检验

在两独立样本生存终点的等效性检验中，记λ_1和λ_2分别为试验组和对照组的事件风险率，$HR=\lambda_1/\lambda_2$为两组事件风险比。在两独立样本生存终点风险比的等效性检验中，试验药与对照药的差距在某一具有临床意义的范围内才被认为等效性成立，该范围的上下界被称为等效性界值HR_{EQL}与HR_{EQU}。两独立样本生存终点风险比的非劣效性检验的假设为：

$$H_0: HR \leqslant HR_{EQL} \text{ 或 } HR \geqslant HR_{EQU} \text{ 与 } H_1: HR_{EQL} < HR < HR_{EQU}$$

其中，$0 < HR_{EQL} < 1$ 且 $HR_{EQU} > 1$，一般而言，$-\log(HR_{EQL})=\log(HR_{EQU})=|\log(HR_{EQ})|$。将Cox比例风险模型的偏似然思想与Logrank检验统计量结合，可导出两组样本量相同，即$n_1=n_2=n$时，各组样本量为：

$$n = \frac{(z_\alpha + z_{\beta/2})^2}{\left(\log(HR) - |\log(HR_{EQ})|\right)^2 p_1 p_2 d} \quad （公式6-21）$$

其中，p_1与p_2分别为两组样本量占总样本量之比，d为两组合并的事件发生率。

PASS软件中，使用Cox比例风险模型对两条生存曲线进行等效性检验（equivalence tests for two survival curves using Cox's proportional hazards model），可用于计算此情景下的样本量。

六、样本量估计总结

本章中，我们提供了临床试验中最为常用的9种样本量估计的基本理论以及部分实例，旨在为临床研究中的样本量估计提供基本的参考。实际研究中，遇到的样本量估计情形可能会比本章涉及的更为复杂，如多终点、期中分析以及各种适应性设计的情形。对于一般的情形，样本量估计往往会有显式表达式；而当显式表达式难以获得时，统计学家往往会借助计算机模拟进行样本量估计。理论上，基于计算机模拟得到的样本量估计结果会随着模拟次数的增加趋近于精确值。

在进行样本量估计时，以下几点需格外注意。

• 在估计样本量之前，往往需要查阅大量的相关文献，并采用一定的手段进行数据汇总后（比如Meta分析），方可确定试验参数。

• 统计学上的样本量估计概念往往指达到目标检验效能所需的最小样本量，即样本量下界，凡是大于最小样本量均可被接受，但也并非越大越好。若样本量过大，则需考虑假设的参数是否符合临床实际。

Equivalence Tests for the Difference Between Two Proportions

Numeric Results for Equivalence Tests for the Difference Between Two Proportions
Test Statistic: Z-Test with Unpooled Variance
H0: P1 - P2 ≤ D0.L or P1 - P2 ≥ D0.U. H1: D0.L < P1 - P2 = D1 < D0.U.

Target Power	Actual Power*	N1	N2	N	Ref. P2	P1.0L	P1.0U	D0.L	D0.U	D1	Alpha
0.80	0.8012	234	234	468	0.500	0.350	0.650	-0.150	0.150	0.000	0.0250

▲ 图6-16 两比例之差的等效性检验的结果

• 估计样本量并非是一个单纯的统计学问题。在实际应用中，往往需要在统计学专家和临床专家共同确定样本量估计的参数和影响因素后，方可确定适合本研究的样本量。

（柏建岭　倪森淼）

参考文献

［1］　陈峰, 夏结来. 临床试验统计学 [M]. 北京 : 人民卫生出版社 ,2018.

［2］　陆守曾, 陈峰. 医学统计学 [M]. 3 版 . 北京 : 人民卫生出版社 ,2016.

［3］　李志辉, 刘日辉, 刘汉江 .PASS 检验功效和样本含量估计 [M]. 北京 : 电子工业出版社 ,2021.

［4］　CHOW S C, SHAO J, WANG H, et al. Sample size calculations in clinical research[M]. chapman and hall/CRC, 2017.

［5］　SIMON R. Optimal two-stage designs for phase II clinical trials[J]. Control Clin Trials, 1989, 10(1): 1-10.

［6］　ZHOU H, LEE J J, YUAN Y. BOP2: Bayesian optimal design for phase II clinical trials with simple and complex endpoints[J]. Stat Med, , 2017, 36(21): 3302-3314.

［7］　LAKATOS E. Sample sizes based on the log-rank statistic in complex clinical trials[J]. Biometrics, 1988, 44(1): 229-241.

一、肿瘤临床试验背景

抗肿瘤药是当前全球新药研发的热点之一，随着研发进展，肿瘤治疗手段不断增多，总体疗效逐渐提高。由于肿瘤的复杂性，不同机制、不同靶点的药物联合治疗仍然是提高疗效和克服耐药的重要手段。目前抗肿瘤联合治疗的药物开发十分活跃，甚至有从早期临床试验阶段即进入了两个或多个创新药／改良型新药联合治疗（包含化学药及生物制品，后简称"新药"），或多个新药与标准治疗（standard of care，SOC）的联合。

二、肿瘤临床试验数据的特点及数据管理工作的难点

相比一般非肿瘤试验，肿瘤临床试验治疗领域相关的特别关注点体现在数据管理工作中的每个角落，笔者抛砖引玉，也期待读者来信告知学习更多知识。

（一）因为方案不断调整的病例报告表设计思考

由于肿瘤早期阶段多为探索性质，特别会面临入排标准过于严苛，访视流程和检查项目需要边开展项目边调整等情况。故建议在一开始病例报告表（case report form，CRF）设计的时候考虑到后期大概率方案要更新调整，提前在CRF收集表单筛选期即收集受试者初始方案编号，这样的好处是后期方案更新时，再新增可添加的"重

新签署知情同意书"CRF表单，跟踪该受试者的后续的方案更新导致的流程对应的CRF和数据的变化，对方案违背核查设定方案版本切点。

另外，在入排标准页面不建议显示全部的入排标准的详细列表，而转为设计收集"不满足"入排标准的编号可添加行，好处是当入排标准有更新的时候，不影响该界面，不需要额外的CRF更新。

（二）相关的病例报告表格

肿瘤相关病史，首次确认日期，原发部位、病理分型、细胞分化分级、转移日期、复发日期、转移灶、TMN分期、肿瘤治疗（药物治疗、手术、放疗等）记录，特别注意除了要收集既往的肿瘤相关治疗和研究用药之后的新治疗的相关表格，还要收集试验过程中的肿瘤治疗。这点容易被忽视，因为被认为是方案严禁而不收集。CRF设计是一种艺术，也要考虑实际可能发生的方案违背，但是又不能完全穷举。

疗效评价相关表格，如实体瘤的RECIST标准中的影像学的靶病灶、非靶病灶、新病灶、总体疗效评价表格。提示：如果多个靶病灶融合，则A、B可以记录为（A+B融合后，0）或（0，A+B融合后），病灶分裂之后，则把分裂之后的最长径（淋巴结短径相加记录）在相关的备注中说明该病灶分裂的具体情况。另外靶病灶中可以特别设定"过小无法测量"的选项以区分与实测值为5mm的病灶。

由于生存期是迄今为止评价抗肿瘤药物最可

靠的临床试验终点，当研究能充分评价生存期时，它通常是首选终点。生存访视表格：清晰收集访视情况；生存或者死亡的结果；对于死亡日期难以收集的个例，鼓励研究中心多次随访沟通，尽可能收集准确的信息。

· 安全性表格剂量限值毒性（dose-limiting toxicity，DLT）。

· 不良事件表格中，对 AE 的分级肿瘤项目一般使用 CTCAE 的 1～5 级分类，对于研究用药的相关性和措施要特别关注除了研究药物是否也有伴随的化疗用药。如果有，也要设计对化疗药物的相关性和措施变量。

· 生活质量相关的量表，学习量表收集的逻辑和计算的公式。注意临床试验电子数据采集系统 / 数据管理系统（Electronic Data Capture System，EDC 系统）的局限性：有些数值可前置于 EDC 系统自动计算前提是基于全部数据均存在的情况计算的，如果不清楚这个局限性，可能会把空的数值被系统误认为是 0，计算出错误的结论，误导后期分析。遇到这种情况，一则设定只有全部非空才触发自动计算程序或者直接设定为后期分析而不放在 EDC 系统采集。

· 免疫性 iRECIST 标准中的额外要收集的"新病灶中靶病灶直径总和"等。

· 细胞治疗项目中特殊的单个核细胞采集、化疗清淋记录、细胞因子释放综合征评估和免疫效应细胞相关毒性综合征相关表格的设计。

· 中心影像：《抗肿瘤药临床试验影像评估程序标准技术指导原则》中建议，申办方自行评估是否在 EDC 系统中设置相应的影像学模块，笔者较为推荐 CRF 设计该表格，增加细节一致性核查，减少实际临床操作的出错率。

· 生物标志物的收集：尽管目前许多生物标志物已经作为临床观察肿瘤反应和进展的监测指标，比如 CA125 用于卵巢癌，PSA 用于前列腺癌的观察，血液和尿液中异常蛋白水平用于骨髓瘤缓解评价。但尚需要做进一步的研究证实现有测试方法的可靠性，并确定生物标志物改善是否能预测临床获益。因此，目前生物标志物不能单

独作为上市批准的依据，监管可以接受肿瘤标志物作为复合终点的一个指标。例如，在卵巢癌患者中，伴随 CA125 上升的某些特定临床事件（如体力状况明显下降或肠梗阻）可反映患者病情进展。此外，生物标志物还用于确定预后因素、患者选择，以及在试验设计中需要考虑的分层因素。所以，生物标志物的结果收集对肿瘤项目也非常关键。

以上均是笔者的建议，不强制要求每个肿瘤项目强制执行，每个项目的具体 CRF 设计需根据医学监察和统计分析中的具体要求而设定。

三、数据管理工作的难点

熟悉方案的同时对研究疾病的病因诊断治疗等各方面知识要学习累积，对指南中有关安全疗效的细节部分要特别关注。重点加强跟统计师的密切配合，厘清统计分析结果的数据来源，哪些变量可以后期衍生，哪些数据需要前端收集。在不额外增加研究中心录入人员和监察核查人员工作量原则下收集关键性数据，并尽量促进前端收集人员与后端数据处理人员对于数据采集、定义、内容理解一致性。

从操作层面，数据管理工作难点在于以下几个方面。

· 肿瘤试验 CRF 表单数量与数据种类多，各个表单间关联的逻辑核查复杂。

· 访视流程复杂：一般肿瘤试验包含治疗期随访、延长期随访、安全性随访、无进展生存随访、总生存随访等，设置控制 EDC 系统中各种访视出现的逻辑核查程序。

· 肿瘤试验数据量大，尤其是不良事件、严重不良事件、合并用药一般多于非肿瘤试验，数据清理工作量大。

· 方案偏离多，一致性核查数据量大。

· 分阶段锁库：满足滚动递交或阶段递交需求。如先获取主要指标锁库，再继续采集生存状况，数据库再锁定等；对于无缝设计，如 I / II 期无缝，分期锁库。

• 外部数据种类多：PK、ADA、生物标志物、独立影像评估等。

• 方案修改带来的 CRF 变更，需兼容老版本方案内容。不同版本间数据迁移与迁移验证。

四、肿瘤临床试验执行阶段的数据清理和数据质量控制

（一）数据清理

除了常规项目的表格核查及逻辑性核查之外，还需要进行安全性相关的密切核查。

• 不良事件分级与常见不良事件评价标准（common terminology criteria for adverse event，CTCAE）指南的核查。

• 不良事件表格中实验室检查相关的事件与实验室结果做正反逻辑性核查。

• 不良事件与严重不良事件的安全性数据库之前的一致性核查。

• 不良事件与药物调整标准列表做正反逻辑性核查。

• 特殊不良事件如细胞因子释放综合征、免疫效应细胞相关毒性综合征或剂量限值毒性表格与不良事件做一致性核查。

• 疗效关键性数据。

• RECIST、iRECIST 标准下的各个靶病灶等自变量表格做正反逻辑性核查。

• 血液病等罕见病有特殊指南、参考各自指南中的疗效相关做总疗效与各个自变量表格做正反逻辑性核查。

• Ⅲ 期验证性临床研究会引入中心影像判读，需要做外部数据的一致性核查。

（二）数据质量控制

1. 按照《临床试验数据管理工作技术指南》
临床试验中所收集的数据的错误必须尽可能少，使其能支持该临床试验得出的发现或结论。通过发现临床试验数据在转录、转移和处理中的错误，对数据质量进行定量，并评估其对临床试验结果正确性的影响是必要的。发现错误的主要

方法有源数据核查确认、逻辑检验、数据核实、汇总统计、CRF 与数据库核对等。评估数据质量最常用的方法是计算错误数据的发生率，即错误率。错误率＝发现的错误数／所检查的数据项总和。

对于 CRF 中关键指标核查，将对数据库进行 100% 的复查，与 CRF 及疑问表进行核对，发现的所有错误将被更正。对于非关键指标的核查，如果总病 > 100 例，将随机抽取 10% 的病例进行复查；如果 < 100 例，则抽取例数为总病例数的平方根进行复查。将数据库与 CRF 及疑问表进行核对，可接受的错误率为：数值变量不超过 0.2%；文本变量不超过 0.5%。如错误率超过此标准，将进行 100% 核对。

关键指标、非关键指标的界定，由研究者、申办者以及统计人员共同讨论决定。

2. 按照《用于产生真实世界证据的真实世界数据指导原则（试行）》

制订系统质控和人工质控计划，确保数据的准确性和完整性。对于关键变量，应进行全面的核查和源文件调阅；其他变量可根据实际情况抽样核查，如对于人口学信息、数值型变量阈值、编码映射关系等，可按一定比例抽样，核查其准确性与合理性。

五、肿瘤临床试验数据管理的注意事项

熟悉各个适应证的指南，前端临床的各种化验结果可能性，疗效判断，第三方肿瘤评估的裁定。

适应性设计、无缝设计、平台设计等复杂设计在抗肿瘤药物临床试验中使用越来越多，CRF 设计应仔细考虑周全，包含试验的多个研究阶段、多个研究队列和多个试验分期，且后续研究阶段可能存在转组、交叉或盲法的改变。

期中分析决策与样本量再估计对临床试验数据管理的效率与清洁度提出了很高要求，不满足时效的数据录入与数据清洗，导致期中分析条件达到后无法按时召开，或者数据未及时达到符合要求的质量，导致错误的研究决策或样本

量再估计。

（刘　莉　柏建岭）

参考文献

［1］　夏结来,黄钦.临床试验统计学[M].北京:人民卫生出版社,2020.

［2］　国家药品监督管理局药品审评中心.药物临床试验数据管理与统计分析计划指导原则[EB/OL].https://www.cde.org.cn/zdyz/domesticinfopage?zdyzIdCODE=-5f10af0fd360978d86b22519666e9183[2022-01-04].

［3］　国家药品监督管理局药品审评中心.用于产生真实世界证据的真实世界数据指导原则（试行）[EB/OL].https://www.cde.org.cn/zdyz/domesticinfopage?zdyzIdCODE=7d2e46cea0e459358257760383526e9d[2021-04-15].

［4］　国家药品监督管理局药品审评中心.药物临床试验数据管理工作技术指南[EB/OL].https://www.cde.org.cn/zdyz/domesticinfopage?zdyzIdCODE=a951e7776d-00d01a61180cacfe7cf01b[2016-07-27].

［5］　国家药品监督管理局药品审评中心.药物临床试验数据管理与统计分析的计划和报告指导原则[EB/OL].https://www.cde.org.cn/zdyz/domesticinfopage?zdyzIdCODE=09b574f3bc1fdcaaf1b75fd-699cbf864[2016-07-27].

第8章
肿瘤临床试验中的统计学方法

肿瘤临床试验是国内外临床试验中最为热门的一个治疗领域。由于肿瘤药物研发的特殊性和急迫性，与其他治疗领域药物的研发相比，肿瘤药物的临床研究除了遵循一般统计学设计的基本原则和方法外，可以采用更为灵活的统计学设计方法。因此，本章将在介绍临床试验常见的统计学比较类型外，对用于早期肿瘤临床研究设计的传统 3+3 设计、mTPI 设计、BOIN 设计，用于确证性临床研究阶段的成组序贯设计、适应性设计，以及篮式设计、伞式设计等做一介绍。

一、统计学比较的类型

临床试验中常见的统计学比较方法包括优效性试验、非劣效性试验和等效性试验。本节将主要介绍这 3 种试验方法的假设检验和统计学基本概念等。

（一）优效性试验

优效性试验（superiority trial）主要目的为显示试验药物的疗效优于对照药物的临床试验。例如，PD-1 联合白蛋白紫杉醇对比 PD-1 单药治疗三阴性乳腺癌的临床研究中可采用优效性设计，目的在于证明 PD-1 联合白蛋白紫杉醇治疗三阴性乳腺癌优于 PD-1 单药治疗。从科学性的角度上来讲，优效性试验是提供试验药物有效性的最强证据。然而，从药物临床评价的角度上来讲，优效性试验的推断过程则是通过两步完成的。假定 T 和 C 分别代表试验组和对照组的治疗效果，

且该试验的主要指标为高优指标。那么，优效性检验的第一步是在双侧 $\alpha=0.05$ 的检验水准下建立假设检验（公式 8-1），并进行统计学检验。

$$H_0: T = C$$
$$H_1: T \neq C \qquad \text{（公式 8-1）}$$

当在双侧 $\alpha=0.05$ 水准下拒绝零假设后，则进行优效性检验的第二步，当（$T-C$）的估计值＞0 时，则可认为试验组优效于对照组。ICH E9 同时说明，两步法优效性检验与计算（$T-C$）的 95%CI 进行统计推断的结果是一致的。CI 的方法可以准确地估计试验组与对照组之间治疗效果的差异，当（$T-C$）的 95%CI 下限＞0 时，也可作优效性结论。

同样，两步法优效性检验也等价于在单侧 $\alpha=0.025$ 的水准下进行假设检验（公式 8-2）。

$$H_0: T \leqslant C$$
$$H_1: T > C \qquad \text{（公式 8-2）}$$

也就是说，两步法优效性检验在单侧 $\alpha=0.025$ 的水准下证明了试验药物的优效性，而不是在一般的双侧 $\alpha=0.05$ 的水准下。

最后需要说明的是，优效性试验用于在统计学上验证试验组优效于对照组，统计学上试验组优效于对照组并不说明一定具有临床意义。如果想要验证试验组临床上优效于对照组，则需要进一步结合临床相关知识结合（$T-C$）的 95%CI 进行判定。某些情况下，如果方案中给定了临床优效界值时，若（$T-C$）的 95%CI 大于此优效性界值，

则可以认为试验组在临床上优效于对照组。

（二）非劣效性试验

非劣效性试验（non-inferiority trial）是在以公认有效的药物作为阳性对照的临床试验中，试验药物与阳性对照药物相比，其有效性即使劣于阳性对照药物，但它与阳性对照药物间治疗效果的差值仍在可接受的范围内，间接推定试验药物的有效性。非劣效的结论有两层含义：试验药物的治疗效果优于安慰剂（间接推论试验药物的有效性）；试验药物的治疗效果若是比阳性对照药物差，其差值也是在临床可接受的范围内。由于非劣效性试验采用阳性对照，更加符合伦理学的要求，但它在设计中也同样存在一定的限制。

非劣效性试验设计要求阳性对照药物应具有较稳定的有效性，否则不能采用非劣效设计。非劣效性试验一般用于有客观疗效指标的临床试验中，如无进展生存期、客观缓解率等。在下列条件下，不应采用非劣效性试验设计：①因药物的治疗效果较低等原因导致非劣效性试验设计样本量超出可行范围。②药物治疗效果在不同试验间的差异过大，以致阳性对照药物不具备稳定的有效性。③没有历史数据支持非劣效界值的确定。④医疗实践的变化使得历史研究中观测到的阳性对照药物疗效不再适用。

非劣效性检验的检验水准一般取单侧 $\alpha=0.025$，采用差值、比值进行非劣效性试验的检验假设见表 8-1，其中，Δ 为非劣效界值大小。肿瘤临床试验中，以中位生存期或总生存期为主要终点时，通常使用风险比（hazard ratio，HR）作为衡量指标；当采用客观缓解率作为主要终点时，可使用率差作为衡量指标。

表 8-1　非劣效性试验的检验假设

指标类型	差值（率差、均数差）	比值（RR、HR、OR）
高优指标	$H_0: C-T \geqslant \Delta, \Delta > 0$ $H_1: C-T < \Delta$	$H_0: \ln(C/T) \geqslant \Delta, \Delta > 0$ $H_1: \ln(C/T) < \Delta$
低优指标	$H_0: T-C \geqslant \Delta, \Delta > 0$ $H_1: T-C < \Delta$	$H_0: \ln(T/C) \geqslant \Delta, \Delta > 0$ $H_1: \ln(T/C) < \Delta$

非劣效界值的确定是非劣效性试验设计的关键，应根据对照药物的既往循证医学证据由申办方、主要研究者和统计师共同商定，确定的界值应不超过临床上能接受的最大差别范围且相对保守。非劣效界值的确定可采用两步法确定，即首先构建阳性对照药物与安慰剂间差值的 95%CI，取其下限作为阳性对照药物效果的估计值；然后结合临床具体情况，在考虑保留阳性对照药物效果的适当比例 f 后确定，即取非劣效界值为 $f(C-P)$，其中 P 代表安慰剂效果的估计值，临床试验中一般取 $0.5 \leqslant f \leqslant 0.8$。阳性对照药物与安慰剂间的治疗效果既往证据可采用 Meta 分析给出其可信区间估计。

由于非劣效性检验是单侧检验，统计推断一般采用可信区间法，高优指标根据（$C-T$）［低优指标根据（$T-C$）］的双侧 95%CI 上限（或单侧 97.5% 上限）是否大于非劣效性检验界限进行统计推断。临床试验方案中，应详细描述构建双侧 95%CI 的统计学方法。

采用阳性对照的非劣效性试验要保证试验的鉴定灵敏度，保证非劣效结论成立时试验药物的有效性，因此，非劣效性试验设计必须注意以下问题。

1. 阳性对照有效性的既有证据

阳性对照效应来源于文献报道的有良好临床试验设计的试验结果，这些历史试验已明确显示本次非劣效性试验中采用的阳性对照或与其类似的药物优于安慰剂，且随时间迁移基本维持稳定；根据这些试验结果可以估计出阳性对照的效应大小。阳性对照的效应大小是非劣效性试验的关键设计参数（确定非劣效界值），既不能用历史研究中最好的疗效作为其效应大小的估计，也不能仅用 Meta 分析的点估计作为效应大小的估计，效应大小估计时要充分考虑历史研究间的变异。

2. 阳性对照药物效应的稳定性

阳性对照效应的估计来源于历史研究，虽然考虑了历史研究间的变异，但仍有历史局限性，受到很多因素诸如当时的受试人群、主要指标的定义与判定、阳性对照的剂量以及统计分析方法等的影响。因此，采用非劣效设计时要尽可能地确保本次临床试验在以上提及的诸多因素方面与历史研究一致。

然而，与历史研究的可比性只有等到试验结束后才能得到充分评价，如果证实了本次临床试验与历史试验间存有明显异质性，则应在揭盲前对阳性对照效应的估计值进行适当、保守的调整。如果随着年代的迁移，疾病的疗效、标准治疗方法等已经发生了变化，则不能采用非劣效性试验设计。

3. 良好的试验质量

试验质量是非劣效性试验具有鉴定灵敏度的基础。各种临床试验质量上的缺陷，包括违背方案入组、依从性差、合并影响疗效评价的药物、测量偏差、分组错误、受试者脱落率高等，都有可能导致试验组与对照组效应差异的减小。在优效性试验中，这些试验质量上的缺陷不利于优效性结论的成立，但在非劣效性试验中却有利于非劣效结论的成立，并且试验质量越差，有可能越易于得出错误的非劣效结论。当然，这种质量低劣的试验是不具有鉴定灵敏度的。同样，在优效性试验中被公认为保守的意向性治疗分析（intention-to-treat analysis，ITT）原则在非劣效性试验中则不一定仍是保守的，尤其是当脱落率较高且采用的疗效填补方法不当时。因此，在试验设计和实施阶段都应该提高试验质量要求，只有高质量的临床试验才能保证非劣效性试验的鉴定灵敏度，否则可能陷入证明谎言是真理的陷阱。

（三）等效性试验

以上两种统计学比较方法中，优效性试验主要用来验证试验组是否优效于对照组，即使优效性检验未成立，也不可推论至试验组与对照组相当；而非劣效性试验则是要证明试验组至少不劣效于对照组，它本身包含了试验组可能优效于对照组的可能性，因而也不能用来完全证明试验组与对照组相当。如果想要证明试验组与对照组两者效果相当，则需要采用等效性检验（equivalence test）假设。

$$H_{01} : T - C \leq L \quad \text{vs.} \quad H_{a1} : T - C > L \quad \text{（公式 8-3）}$$

且

$$H_{02} : T - C \geq U \quad \text{vs.} \quad H_{a2} : T - C < U \quad \text{（公式 8-4）}$$

公式 8-3 和公式 8-4 中，L 和 U 分别是等效性检验的下限和上限界值。由此可见，等效性检验由针对上限界值 U 的单侧检验和下限界值 L 的单侧检验构成，因此，它也被称为双单侧检验（two one-sided test，TOST）。

与非劣效性试验相同，等效性试验通常也采用可信区间法来判定等效性结论是否成立。等效性设计通常可见于生物类似药的临床研究中，常以客观缓解率作为主要终点评价。

二、肿瘤临床试验中的统计学设计

除临床试验中常见的平行对照设计外，肿瘤临床试验在早期剂量探索阶段、后期确证性临床试验阶段均会采用一些更为灵活的统计学设计方法，本节即将对早期剂量探索阶段的 3+3 设计、CRM 设计，以及适应性设计方法等进行介绍。

（一）早期探索性研究设计方法

在肿瘤临床研发中，首次应用于人的早期临床试验的主要目的探索药物的剂量毒性关系，寻找药物的最大毒性剂量（maximum toxicity dose，MTD），为后续临床试验给出推荐剂量。早期临床试验通常采用剂量爬坡方法（dose escalation method），它主要包括两大类：基于规则的设计（rule-based design）和基于模型的设计（model-based design）。

基于规则的设计方法是根据从临床数据中观察到的目标事件数量（如 DLT），按照既定的规则将受试者分配至一定的剂量水平。传统的 3+3 设计方法就是基于规则设计方法中的典型代表。该设计从试验预设的最低剂量开始，以每 3 例受试者为单位进入试验观察毒性结果，再决定下一步试验。具体的试验步骤见图 8-1。

第一步：假定在剂量 j 下入组 3 例受试者进

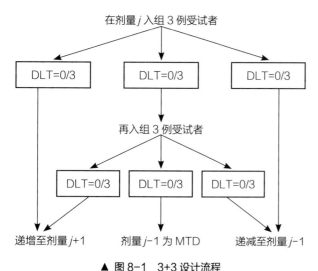

在剂量 j 入组 3 例受试者

DLT=0/3　　DLT=0/3　　DLT=0/3

再入组 3 例受试者

DLT=0/3　　DLT=0/3　　DLT=0/3

递增至剂量 j+1　　剂量 j-1 为 MTD　　递减至剂量 j-1

▲ 图 8-1　3+3 设计流程
MTD. 最大毒性剂量；DLT. 剂量限值毒性

行处理，评价药物的毒性。

第二步：若 3 例受试者均未观察到 DLT 事件，则试验递增至 j+1 剂量，再从步骤（1）开始重复试验。

第三步：若 3 例受试者中有 1 例被观察到 DLT 事件，则在同样剂量 j 下再入组 3 例受试者。①若 6 例受试者中有 1 例被观察到 DLT 事件，则试验递增至 j+1 剂量，再从第一步开始重复试验。②若 6 例受试者中有 2 例被观察到 DLT 事件，则试验结束，以 j-1 剂量作为药物的最大毒性剂量。③若 6 例受试者中超过 2 例被观察到 DLT 事件，则说明当前剂量 j 超过了最大毒性剂量，试验递减至 j-1 剂量进一步入组 3 例受试者，观察药物的毒性。

第四步：若 3 例受试者中 2 例或 3 例观察到 DLT 事件，则说明当前剂量 j 超过了最大毒性剂量，试验递减至 j-1 剂量进一步入组 3 例受试者，观察药物的毒性。

若试验在初始剂量的 3 例受试者中超过 2 例观察到 DLT 事件，则试验寻找最大毒性剂量失败。若试验中计划考察 J 个剂量组时，3+3 设计最多需要 J×6 个样本量。3+3 设计的优点在于简单易行，因而在 I 期临床研究中被广泛应用，但 3+3 设计也有自身的缺陷。如它在决定递增或递减剂量时仅依据当前剂量的毒性结果，而不能

综合考虑其他剂量的毒性数据；且 3+3 设计相对较为保守，它只能发现毒性概率低于 33% 的剂量作为最大毒性剂量。

加速滴定设计（accelerated titration design）同样按照一定的规则来分配受试者至剂量组，也属于基于规则的设计方法之一，但是它可以综合基于规则设计方法和基于模型设计方法的特点。Simon 于 1997 年提出了包含 4 种设计的一系列试验：设计 1 是标准的每组 3～6 人队列，每次以 40% 的剂量阶梯 / 步长进行递增（dose-step increments），不存在单个受试者内部的剂量递增。设计 2、3、4 为加速滴定，每个剂量水平仅包含 1 人，分别以 40%、100%、100% 的剂量梯度在单个受试者内部递增，直至 1 人出现 DLT 或 2 人出现 2 级毒性效应。但设计 2、3 只在加速阶段按该标准停止这个阶段的试验，而设计 4 在整个试验过程均采用该标准终止试验。在停止加速阶段后，采用传统 3+3 设计进行递增。试验结束后，所有的数据被纳入统计模型估算药物的最大毒性剂量。加速滴定设计的优点在于减少接受无效剂量的受试者数目，加快剂量递增过程，节约研发周期和成本；但如果试验中获取的受试者信息、蓄积毒性及受试者间的个体差异并不能很好地与建立的模型拟合，那么试验过程中的蓄积毒性可能被掩盖，从而导致无法准确地估测最大毒性剂量。在实际应用中，研究者通常在试验的最后阶段用传统 3+3 设计规律代替模型参数来确定最大毒性剂量。

除了上述两种基于规则的设计方法外，保序回归模型（isotonic regression model）、偏币设计（biased coin design）等，特别是 Ji 等提出的毒性概率区间（toxicity probability interval，TPI）设计方法近年来应用于肿瘤临床试验中。它是在 β-二项分布模型下，根据通过计算毒性概率区间得到的在当前剂量水平下的毒性结局来决定下一例受试者被分配的剂量组。Ji 等通过模拟研究显示 TPI 设计方法进行剂量探索的效率要优于传统的 3+3 设计，与一些基于模型的设计方法相当。

CRM（continual reassessment method）是第一

个在 I 期试验设计中采用的基于 Bayes 模型的设计方法。它是一种基于曲线的试验设计方法，首先需选择剂量—毒性曲线模型，常用的模型如下。

双曲正切模型：

$$p_d = [(\tanh(d)+1)/2]^a = [\frac{\exp(d)}{\exp(d)+\exp(-d)}]^a$$

逻辑模型：$p_d = \dfrac{\exp(3+ad)}{1+\exp(3+ad)}$

指数模型：$p_d = d^{\exp(a)}$

然后对模型中参数 a 设定先验密度，在试验过程中，利用每次观察到的受试对象的毒性反应信息，借助贝叶斯理论方法逐步更新参数 a 来估计剂量 - 毒性曲线，并根据相应准则确定下一组受试对象应分配到哪个剂量水平下进行试验。CRM 方法涉及较复杂的计算。设 $(d_1,...,d_J)$ 为 J 个待研究的剂量水平，试验开始前需对 J 个剂量水平的毒性率进行预估计，记为 $(p_1,...,p_J)$，这些概率在文献中也称作骨架概率，其中 $p_1 < ... < p_J$，最大毒性剂量靶水平为 p_T。以指数模型为例，CRM 算法如下。

第一步：给参数 a 选择先验分布 $f(\alpha)$，通常为正态分布 $N(0, \sigma^2)$，即：

$$f(\alpha) = \frac{1}{\sqrt{2\pi}\sigma}\exp(-\frac{\alpha^2}{2\sigma^2})$$

第二步：第一组 n_1 位受试对象分配在最低剂量水平 d_1 下进行试验；设在第 j 剂量水平下分配 n_j 位受试对象试验，其中有 y_j 个受试对象出现 DLT 事件，记 D 为观测到的数据，即 $D = \{(n_j, y_j), j=1,...,J\}$，则相应的似然函数为

$$L(D \mid \alpha) = \prod_{j=1}^{J} \{p_j^{\exp(\alpha)}\}^{y_j} \{1-p_j^{\exp(\alpha)}\}^{n_j-y_j}。$$

第三步：利用第二步的信息，应用贝叶斯公式，可求得更新后的各个剂量下的毒性率 p_j 的估计值为 $\hat{\pi}_j = \int p_j^{\exp(\alpha)} \dfrac{L(D \mid \alpha)f(\alpha)}{L(D \mid \alpha)f(\alpha)d\alpha} d\alpha, j=1,...,J$。

第四步：分配下一组受试对象于剂量 j^* 下进

行试验，其中 $j^* = \underset{j\in(1,...,J)}{\arg\min} |\hat{\pi}_j - p_T|$。

第五步：重复前面步骤直至到达所规定的最大样本量，使 $\underset{j\in(1,...,J)}{\arg\min} |\hat{\pi}_j - p_T|$ 达到最小的 $\hat{\pi}_j$ 为所估计的最大毒性剂量。

CRM 的估计精度和效果均高于传统的 3+3 设计，也已证明 CRM 在大样本下可收敛于毒性反应率靶水平 p_T。但 CRM 存在一个难以解决的问题是在试验开始前如何预估计骨架概率。如果估计不正确，则会导致最终结果不可靠。一些学者提出了采用贝叶斯模型平均对此改进的方法，但仍存在如何选择出一组真正异质的骨架概率；其次，对于实际临床试验者，CRM 牵涉较复杂的数学计算和类似黑箱的统计分析过程。目前已编制的基于 CRM 方法软件，如 R 软件的 dfcrm 包等。

（二）成组序贯设计与适应性设计

20 世纪 70 年代，临床试验研究者开始从伦理学的角度质疑，在以死亡或其他严重的不可逆转的发病作为主要终点的临床试验中，当期中分析已累积数据能够说明治疗组的有效性，试验是否应当继续进行到既定的时间点。当时，研究者定期进行期中分析（interim analysis），并且并未考虑到多重检验及其所造成的 I 类错误膨胀问题。在这些试验中，试验的决策规则在整个试验过程的不同时间点被多次重复检验，决策规则一般采用一个主要疗效指标来进行定义。当时的主要问题在于没有合适的用于决策过程的统计学支持架构。因此，能够因有效而提前结束试验的渴望成了接下来几十年成组序贯设计（group sequential design）得以发展的动力。

确证性试验的主要要素包括目标受试者人群、研究设计以及涵盖关键临床终点，具备有效性评价统计学支持的临床决策规则，可能的期中分析方案等一系列决策架构。从试验申办方的利益角度来讲，他们一直希望在试验既定的结束时间点之前，能够根据已累积数据期中分析的结果

对试验进行调整。这些调整包括受试者人群的改变和临床决策规则、检验统计量、期中分析方案、样本量等决策架构的改变。例如，在期中分析后，我们可能希望去除一个或多个处理组、改变／去掉一个或多个疗效重点，或者在成组序贯试验中，更改期中分析方案、修改期中分析的中止界值和 α 消耗函数、增加试验样本量。由于这些调整都是基于期中分析的结果，所以它们可能会带来严重的偏倚和 I 类错误膨胀。这些正是适应性设计（adaptive design）所需要探讨的内容。

成组序贯设计是一个根据累积数据给出一系列检验统计量的统计学过程，通过这些统计量对零假设进行检验。利用期中分析终止试验的统计量界值或每次检验的名义检验水准来建立早期结束试验规则。期中分析界值的设定应当保证的试验的总 I 类错误保持在预定的双侧 α 水平上。

序贯临床决策规则是指可在不同的信息点（例如，样本例数或发生事件数）或信息时间点（期中分析时所累积的信息占试验最大信息量的比例）进行多次应用的临床决策规则。序贯决策架构是具有合适的统计学结构支持的序贯临床决策规则。具有正式期中分析的成组序贯设计是序贯临床决策规则的一个特例。上述的允许期中分析和提前结束试验的成组序贯设计属于简单的序贯决策架构。之所以说它简单，是因为这些在每一个时间点的临床决策规则只涉及一个且同一个主要疗效指标（如死亡）或一个包含多个类型事件终点的复合指标。

在成组序贯试验中，由于需要在期中分析时进行多次检验，K 阶段的成组序贯试验的总 I 类错误（overall type I error rate）为在 K 次统计分析中所可能犯的总假阳性错误：

$$总 II 类错误 = 1 - P_0(\cap_{k=1}^{K} \{Z_k < c_k\}) \quad （公式 8-5）$$

因此，Armitage 等指出如果在成组序贯试验中不对期中分析的名义检验水准进行有效的校正，整个试验所犯假阳性错误的可能性将会大大地增加，即 α 膨胀问题。如何解决成组序贯设计中的 α 膨胀问题，即在期中分析时选择合理

的名义检验水准或界值以有效地控制试验的总 I 类错误大小，成为它在实际临床试验中得以应用的关键问题。自 20 世纪 70 年代末以来，许多统计学家也围绕着这一问题提出了多种成组序贯设计方法，如 α 消耗函数方法（ α spending function approach）、条件检验效能（conditional power）、随机缩减方法（stochastic curtailment）、预测区间（predicted interval）方法、贝叶斯方法（Bayesian approach）、重复可信区间（repeated confidence interval）方法等。其中，以 α 消耗函数类方法在目前临床试验中最为常用，包括 Pocock 设计、O'Brien-Fleming 设计等常见成组序贯设计方法均属于此类。本节主要对最为常用的 α 消耗函数方法进行介绍。

Armitage 等在 1969 年提出当给定期中分析的界值 $c_1, c_2, ..., c_k$，且假定期中分析统计量 $Z_1, Z_2, ..., Z_k$ 近似服从正态分布的条件下，采用迭代数值积分的方法计算成组序贯试验的总 I 类错误大小。这一方法成了 α 消耗函数类方法计算期中分析界值和名义检验水准的理论基础。

Pocock 于 1977 年提出在不同的期中分析时间点采用相等的界值 $c_k = u^{(P)}$，O'Brien 和 Fleming 则于 1979 年建议采用 $c_k = u^{(OF)}/\sqrt{k}$，其中，两种方法 u 值的大小均是在保证试验的总 I 类错误控制在一定水平下由公式 8-5 计算而来。Pocock 设计由于在期中分析时间时采用相同的界值和检验水准，因此，相对较为容易在前期期中分析时拒绝 H_0 而提前结束试验；而 O'Brien-Fleming 设计相比则显得较为保守，由于其界值随着受试者信息的增加成比例的减小，在试验前期期中分析中所设定的名义检验水准较为严格。因此，在 O'Brien-Fleming 设计的成组序贯试验中，只有当试验组疗效非常明显的优于对照组时，试验才有可能在前期的期中分析中拒绝零假设而提前结束试验。然而，虽然 Pocock 设计与 O'Brien-Fleming 设计相比，在前期期中分析中更容易得到阳性结论而提前结束试验，但是若它未能在期中分析提前结束试验时，所需要的最大样本量大小往往要大于 O'Brien-Fleming 设计。Pocock 设计和

O'Brien-Fleming 设计均假定期中分析在等时间间隔的时刻进行。

为了克服 Pocock 设计和 O'Brien-Fleming 设计方法中必须事先确定成组序贯试验期中分析次数的问题，Lan 和 DeMets 于 1983 年提出了一种更为灵活的成组序贯设计方法——α 消耗函数方法。它通过建立一个连续的函数形式，即 α 消耗函数 $\alpha(t)$，来计算离散的期中分析时间点的界值和名义检验水准。α 消耗函数方法将整个成组序贯试验看作试验的总 I 类错误不断被消耗的过程，并以一定的函数形式 $\alpha(t)$ 来描述。其中，t 一般采用成组序贯试验的信息时间；当采用日历时间时，t 为在期中分析时所消耗的时间占试验总预计完成时间的比例。在成组序贯试验中，试验的总 I 类错误消耗形式，即 $\alpha(t)$，必须在试验前事先确定，且 $\alpha(t)$ 为一个单调递增函数，需满足条件：

$$\begin{cases} \alpha(0) = 0 \\ \alpha(1) = \alpha \end{cases} \qquad （公式 8-6）$$

其中，α 为试验的总检验水准。在给定 α 消耗函数后，不同期中分析时间点的界值 c_k 可通过满足：

$$P(Z_1 \leq c_1, Z_2 \leq c_2, ..., Z_{k-1} < c_{k-1}, Z_k > c_k) = \alpha(t_k) - \alpha(t_{k-1})$$
$$（公式 8-7）$$

进行估计，而当 $k=1$ 时，其界值为：

$$c_1 = \Phi^{-1}[1 - \alpha(t_1)] \qquad （公式 8-8）$$

利用公式 8-7，当 $k \geq 2$ 时，期中分析时间点的界值 c_k 同样也可采用 Armitage 等提出的数值积分的方法进行估计，其相应时间点的名义检验水准也通过 $\alpha_k = 1 - \Phi(c_k)$ 计算而来。

Lan 和 DeMets 在提出 α 消耗函数方法的同时，给出了 3 个 α 消耗函数形式。

(1) $\alpha(t) = \alpha[\log(1 + (e-1)t)]$ （公式 8-9）

(2) $\alpha(t) = 2 - 2\Phi(\dfrac{Z_{\alpha/2}}{\sqrt{t}})$ （公式 8-10）

(3) $\alpha(t) = \alpha t$ （公式 8-11）

其中，公式 8-9 所计算的期中分析界值和名义检验水准近似于 Pocock 设计，公式 8-10 则近似于 O'Brien-Fleming 设计，因此，它们也被称为 Pocock 消耗函数和 O'Brien-Fleming 消耗函数，并在实际临床试验应用和统计软件中替代 Pocock 设计和 O'Brien-Fleming 设计使用。而线性消耗函数，即公式 8-11 的期中分析界值和名义检验水准则间于 Pocock 消耗函数和 O'Brien-Fleming 消耗函数之间，相对于 Pocock 消耗函数较为保守，但在前期期中分析中比 O'Brien-Fleming 消耗函数更易拒绝零假设。Kim 和 DeMets 在 Lan 和 DeMets 的基础上给出了更为灵活的 α 消耗函数形式，并对不同的 α 消耗函数形式进行了探讨。除以上 3 种 α 消耗函数形式外，他们还给出了其指数族 α 消耗函数。

(4) $\alpha(t) = \alpha t^{(3/2)}$ （公式 8-12）

(5) $\alpha(t) = \alpha t^2$ （公式 8-13）

Hwang、Shih 和 Decani 则建议了 Gamma 族 α 消耗函数。

(6) $\alpha(t) = \dfrac{\alpha(1 - e^{\gamma t})}{1 - e^{-\gamma}} (\gamma \neq 0)$ （公式 8-14）

α 消耗函数方法的提出可以说是成组序贯设计方法发展历史中的里程碑，它不仅使成组序贯设计方法更加灵活，不受期中分析次数和时间点的限制，而且将经典的 Pocock 设计和 O'Brien-Fleming 设计融入其中，目前仍大量应用于成组序贯试验之中。特别是 O'Brien-Fleming 消耗函数的设计方法，已经成为成组序贯试验中最常用的试验设计方法之一，并受到美国 FDA 等部门的青睐。Selwyn 和 Fish 对 α 消耗函数中的 Pocock 消耗函数、O'Brien-Fleming 消耗函数、指数族 α 消耗函数中的线性消耗函数、二次方消耗函数和三次方消耗函数 $\alpha(t) = \alpha t^3$，在两阶段和三阶段成组序贯试验的不同期中分析时间点（1）$t = 1/2$；（2）$t = 3/4$；（3）$t = (1/3, 2/3)$；（4）$t = (1/2, 3/4)$ 四种情况下的检验效能情况进行了比较，发现无论在两阶段和三阶段设计的何种期中分析时间点下，O'Brien-Fleming 设计虽然最为保守，但是在相同样本量下较传统平行组设计方法损失最少的检验效能，Pocock 设计和线性消耗函数虽然在试验的前期期中分析中有较大的可能性拒绝零假设而提前结束试验，但却也损失了较大的检验效能，而二次方消耗函数的方法一方面不及 O'Brien-Fleming 消耗函数方法保守，而且与其相比，损失的检验效能也较少，因此，二次方消耗函数被推荐也可在成组序贯试验中广泛使用。

上述的 Pocock 设计、O'Brien-Fleming 设计和 α 消耗函数方法均是在假定期中分析时仅考虑试验因拒绝 H_0 提前结束试验的可能性，而未考虑接受零假设的情况。Gould、DeMets 等学者首先对在期中分析时考虑因接受零假设而提前结束试验的情况进行了探讨。DeMets 等提出在第 k 次期中分析时设定不对称的界值 u_k 和 l_k 来判定是否可提前拒绝或接受零假设。Stallard 和 Facey 则将 α 消耗函数方法拓展至在期中分析考虑因有效 / 无效提前结束试验的情况。他们建议在成组序贯试验中分别建立两个单调递增的函数 $\alpha_U(t)$ 和 $\alpha_L(t)$，它们分别满足条件 $\begin{cases}\alpha_U(0)=0\\\alpha_U(1)=\alpha\end{cases}$ 和 $\begin{cases}\alpha_L(0)=0\\\alpha_L(1)=1-\alpha\end{cases}$，第 k 次期中分析的有效界值 u_k 和无效界值 l_k 则可通过满足 $P(拒绝H_0,t\leqslant t_k\mid H_0)=\alpha_U(t_k)$ 和 $P(接受H_0,t\leqslant t_k\mid H_0)=\alpha_L(t_k)$ 进行估计。

除上述的成组序贯设计方法以外，Wang 和 Tsiatis 对于等时间间隔期中分析的情况提出了 Δ 类界值，$c_k=u^{(\text{WT})}k^{\Delta-0.5}$，其中，$u^{(\text{WT})}$ 亦通过公式 8-5 在保证试验的总 I 类错误控制在一定水平下计算而来。Wang-Tsiatis 设计中界值 c_k 的大小依赖于参数 Δ 的变化，当 Δ=0.25 时，Wang 和 Tsiatis 设计近似于二次方指数 α 消耗函数方法；而且当 Gamma 族 α 消耗函数方法的近似最优设计方案也近似了 Wang 和 Tsiatis 的 Δ 类界值。在临床试验中，若仅验证试验组药物疗效是否优于对照组而不关心其是否会劣于对照组药物，如安慰剂对照临床试验，Pampallona、Tsiatis 和 Kim 又进一步将 α 消耗函数方法的思想拓展构建了

（1-β）消耗函数，即检验效能消耗函数。Bauer 和 Chang 等也对检验效能消耗函数在成组序贯试验中的应用进行了探讨。α 消耗函数方法是在基于成组序贯设计的布朗运动理论其统计量的增量相互独立这一假定而来，Lai 认为临床试验中受试者很难离散等速的入组，而经常会聚集性的同时入组，此时则无法保证布朗运动的统计量增量的相互独立。因此，Lai 建议采用分数布朗运动（fractional Brownian motion）的理论，通过估计 Hurst 系数对 Lan 的 Pocock 消耗函数、O'Brien-Fleming 消耗函数和线性消耗函数期中分析界值重新进行校正计算，且当 Hurst 系数取 0.5 时，其期中分析界值等同于 Lan 估计值。

适应性设计在成组序贯设计的基础上允许进行进一步的适应性调整，它是指在不损害试验完整性与正确性的前提下，利用已完成的试验数据为进一步试验的进行适应性调整的多阶段设计，也可称为可变性设计（flexible design）、自适应设计（self-design）或内部预实验设计（internal pilot design）等。从适应性设计的定义可以看出，它具有 3 个特点。①灵活性（flexibility）：是指与成组序贯设计相比，适应性设计不仅可以根据期中分析结果对是否提前得出试验结论终止试验做出决定，而且可以对进一步试验进行适应性调整以提高试验成功的可能性，比成组序贯设计具有更强的灵活性。这些适应性调整一般包括样本量的再估计、优化随机化分配方案、疗效指标的调整、劣效处理组的取舍、优效处理组的加入和 II / III 期临床试验的无缝连接等；②完整性（integrity）：是指试验在有意调整的基础上必须尽可能预先计划，并维持期中分析结果的盲态；③正确性（validity）：是指提供正确的统计推断，保证研究不同阶段间的一致性。灵活性是适应性设计的最大的优点，也是其在新药临床试验中被应用和受到研究者、申办者和生物统计人员青睐的主要原因。它不仅可以提高试验的效率，而且通过提前结束无效试验、增大优效处理组的随机化分配比例等手段使受试者更容易接受有效的处理方式，更加满足伦理学的要求。而试验的完整

性和正确性是适应性设计试验质量的保证。在适应性设计的应用中，试验灵活性的增强不能以损害试验的完整性和正确性为代价，否则整个试验的质量不能得到保证，试验结果的可信度较低。试验的灵活性、完整性和正确性，三者缺一不可。

适应性设计中常见的适应性调整如下。

1. 样本量再估计（sample size re-estimation，SSR）

样本量是决定试验成败的关键因素之一。在一项临床试验中，如果样本量过小，试验的检验效能较低而无法发现组间的差异；而如果样本量过大，虽然得到了试验的结果，但却浪费了大量的资源，也不符合伦理学的要求。因而，我们一般在试验设计阶段通过文献查阅或预试验的方法，估计总体的参数进而估计试验所需样本量。但是，由于文献查阅或预试验对总体参数的估计难免存在误差，以及试验的受试人群不同等其他不确定因素的影响，都会导致所估计的试验样本量往往过大或过小。然而，适应性设计能够在试验进行过程中，根据期中分析的结果对试验样本量进行调整，从而增强了试验的灵活性，提高了试验成功的概率。

在适应性设计中，样本量再估计方法可分为基于冗余参数（nuisance parameter）的估计方法和基于处理效应（treatment effect）的估计方法。在基于冗余参数的样本量再估计方法中，一般有两种情况：①盲态状况下，期中分析时所计算到的合并方差被直接用于样本量再估计，而不进行揭盲分组；②揭盲状态下，各组方差和组间效应大小（effect size）根据已完成病例被重新估计，样本量再估计利用重新估计的试验组效应大小和总体方差完成。它的优点在于能够更准确地发现试验的实际情况，再估计样本量的同时，其他相关参数也可根据试验的实际情况适当的调整，使试验更趋合理。

盲态下的样本量再估计（blinded sample size re-estimation）方法可以在试验过程中不揭盲的情况下对试验数据的变异度进行评价，进而进行样本量再估计，既可以较好地保持试验的完整性，

也不会因多次检验对试验的总 I 类错误带来影响。

在某一随机对照双盲临床试验，主要疗效指标服从正态分布。若在试验方案设计阶段，预期试验的处理效应大小为 Δ，总体方差为 σ^{*2}。在检验水准为双侧 α 的情况下，试验需要样本量 $N=4\sigma^{*2}(z_{\alpha/2}+z_\beta)/\Delta^2$ 以达到把握度 $1-\beta$ 得到阳性结论。在试验进行过程中，根据累计试验数据，在得到主要疗效指标的总体方差为 σ'^2，且给定与原本两相等的检验水准 α 和 II 类错误 β 的情况下，试验的样本量被重新估计为：

$$N' = N \frac{\sigma'^2}{\sigma^{*2}} \qquad （公式 8-15）$$

因此，盲态下样本量再估计中的关键问题在于基于累计试验数据，主要疗效指标总体方差 σ'^2 的估计。

Gould 建议当试验中已观察数据的样本量 n 足够大且两组间差异可以合理近似于处理效应 Δ 的情况下，我们可以通过：

$$\sigma'^2 = \frac{n-1}{n-2}(s^2 - \frac{\Delta^2}{4}) \qquad （公式 8-16）$$

估计总体方差 σ'^2。其中，S^2 为累计已观察数据的样本方差。但该方法的缺点在于总体方差的估计依赖于试验组间差异的大小，而试验在未揭盲的情况下，组间差异的大小又往往是未知的。

为克服总体方差的估计依赖于组间差异大小的缺陷，Gould 和 Shih 又提出采用 EM 算法来估计总体方差 σ'^2，且他们通过模拟实验发现，EM 算法可以较为准确地得到总体方差 σ'^2 的估计值，但对两组间的处理效应大小 $\Delta=\mu_1-\mu_2$ 估计的准确性不高，这也正是这个方法迷人之处，能保持试验的盲法，维持试验的完整性。

与盲态下的样本量再估计方法相比，揭盲下的样本量再估计方法（unblinded samples size re-estimation）的首要问题是如何有效地控制试验的总 I 类错误。Bauer-Köhne 法、逆正态 P 值合并法等方法是最常见的在揭盲下样本量再估计中控制试验总 I 类错误的方法，但它从试验结果的解释和统计推断都会带来一定的困难；Metha 等给

出的希望区间（promising zone）方法可以基于成组序贯方法对试验的总Ⅰ类错误进行控制，而不需要考虑由于试验过程中样本量的变化对Ⅰ类错误的调整，简化了揭盲下样本量再估计下的Ⅰ类错误调整问题，但是它需要在给定方法的条件下计算的希望区间内进行样本量再估计，而限制了该方法的应用。在实际临床试验中，通常会使用希望区间的概念结合逆正态 P 值合并法进行总Ⅰ类错误的控制，应用于揭盲下的样本量再估计。

2. 适应性随机化方法（adaptive randomization method）

在临床试验中，随机化的主要作用是保证各处理组间的基线均衡性，一般在试验开始前实施。而适应性随机化方法允许在试验进行过程中调整随机化方案。反应变量－适应性随机化是其中最为常见的一种方法，它主要包括广义 Friedman 瓮模型、胜者优先原则（play-the-winner，PW）、随机化胜者优先原则（randomized play-the-winner，RPW）、双重适应性偏币设计等。反应变量－适应性随机化方法根据期中分析结果提高受试者分配至优效组的概率，使受试者能够接受效果更好的处理，符合伦理学的要求。此外，效用－适应性随机化（utility-adaptive randomization）方法可以将反应变量－适应性随机化和处理变量－适应性随机化（treatment-adaptive randomization）方法有机地结合在一起，实现对多终点变量临床试验随机化分配方案的优化。

3. Ⅱ/Ⅲ期临床试验无缝连接设计（seamless phase Ⅱ/Ⅲ design）

在传统新药临床试验中，Ⅱ期临床试验一般为剂量－反应试验，用于筛选和推荐临床给药剂量，Ⅲ期临床试验在已推荐临床给药剂量的条件下进一步评价药物的有效性和安全性。两个阶段的试验数据单独使用，试验数据不能共用。而Ⅱ/Ⅲ期临床试验无缝连接设计允许将Ⅱ期临床试验中与Ⅲ期同剂量组数据合并分析，减少Ⅱ、Ⅲ期临床试验的总样本量，缩短试验周期，降低试验成本，提高试验的整体效率。Ⅱ/Ⅲ期临床试验无缝连接设计是多种适应性设计方法的综合

应用，它需要在期中分析时进行多种适应性调整，如舍弃劣效处理组、再次估计样本量、调整随机化分配方案等。Schmidli 等还将贝叶斯预测效能法引入Ⅱ/Ⅲ期临床试验无缝连接设计，以进一步提高试验在期中分析的决策效率。此外，两阶段无缝连接设计还可应用于Ⅰ/Ⅱ期临床试验。

4. 适应性设计的含义非常广泛

除上述最为常见的应用外，在新药临床试验中的应用还包括舍弃失败者设计（drop-loser design）、适应性剂量反应设计（adaptive dose-finding design）、检验假设－适应性设计（hypothesis- adaptive design）、生物标志物－适应性设计（biomarker-adaptive design）、适应性变换处理组设计（adaptive treatment switching design）、多重适应性设计（multiple adaptive design）等。

在很多情况下，我们很难事先确定临床试验中需要的适应性调整的类型，因此，仍采用固定样本量的设计方法。而我们经常需要对正在进行的试验进行一定调整，并对试验方法进行修订，这就会对试验结果的效度带来一些问题。

（三）篮式设计与伞式设计

肿瘤分子靶向方法的发展改变了疾病的生物学和治疗，对于肿瘤分子靶向治疗药物的研发也同样需要改变。例如，传统上对同一肿瘤疾病开展一个大规模的确证性临床试验以证明药物的有效性，但在分子靶向治疗中，同一疾病可能会由于不同的分子学特征被分为不同的亚型，特别是在 DNA 水平上。如果对每一个肿瘤亚型都开展一个大规模的确证性临床试验，众多的肿瘤亚型和众多的治疗药物将会消耗过多的资源，并需要较长的临床研发时间。因此，篮式试验（basket trial）和伞式试验（umbrella trial）的概念应运而生。

伞式设计是将多种靶向治疗产品合并在一个疾病的临床试验中，以提高试验的效率；伞式设计通常会共享一个对照组，对多种治疗药物进行评价。伞式设计由于涉及多方的共同合作，在实际操作中会遇到较大的挑战。篮式设计则是将同

一药物同时在多个疾病适应证中使用，来评价药物的有效性。篮式设计的使用是基于疾病的分子学特征会比组织学特征更为重要，基于同一分子学特征集合在一起的多个疾病适应证，试验药物可对于该分子学特征使患者获益。基于该假设的考虑，可在试验中考虑篮式设计的方法。伞式设计可以大大提高临床试验操作的效率，而篮式设计将传统一个临床试验中需要的样本量应用于具有统一分子学特征的多个疾病适应证，从而加快临床研发的进度，节约资源。

探索性篮式试验将有相同分子学特征的肿瘤患者，按照其肿瘤不同组织部位和分型分为不同的组，根据不同肿瘤组患者对靶向治疗药物的客观缓解率，判断对药物敏感的肿瘤组织类型，为以后的验证性临床试验提供依据。最常见的是将篮式试验思想与 Simon 最佳两阶段 II 期临床试验设计方法相结合，用最少的样本量识别对试验药物敏感的肿瘤适应证。在 Simon 最佳两阶段 II 期临床试验设计与篮式试验结合的基础上，Kristen Cunanan 等提出将适应性设计和异质性检验融入篮式试验的设计方法。即在期中分析时对 k 个不同肿瘤类型的客观缓解率进行多组 χ^2 检验，计算其同质性系数 λ [$\lambda \in (0,1)$]，λ 值大于预设界值时认为组间不同质，此时分别对每组反应率进行单样本率检验，与终止试验界值 T_{sk} 进行比较，以决定是否终止该组试验。未终止的试验组进入第二阶段试验，结束后再分组分别进行统计分析，做出最后疗效的判断；若其 λ 值小于预设界值则表示组间同质，此时将 k 组合并，进行单样本率检验，与终止试验界值 T_C 进行比较，若不能终止试验，则所有组均进入第二阶段试验，结束后合并分析判断试验药物是否对所有肿瘤类型均有效。这种设计与 Simon 最佳两阶段设计的篮式试验相比，当药物对所有或绝大多数肿瘤组有效时，可以用较小的样本量达到较大的检验效能，当药物仅对少数组织类型的肿瘤有效时，可能会损失一定的检验效能，但从总体看，可以节约样本量，提高各肿瘤组的检验效能，缩短研究时间，是值得尝试的试验设计。

Richard Simon 提出的贝叶斯篮式试验将贝叶斯思想融入 II 期篮式试验，试验设计阶段需先确定研究药物对各个肿瘤组疗效的先验概率 $Pr[p=x]$，其中 p 表示各肿瘤组对研究药物的反应率（$p_1, p_2, ..., p_k$），x 为根据临床专业知识预先设定的值，仅可取 p_{lo}（认为无效的效应量）和 p_{hi}（认为有效的效应量）两个值之一。此外还需设定组间效应完全关联的概率 λ 和各组均有效的概率 γ。根据试验期中分析的结果，计算相应的后验概率 P_i，并将计算所得的后验概率与预先设定的有效终止界值 T 进行比较。若 $P_i > T$，认为第 i 肿瘤组有效，终止该组。若 $P_i < 1-T$，认为第 i 组无效，也终止试验，否则继续进行试验，直到所有组均被终止或达到预设的最大样本量 N。贝叶斯篮式试验与传统探索性篮式试验相比，不仅在肿瘤组间具有同质性时，可以实现组间信息共享，从而减少样本量，也可以利用试验设计者或临床专家的经验估计，以先验概率的形式体现到试验中，进一步提高检验效能。但两者均没有设立对照组，提供的临床证据较弱。

篮式试验同样也会应用于确证性临床研究中。Chen 等提出两阶段适应性设计的验证性篮式试验，并研究了总 I 类错误控制方法和样本量计算公式。其思想是 k 个有相同分子变异的不同组织学类型的肿瘤组分别自设对照，在信息时间 t 时进行期中分析，第一阶段试验结果显示试验药物对某组织类型的肿瘤很有可能无治疗效果时将该肿瘤组剔除出试验，剩余的 m 组继续进行第二阶段随访试验，最终 m 组合并进行统计检验，以判断试验药物是否有效。此外，Yuan 等提出了成组序贯富集设计的篮式试验，它根据第一阶段试验结果同时剔除可能无效肿瘤组和疗效非常好的肿瘤组，剩余的组进行合并序贯分析，直到得到有统计学意义的结果。

篮式试验作为一个新兴的临床试验设计方法，在实际操作过程中，仍然有一些局限及需要注意的地方。第一，由于肿瘤自身的异质性，同一肿瘤实体内不同部位活检得到的"驱动基因"不同，也就可能导致目标变异并不是主要变异的肿瘤被纳入试验中，降低试验的检验效能。另外，由于基因突变的不稳定性，同一肿瘤在接受治疗后可能发生继发突变，原先的"乘客基因"变为"驱动基因"，或者新的突变使得含有目标变异的肿瘤对相应的靶向治疗不再敏感，因此在篮式试验招募研究对象时，需要对患者肿瘤进行新的活检检测，而不能依赖其初次诊断或初次活检的结果进行判断。第二，具有相同分子变异的不同组织部位的肿瘤异质性也较大，因此篮式试验仍然有很大的失败风险，伊马替尼Ⅱ期篮式试验入组40种肿瘤类型的患者，最终只有4种肿瘤用药得到 FDA 的审批，因此做好研究肿瘤类型的初筛，尽可能少纳入无效肿瘤类型，可以有效提高篮式试验的成功率，推荐尽可能在传统试验已经证明有效的靶向药物和靶点的基础上开展篮式试验。在Ⅲ期适应性设计的篮式试验期中分析时，由于很多生存终点（如总生存期）需要的随访时间长，不能很快得出结论，影响后期患者入组，因此建议期中分析时采用替代终点（如无进展生存期）来代替最终终点，可以对试验进行及时调整，但是需要对替代终点和最终终点的关联性进行较准确的估计，避免对治疗效应点估计的影响。

三、成组序贯设计与适应性设计案例

本节将通过对临床试验中的成组序贯设计和适应性设计案例，对两种方法在实际临床试验中的考虑进行讨论。

（一）成组序贯设计案例

某新疗法对照标准疗法治疗一种淋巴瘤的临床试验中，试验采用客观缓解率对试验的有效性进行评价。根据既往研究，该标准疗法的 ORR 约为 60%，预期新疗法的 ORR 可达到 75%。为了能够尽早结束试验，节约资源，保护受试者利益，该研究拟采用成组序贯设计方法，希望在期中分析中可以得到阳性结论而提前结束试验。试验的假设检验为：

$$H_0 : \theta = \theta_T - \theta_C \leq 0;$$

$$H_1 : \theta = \theta_T - \theta_C > 0;$$

检验水准为 $\alpha = 0.025$（单侧）。

该试验的总检验水准取单侧 $\alpha = 0.025$，把握度 $1-\beta$ 取 90%。采用四阶段成组序贯设计方法，采用信息时间划定期中分析的时点，在等时间间隔进行期中分析，采用经典的 O'Brien-Fleming 设计计算期中分析的界值和名义检验水准以控制试验总Ⅰ类错误；在期中分析时，仅考虑因有效而提前结束试验的可能性。等时间间隔的四阶段成组序贯试验设计的 SAS 代码如图 8-2，结果见表 8-2、图 8-3。

根据成组序贯试验方案，当试验完成 104

```
ods graphics on;
proc seqdesign altref=0.15
            plots=boundary(HSCALE=SAMPLESIZE)
            boundaryscale=pvalue; *指定期中分析界值输出为名义检验水准;
   OBrienFleming: design method=obf
                    nstages=4
                    alt=upper
                    stop=reject
                    alpha=0.025; *指定采用四阶段OBF设计;

   samplesize model=twosamplefreq(nullprop=0.6 test=prop);
ods output Boundary=Bnd_Count; *输出界值到指定数据集;
run;
ods graphics off;
```

▲ 图 8-2　SAS 代码

表 8-2　等时间间隔四阶段成组序贯试验设计方案

K	n	t_k	n_k	α_k	α_k^S	ESS	
						假定 H_0 成立	假定 H_1 成立
4	410	1/4	104	0.0000258	0.00003	405.56	306.41
		2/4	102	0.00210	0.00208		
		3/4	102	0.00971	0.00835		
		1	102	0.02147	0.01454		

n. 样本量；t_k. 信息时间；n_k. 第 k 阶段病例数；α_k. 第 k 阶段判定有效的名义检验水准；α_k^S. 第 k 阶段所实际消耗的总 Ⅰ 类错误大小；ESS. 期望样本量

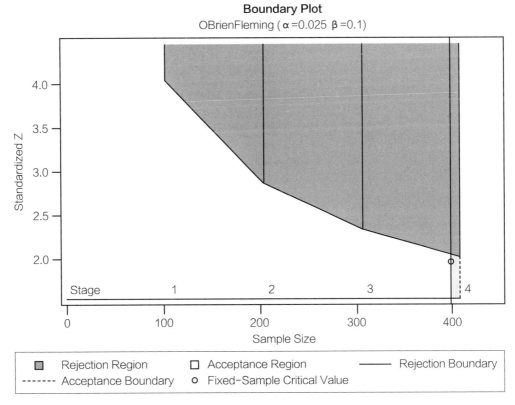

▲ 图 8-3　等时间间隔四阶段成组序贯试验的 Z 界值图（SAS）

例受试者后进行第一次期中分析。所有数据存储于 SAS 数据集 count_1。数据集中，变量名 trt 为分组变量（1= 试验组，0= 对照组），变量名 resp 为该病例是否达到客观缓解（1= 是，0= 否）。试验进行第一次期中分析的 SAS 代码如图 8-4。

由表 8-3 可见，试验在第一次期中分析时，试验组 *ORR* 为 0.75，对照组为 0.5769，两组率差的估计值 $\hat{\theta}_1$=0.1111，两组间进行统计学检验结果 P_1=0.0575，$P_1 > \alpha_1$=0.0000258，且 95% 重复可信区间（repeated confidence interval, RCI）下限为 −0.1958，因此，试验在第一次期中分析中尚不能拒绝 H_0，继续进入下一阶段试验。

当试验累计完成 206 例受试者后进行第二次期中分析。所有数据存储于 SAS 数据集 count_2。第二次期中分析的 SAS 代码见图 8-5，期中分析结果见表 8-4。

在完成第二阶段试验后，试验组的 *ORR* 为

```
/*第一次期中分析*/
proc freq data=count_1;
   table trt*resp;
run;


proc genmod data=count_1;
   model Resp= Trt;
   ods output ParameterEstimates=Parms_Count1;
run;


data Parms_Count1;
   set Parms_Count1;
   if Parameter='trt';
   _Scale_='MLE';
   _Stage_= 1;
   keep _Scale_ _Stage_ Parameter Estimate StdErr probchisq;
run;
/*根据第一次期中分析结果,结合SEQDESIGN输出的界值数据集Bnd_Count进行期中分析
决策*/
ods graphics on;
proc seqtest Boundary=Bnd_Count
            Parms(Testvar=trt)=Parms_Count1
            boundaryscale=pvalue
             BOUNDARYADJ=NONE
             RCI
            errspend
            plots=errspend
            ;
ods output Test=Test_Count1;
run;
ods graphics off;
```

▲ 图 8-4　试验进行第一次期中分析的 SAS 代码

表 8-3　第一次期中分析结果

k	t_k	ORR		$\hat{\theta}_k$	$SE(\hat{\theta}_k)$	Wald 卡方	P_k	95% RCI 下限
		试验组	对照组					
1	1/4	0.7500	0.5769	0.1731	0.0911	3.61	0.0575	−0.1958

0.8058，对照组为 0.5825，试验组与对照组两组率差的估计值 $\hat{\theta}_2$=0.2233，两组间进行统计学检验结果 P_2=0.0003，$P_2 < \alpha_1$=0.00210，且 95% 重复可信区间下限为 0.0450，因此，试验在第二次期中分析时拒绝 H_0，提前结束试验。

同时，SAS/SEQTEST 过程给出了期中分

```
/*第二次期中分析*/
proc freq data=count_2;
   table trt*resp;
run;


proc genmod data=count_2;
   model Resp= Trt;
   by seed;
ods output ParameterEstimates=Parms_Count2;
run;


data Parms_Count2;
   set Parms_Count2;
   if Parameter='trt';
   _Scale_='MLE';
   _Stage_ = 2;
   keep _Scale_ _Stage_ Parameter Estimate StdErr probchisq;
run;
/*第二次期中分析决策*/
ods graphics on;
proc seqtest Boundary=test_count1
             Parms(Testvar=trt)=Parms_Count2
             boundaryscale=pvalue
             BOUNDARYADJ=NONE
             errspend
```

```
             plots=errspend
              RCI
             ;
ods output Test=Test_Count2;
run;
ods graphics off;
```

▲ 图 8-5　第二次期中分析的 SAS 代码

表 8-4　第二次期中分析结果

k	t_k	ORR		$\hat{\theta}_k$	$SE(\hat{\theta}_k)$	Wald 卡方	P_k	95% RCI 下限
		试验组	对照组					
1	1/4	0.7500	0.5769	0.1731	0.0911	3.61	0.0575	−0.1958
2	2/4	0.8058	0.5825	0.2233	0.0623	12.85	0.0003	0.0450

析决策后统计推断的校正 P 值、校正估计值和校正 95%CI，SAS 程序中默认采用逐段排序法（stagewise ordering）进行校正。结果见表 8-5。经校正后，试验组与对照组间率差的估计值为 0.222995，校正后 P=0.0002，校正 95%CI 下限为 0.12028，两组间差异仍具有统计学意义，可认为新疗法优于标准疗法。

与 95% RCI 不同，表 8-5 中的校正 95%CI 是对试验组与对照组间率差的最终统计推断，而 95% RCI 则是用于期中分析决策，它保证多次期中分析的整体覆盖概率为 95%，在每次期中分析时采用名义检验水准计算可信区间大小，如

第 1 次期中分析是 RCI 计算采用名义检验水准 0.0000258。

R 软件同样可以进行成组序贯试验的设计和统计分析。其中，gsDesign 包用于试验的统计学设计，AGSDest 包用于成组序贯试验的统计分析，它可以计算 RCI 和经逐段排序法校正的 P 值、参数估计值和 95%CI。但是，AGSDest 包目前尚不支持期中分析考虑无效退出的成组序贯试验。

本例采用 gsDesign 包进行统计设计的 R 代码如图 8-6。

需要说明的是，gsDesign 包中不支持直接

表 8-5 期中分析决策后最终统计推断结果

k_{stop}	$\hat{\theta}_{unadj}$	P_{unadj}	$\hat{\theta}_{adj}$	P_{adj}	校正 95%CI 下限
2	0.223301	0.0003	0.222995	0.0002	0.12028

k_{stop}. 提前中止试验的阶段数；$\hat{\theta}_{unadj}$. 未校正的 θ 估计值；P_{unadj}. 未校正的 P 值；$\hat{\theta}_{adj}$. 校正后的 θ 估计值；P_{adj}. 校正后的 P 值

```
library(gsDesign)

# Derive Binomial Fixed Design
n <- nBinomial ( p1 = 0.6 , p2 = 0.75 , delta0 = 0 , alpha = 0.025 ,
beta = 0.1 , ratio = 1 )

# Derive Group Sequential Design
x <- gsDesign ( k = 4 , test.type = 1 , alpha = 0.025 , beta = 0.1 ,
timing = c ( 1 ) , sfu = sfLDOF , sfupar = c ( 0 ) , sfl = sfLDOF , sflpar
= c ( 0 ) , delta = 0 , delta1 = -0.15 , delta0 = 0 , endpoint = 'binomial' ,
n.fix = n )

# Plot Design: Boundaries (Z)
plot ( x , plottype = 1 , xlab = 'Sample size' , ylab = 'Normal critical
value' )

# Tabular Output
gsBoundSummary ( x, digits = 4 )

# Design Summary
cat ( summary ( x ) )
```

▲ 图 8-6 采用 gsDesign 包进行统计设计的 R 代码

采用 O'Broen-Fleming 设计，而需要采用 Lan-DeMets 的类 O'Brien-Fleming 的 α 消耗函数进行同等设计，因此，其结果与 SAS 结果存在稍许差异。R 软件计算结果如图 8-7 和图 8-8。

假定该例中在期中分析时仅考虑因有效而提前结束试验的可能性，可采用 R 中的 AGSDest 包进行成组序贯设计，并计算经逐段排序校正的 P 值和 95%CI 下限。其 R 代码和输出结果如图 8-9。

（二）适应性设计案例

以硼替佐米合并地塞米松的化疗方案联合自体造血干细胞移植序贯疗法治疗新诊断的多发性骨髓瘤患者的临床研究，对照组采用标准 4 周期的硼替佐米联合单一自体造血干细胞移植的治疗方案，而研究组采用 8 周期硼替佐米联合单一自体造血干细胞移植的治疗方案，对治疗新诊断的多发性骨髓瘤的有效性和安全性进行评价。主要疗效指标采用治疗后缓解率。由于该研究属开创型研究类型，目前尚无可供参考的历史研究资料，以获得样本量计算所需的关键参数以及有关的研究设计思路。为降低风险和提高效率，提高临床试验的效率，研究者拟在该临床试验中采用两阶段适应性设计以在期中分析时可以提前得出试验结论或对试验样本量进行调整，增强试验的灵活性。

该临床试验中，研究者预计研究组药物治疗多发性骨髓瘤的预期缓解率 $\pi_{TRT}=0.77$，对照组预期缓解率 $\pi_{CTL}=0.62$，两组率差 $\delta=0.15$，研究组与对照组样本量比 1∶1，取总 Ⅰ 类错误 $\alpha=0.05$，总检验效能 $1-\beta=80\%$。

同最优成组序贯设计方案的选择一样，在适

```
One-sided group sequential design with
90 % power and 2.5 % Type I Error.


 Analysis  N    Z   Nominal p  Spend
       1  104  4.33   0.0000  0.0000
       2  207  2.96   0.0015  0.0015
       3  310  2.36   0.0092  0.0081
       4  414  2.01   0.0220  0.0154
  Total                       0.0250
++ alpha spending:
Lan-DeMets O'brien-Fleming approximation spending function


Boundary crossing probabilities and expected sample size
assume any cross stops the trial
```

```
Upper boundary (power or Type I Error)
        Analysis
 Theta      1       2      3      4  Total   E{N}
   0.0000 0.0000 0.0015 0.0081 0.0154 0.025  411.9
   0.1609 0.0035 0.2544 0.4274 0.2147 0.900  315.3
```

▲ 图 8-7　R 软件计算结果

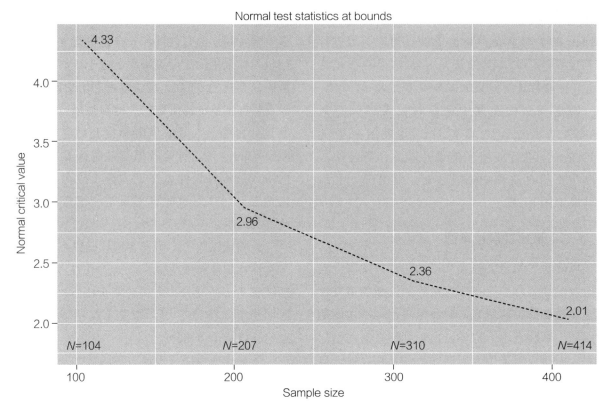

▲ 图 8-8 等时间间隔四阶段成组序贯试验的 Z 界值图（R/gsDesign）

应性设计中，包括期中分析次数和期中分析时间等最优序贯检验方案的选择对发挥适应性设计的优势也是至关重要的；此外，适应性设计中还涉及样本量再估计等适应性调整方案的选择。因此，在适应性临床试验的方案设计阶段，我们同样也需要通过 Monte Carlo 模拟实验的方法，以在两阶段适应性设计中合理的选取试验参数 α_1（期中分析拒绝原假设的名义检验水准）、α_0（期中分析接受原假设的名义检验水准）、α_2（终末分析拒绝原假设的名义检验水准）和不同想定下的第二阶段样本量方案。模拟实验主要由以下两个步骤完成。

第一步：在 $\pi_{TRT}=0.77$、$\pi_{CTL}=0.62$、$\delta=0.15$ 情况下，在保证总检验效能达到 80%，总 I 类错误控制在 5% 以内的条件下，分别寻找当第一阶段样本量 $n_1=100$、120、140 时的最优试验参数及第二阶段样本量大小，同时对第一阶段样本量的变化对各评价指标的影响加以探讨。

第二步：在上一步模拟实验中已选定试验参

数的条件下，以第一阶段样本量 $n_1=100$ 为例，比较 $\delta=0.10$、0.20 以及 δ 仍保持为 0.15 而预期缓解率 π_{TRT}、π_{CTL} 上下浮动 5% 的想定下第二阶段样本量的变化，提供不同想定下第二阶段样本量方案。

通过第一步的模拟实验，我们可以选本试验的试验参数 α_1、α_0、α_2，模拟实验结果见表 8-6 至表 8-8。试验参数的选择不仅需要考虑试验总样本量的大小，而且还要综合考虑试验在第一阶段可以提前得出结论而结束试验的可能性大小等多方面的因素。因此，我们根据以下原则。

• 当期望样本量达到最小时，则其所对应的试验参数被选取为最优。

• 当各组试验参数间期望样本量近似相等时，选取具有较高第一阶段检验效能的试验参数为最优。

在 $n_1=100$、120、140 三种情况下，均选择 $\alpha_1=0.025$，$\alpha_0=0.85$，$\alpha_2=0.030$ 作为本试验的试验参数。表 8-6 至表 8-8 中加粗显示的部分即为在不同第一阶段样本量情况下所选取的最优试验参数。

```
> library(AGSDest)
> # Group sequential design
> GSD <- plan.GST(K=4, delta=0.15, SF=1, phi=0, alpha=0.025, pow=0.9)
> GSD
4 stage group sequential design
 alpha : 0.025   SF: 1   phi: 0   Imax: 475.52   delta: 0.15   cp: 0.9

Upper bounds         4.333  2.963  2.359  2.014
Lower bounds        -8.000 -8.000 -8.000 -8.000
Information fraction 0.250  0.500  0.750  1.000

als  0.000 0.002 0.01 0.025
alab 0.218 0.065 0.02 0.000
>
> # Perform the first interim analysis. The Z statistic is 1.9 in the interi
m analysis.
> GST<-as.GST(GSD=GSD,GSDo=list(T=1, z=1.9))
> # repeated confidence interval
> seqconfint(object=GST,type="r")
$cb.r
[1] -0.2231112
> # lower bound of stage-wise ordering adjusted CI
> seqconfint(object=GST,type="so")
cb.so : z < b[T]; Stopping rule NOT met.
> # lower bound of stage-wise ordering adjusted estimate
> seqconfint(object=GST,type="so", level=0.5)
cb.so : z < b[T]; Stopping rule NOT met.
>
> # Perform the second interim analysis. Assuming the Z statistic is 2.823 i
n the interim analysis
> GST<-as.GST(GSD=GSD,GSDo=list(T=2, z=3.5846))
> # repeated confidence interval
> seqconfint(object=GST,type="r")
$cb.r
[1] 0.04030531
> # lower bound of stage-wise ordering adjusted CI
> seqconfint(object=GST,type="so")
$cb.so
[1] 0.1051475
> # lower bound of stage-wise ordering adjusted estimate
> seqconfint(object=GST,type="so", level=0.5)
$est.mu
[1] 0.2323801
```

▲ 图 8-9 R 代码和输出结果

由于在期中分析时可能发现试验组、对照组的预期缓解率大于或小于试验方案想定值，从而调整试验样本量。因而，为了最大程度维护试验的完整性，保证临床试验质量，我们在试验方案的设计阶段，即在第二步中采用 Monte Carlo 模拟实验的方法，想定期中分析是可能出现的情况以及做出的样本量调整方案，提供在不同想定下的第二阶段样本量方案。在此模拟过程中，我们以 $n_1=100$ 为例，试验参数根据第一步模拟结果取 $\alpha_1=0.025$，$\alpha_0=0.85$，$\alpha_2=0.030$。

用 θ 表示期中分析所计算反应率与试验方案原想定反应率之差。当期中分析计算反应率

表 8-6　不同 α_1，α_2 情况下模拟结果比较（$n_1=100$，$\alpha_0=0.85$）

α_1	α_2	n_2	总 I 类错误	$1-\beta_1$	n	$E(n)$
0.010	0.040	216	0.0473	0.1712	316	274.44
	0.045	210	0.0490	0.1712	310	269.60
0.015	0.035	226	0.0445	0.2145	326	272.73
	0.040	218	0.0503	0.2145	318	266.62
0.020	0.030	242	0.0452	0.2550	342	275.16
	0.035	228	0.0475	0.2550	328	265.03
0.025	0.025	250	0.0481	0.2777	350	275.28
	0.030	236	0.0476	0.2777	336	265.46
0.030	0.020	264	0.0471	0.3073	364	277.28
	0.025	248	0.0484	0.3073	348	266.53
0.035	0.015	300	0.0461	0.3366	400	292.66
	0.020	264	0.0477	0.3366	364	269.54
0.040	0.010	320	0.0473	0.3552	420	299.55
	0.015	284	0.0503	0.3552	384	277.10

表 8-7　不同 α_1，α_2 情况下模拟结果比较（$n_1=120$，$\alpha_0=0.85$）

α_1	α_2	n_2	总 I 类错误	$1-\beta_1$	n	$E(n)$
0.010	0.040	190	0.0473	0.2200	310	264.95
	0.044	186	0.0491	0.2200	306	261.90
0.015	0.035	204	0.0462	0.2650	324	266.45
	0.040	190	0.0484	0.2650	310	256.40
0.020	0.030	214	0.0420	0.3033	334	265.43
	0.035	200	0.0478	0.3033	320	255.92
0.025	0.025	222	0.0429	0.3404	342	262.64
	0.030	210	0.0486	0.3404	330	254.93
0.030	0.020	242	0.0468	0.3670	362	269.05
	0.025	222	0.0489	0.3670	342	256.73
0.035	0.015	264	0.0454	0.3891	384	276.76
	0.020	240	0.0494	0.3891	360	262.51
0.040	0.010	300	0.0491	0.4139	420	290.70
	0.014	268	0.0497	0.4139	388	272.49

表 8-8　不同 α_1，α_2 情况下模拟结果比较（n_1=140，α_0=0.85）

α_1	α_2	n_2	总 I 类错误	$1\text{-}\beta_1$	n	$E(n)$
0.010	0.040	176	0.0448	0.2665	316	264.15
	0.045	164	0.0478	0.2665	304	255.69
0.015	0.035	186	0.0446	0.3105	326	263.02
	0.040	172	0.0471	0.3105	312	253.76
0.020	0.030	194	0.0438	0.3548	334	259.72
	0.035	186	0.0469	0.3548	326	254.78
0.025	0.025	210	0.0436	0.3889	350	262.43
	0.030	194	0.0473	0.3889	334	253.10
0.030	0.020	222	0.0435	0.4139	362	263.88
	0.025	210	0.0464	0.4139	350	257.18
0.035	0.015	242	0.0469	0.4366	382	269.54
	0.020	222	0.0473	0.4366	362	258.84
0.040	0.010	274	0.0476	0.4573	420	281.00
	0.015	240	0.0518	0.4573	380	263.50

大于试验方案想定值时，$\theta > 0$；反之，则 $\theta < 0$。根据同类文献研究结果，研究者认为该临床试验中试验组与对照组治疗多发性骨髓瘤的预期缓解率之差 δ=0.15 且 δ 值最大不超过 20%，最小不低于 10%。研究者在试验方案中对药物的预期缓解率的估计若存在高估现象，则高估程度不超过 5 个百分点，即 $\theta > -5\%$。基于以上原因，我们想定当 θ=0，±5% 且 δ 值分别取 0.10、0.15、0.20 的情况下进行计算机模拟实验，并针对各想定给出其总检验效能达到 80% 且总 I 类错误得到有效控制时的最小第二阶段样本量方案。

表 8-9 中给出了在不同 θ 和 δ 情况下利用 Monte Carlo 模拟实验所计算的第二阶段样本量及其相应的评价指标。在所有模拟结果中，总 I 类错误都得到了较好的控制，相对较高的 θ 和 δ 值可以帮助提高总检验效能，而相应降低试验的总样本量和期望样本量。根据表 8-9 中的模拟实验结果，我们可以在试验方案中从保守的角度给出不同想定下的第二阶段样本量方案。例如，当 $0.10 < \delta < 0.15$ 且 $0 < \theta < 5\%$ 时，试验在第二阶段所需样本量大小必定小于当 δ=0.10 且 θ=0 时的第二阶段样本量，但是从保守的角度讲，为了保证试验的总检验效能必须达到 80% 以上，

表 8-9　不同想定下模拟结果比较（n_1=100，α_1=0.025，α_0=0.85，α_2=0.030）

δ	θ	π_{TRT}	π_{CTL}	n_2	总 I 类错误	$1\text{-}\beta_1$	β_1^*	n	$E(n)$
0.15	5%	0.82	0.67	224	0.0492	0.3050	0.0202	324	251.16
	0	0.77	0.62	236	0.0476	0.2777	0.0212	336	265.46
	−5%	0.72	0.57	244	0.0507	0.2656	0.0226	344	273.68
0.10	5%	0.77	0.67	322	0.0488	0.1326	0.0473	422	364.07
	0	0.72	0.62	332	0.0496	0.1263	0.0480	432	374.13
	−5%	0.67	0.57	334	0.0463	0.1194	0.0430	434	379.76
0.20	5%	0.87	0.67	104	0.0467	0.5746	0.0047	204	143.75
	0	0.82	0.62	124	0.0497	0.5053	0.0075	224	160.41
	−5%	0.77	0.57	146	0.0460	0.4708	0.0092	246	175.92

我们仍选用当 $\delta=0.10$ 且 $\theta=0$ 时的样本量，即 $n_2=322$。根据该方法，我们可以得出在试验参数 $\alpha_1=0.025$，$\alpha_0=0.85$，$\alpha_2=0.030$ 的情况下各想定的第二阶段样本量方案。

想定 1：假使 $0.10 < \delta < 0.15$，

$$n_2 = \begin{cases} 334, \text{若} -5\% \leqslant \theta < 0; \\ 332, \text{若} 0 \leqslant \theta < 5\%; \\ 322, \text{若} \theta \geqslant 5\%; \end{cases}$$

想定 2：假使 $0.15 \leqslant \delta < 0.20$，

$$n_2 = \begin{cases} 244, \text{若} -5\% \leqslant \theta < 0; \\ 236, \text{若} 0 \leqslant \theta < 5\%; \\ 224, \text{若} \theta \geqslant 5\%; \end{cases}$$

想定 3：假使 $\delta=0.20$，

$$n_2 = \begin{cases} 146, \text{若} -5\% \leqslant \theta < 0; \\ 124, \text{若} 0 \leqslant \theta < 5\%; \\ 104, \text{若} \theta \geqslant 5\%. \end{cases}$$

虽然研究者未给出 θ 值可能的上限，但是在上述试验第二阶段样本量方案只给出了 $\theta \geqslant 5\%$ 的想定。因为，θ 值的增大可以造成试验总检验效能的增大和总样本量的减少，而只保守的取 $\theta \geqslant 5\%$ 的情况可以确保试验的总检验效能，也避免使试验方案复杂化。在临床试验的实际应用中，试验者在期中分析时需要同时考虑试验组与对照组的率差 θ 值的变化以及两组反应率本身的变化 δ 值以正确选择试验第二阶段样本量。

根据以上模拟实验结果，试验方案中拟定以下试验参数与样本量调整方案（框 8-1）。

四、肿瘤临床试验常用的统计分析方法

肿瘤临床试验数据最大的特点是以生存数据为主，如常用的总生存期、无进展生存期等都属于生存数据类型。它与通常的定量资料和定性资料相比，有其自身的特点，如数据删失等。本节将主要对肿瘤临床试验中常用的生存分析方法进行介绍。

框 8-1

参数 α_1、α_0、α_1 的选定

根据 Monte Carlo 模拟试验结果，选定 $\alpha_1=0.025$，$\alpha_0=0.85$，$\alpha_2=0.030$ 以使试验总 I 类错误控制在 0.05 以内，并保证一阶段检验功效以及总检验功效保持在较高水平

第二阶段样本量的选定

想定 1：在 $0.10 < \delta < 0.15$，π_{CTL}、π_{TRT} 不产生偏移或整体高于方案原想定值的情况下，第二阶段样本量 332 例；若 π_{CTL}、π_{TRT} 整体高于方案原想定值 5% 的情况下，第二阶段样本量 322 例；若 π_{CTL}、π_{TRT} 整体低于方案原想定值不超过 5% 的情况下，第二阶段样本量 334 例

想定 2：在 $0.15 \leqslant \delta < 0.20$，$\pi_{CTL}$、$\pi_{TRT}$ 不产生偏移或整体高于方案原想定值的情况下，第二阶段样本量 236 例；若 π_{CTL}、π_{TRT} 整体高于方案原想定值 5% 的情况下，第二阶段样本量 224 例；若 π_{CTL}、π_{TRT} 整体低于方案原想定值不超过 5% 的情况下，第二阶段样本量 244 例

想定 3：在 $\delta \geqslant 0.20$，π_{CTL}、π_{TRT} 不产生偏移或整体高于方案原想定值的情况下，第二阶段样本量 124 例；若 π_{CTL}、π_{TRT} 整体高于方案原想定值大于 5% 的情况下，第二阶段样本量 104 例；若 π_{CTL}、π_{TRT} 整体低于方案原想定值不超过 5% 的情况下，第二阶段样本量 146 例

（一）生存数据及其参数分布

生存数据，也被称为至事件时间数据（time to event data），是指受试者从随机化入组至发生感兴趣的预期事件所经历的时间。但当受试者在试验中由于失访或直到试验结束时仍未观察到预期事件时，与通常的定量资料和定性资料不同，这部分受试者不能直接按照缺失数据处理，而应作为删失数据（censoring data）处理，删失时间为该受试者自随机化至末次随访时间。删失时间虽然没有观察到目标的预期事件，但仍可以对生存时间提供部分的信息，在生存分析中与已观察到预期事件的生存时间共同纳入分析。

此外，在肿瘤临床试验中，预期事件的发生与否可能与多种客观原因有关，而且很难分清楚具体哪些原因导致发生了预期事件以及从数值上说明其发挥了多大的作用，所以，我们很难去准确定义生存数据资料的理论参数分布状态，而这也进一步给生存数据资料的统计分析带来了困难。通常用来描述生存数据资料的参数分布状态包括指数分布（exponential distribution）、Weibull 分布、Gamma 分布、log 正态分布、log-logistic 分布、正态分布、指数幂分布（exponential power distribution）、Gompertz 分布、逆 Gaussian 分布（inverse Gaussian distribution）、Pareto 分布和广义 Gamma 分布（generalized Gamma distribution）等。其中，以指数分布和 Weibull 分布最常被用于描述生存资料数据，也是其中最重要和最常用于建立生存数据资料的参数模型的两种分布状态。

指数分布是最为简单且最重要的描述生存数据资料的参数分布，它也被称为单纯随机失效模型。指数分布最早由 Davis 提出用来描述失效数据，由于其较为简单，指数分布直到现在仍然是最常用来建立生存数据资料的参数模型的分布状态。令 t 为独立的连续时间变量，假定生存数据资料服从于指数分布的条件下，则在时间点 t 的风险率（hazard rate）为：

$$h(t) = \lambda \qquad \text{（公式 8-17）}$$

其中，λ 为任一常数。也就是说，在指数分布中，无论时间如何变化，其生存率均保持为一恒定常数 λ。λ 越大，表示风险越大，生存时间越短。在时间点 t 时的生存率可表示为：

$$S(t) = \exp(-\lambda t) \qquad \text{（公式 8-18）}$$

在这里，参数 λ 被称为指数分布的位置参数（scale parameter）。然而，指数分布中的恒定生存率这一特点也给它在描述生存数据资料带来了限制。例如，癌症患者若未经过治疗，从疾病的自然史来讲，其死亡的危险性可能会随着疾病的进展增加，即风险率 $h(t)$ 会随着时间 t 的增加而增大；反之，若患者可以得到有效的治疗，死亡的危险性降低，风险率 $h(t)$ 会随着时间 t 的增加而降低，但是指数分布无法对风险率 $h(t)$ 随着时间 t 的变化关系进行描述，我们将指数分布的这一问题成为"缺乏记忆性"（lack of memory）。

Weibull 分布则可以解决指数分布"缺乏记忆性"的问题，这是因为 Weibull 分布的参数模型中除了包含了位置参数 λ，而且纳入考虑了形状参数 γ。它最早是由 Weibull 引入用来描述失效数据，而且 Weibull 分布被认为比指数分布更适合于用来描述生存数据资料，因为它可以考虑

不同时间点上风险的不同。假定生存数据资料服从于 Weibull 分布的条件下，时间点 t 时的风险率则为：

$$h(t) = \lambda \gamma (\lambda t)^{\gamma-1} \qquad \text{（公式 8-19）}$$

其生存函数可表示为

$$S(t) = \exp[-(\lambda t)^{\gamma}] \qquad \text{（公式 8-20）}$$

其中，自变量 t 仍为　连续性时间变量，参数 λ 和 γ 分别表示 Weibull 分布的位置参数和形状参数。在 Weibull 分布中，形状参数 γ 体现了风险率随时间的变化关系，当 $\gamma > 1$ 时，风险率 $h(t)$ 随着时间 t 的增大而增加；反之，当 $\gamma < 1$ 时，风险率 $h(t)$ 随着时间 t 的增大而降低；而指数分布可以看作是当 $\gamma=1$ 时的 Weibull 分布的一个特例，此时，风险率 $h(t)$ 为一恒定常数 λ。

指数分布和 Weibull 分布是构建生存数据资料参数模型时最重要的两种分布状态与参数方法相对，非参数方法虽然在明确生存数据的资料分布状态时并没有那么的高效。但是由于非参数方法的灵活性，且对生存数据没有参数假设的限制，因而往往更常用于生存分析，Kaplan-Meier 估计和 Cox 比例风险回归模型是生存数据分析中最常见的非参数方法。

（二）Kaplan-Meier 估计与 Logrank 检验

Kaplan 和 Meier 于 1958 年提出了采用非参数方法来估计生存分布。假定一受试者来自于未知的生存分布 S，在随访时间点 $t_1 < t_2 < ... < t_k$ 发生了失败事件。试验在 t_j 时间点发生了 d_j 个失败事件，c_j 个受试者在（t_j，t_{j+1}）时间内删失，令 $n_j=(c_j+d_j)+...+(c_k+d_k)$ 为在时间点 t_j 处于风险中的受试者例数。则生存函数的 Kaplan-Meier 极大似然估计为：

$$\hat{S}(t) = \prod_{t_j < t} (\frac{n_j - d_j}{n_j}) \qquad \text{（公式 8-21）}$$

受试者在时间点 t_j 的生存概率为

$$\hat{S}(t_j) = \hat{S}(t_{j-1})(1 - \frac{d_j}{n_j}) \qquad \text{（公式 8-22）}$$

其中，当 $t_0=0$ 时，$\hat{S}(0)=1$。在两个失败事件发生时间之间，$\hat{S}(t)$ 是一个固定的常数。因此，生存函数为一个阶梯函数（step function），它仅在发生失败事件的时间才会发生变化。阶梯函数在一些情况下会存在一定的缺陷，Kooperberg 和 Stone 于 1992 年采用 logspline 的方法得到了生存函数的平滑估计。

$\hat{S}(t)$ 的近似方差可用公式：

$$Var(\hat{S}(t)) = [\hat{S}(t)]^2 \sum_{t_j < t} \frac{d_j}{n_j(n_j - d_j)} \quad （公式 8-23）$$

可进行估计。因此，$S(t)$ 的 $100（1-\alpha）\% \ CI$ 为 $\hat{S}(t) \pm z_{1-\alpha/2}\sqrt{Var(\hat{S}(t))}$，该方法由 Greenwood 在 1926 年提出。它也可以通过 log-log 转换来计算 $S(t)$ 的 $100（1-\alpha）\% \ CI$，即 $\hat{S}(t)^{\exp(\pm z_{1-\alpha}\hat{v}_t)}$，其中，$\hat{v}_t^2 = Var(\hat{S}(t))/[\hat{S}(t)\log\hat{S}(t)]^2$。

由于生存时间倾向于正偏态分布，因此采用中位生存时间来描述生存分布的平均位置是较好的一个选择。中位生存时间 m 是指 50% 的受试者可存活超过的时间。若采用 Kaplan-Meier 方法估计生存函数 $\hat{S}(t)$，则中位生存时间可采用：

$$\hat{m} = \min\{t_j, \hat{S}(t_j) < 0.5\}, j = 1, 2, ..., k \quad （公式 8-24）$$

其中，t_j 为固定顺序的失败事件时间点中的第 j 个时间点。

Logrank 检验是一种用于比较两个或多个生存数据终点常见的非参数统计检验方法。以双臂优效性试验为例，假设检验为：

$$H_0 : S_1(t) = S_2(t) \ \text{vs.} \ H_1 : S_1(t) \neq S_2(t)$$

其中，$S_1(t)$ 和 $S_2(t)$ 分别表示试验组和对照组的生存函数。

假定试验组和对照组中唯一、固定序列时间 $t_1 < t_2 < ... < t_k$ 点发生了失败事件。d_{1j} 和 n_{1j} 分别表示试验组在时间点 t_j 发生失败事件的受试者例数和处于风险的受试者例数；d_{2j} 和 n_{2j} 则分别为对照组在时间点 t_j 发生失败事件的受试者例数和处于风险的受试者例数；$n_j = n_{1j} + n_{2j}$ 为两组在时间点 t_j 处风险的受试者例数。在假定 H_0 成立的情况下，d_{1j} 的期望均数为：

$$e_{1j} = E[d_{1j} | n_{1j}, n_{2j}, d_j] = \frac{n_{1j}d_j}{n_j} \quad （公式 8-25）$$

其方差为：

$$v_{1j} = Var[d_{1j} | n_{1j}, n_{2j}, d_j] = \frac{n_{1j}n_{2j}d_j(n_j - d_j)}{n_j^2(n_j - 1)} （公式 8-26）$$

因此，采用所观察到的失败事件与假定零假设成立情况下的失败事件条件均数差值的总和来构建检验统计量：

$$U = \sum_{j=1}^{k} (d_{1j} - e_{1j}) \quad （公式 8-27）$$

来衡量现有数据偏离零假设的程度。U 的方差可采用公式：

$$V = \sum_{j=1}^{k} \frac{n_{1j}n_{2j}d_j(n_j - d_j)}{n_j^2(n_j - 1)} \quad （公式 8-28）$$

来进行估计。此外，基于中心极限定理，我们可以得到以下检验统计量：

$$L = \frac{U}{\sqrt{V}} \xrightarrow{D} Z \sim N(0,1) \quad （公式 8-29）$$

该检验及被称为 Logrank 检验。Logrank 检验在比例风险和非比例风险假设下均是一种有效的方法，但是它在非比例风险假设下的把握度会被降低。为保证其在非比例风险下的检验把握度，可采用加权之和 U_w 来替代 U，即加权检验统计量：

$$L_w = \frac{U_w}{\sqrt{V_w}} = \frac{\sum_{j=1}^{k} w_j(d_{1j} - e_{1j})}{\sqrt{\sum_{j=1}^{k} w_j^2 v_{1j}}} \quad （公式 8-30）$$

其中，$w_j, j-1,2,...,k$ 为非负权重值。当 $w_j=1$，它即为通常的 Logrank 统计。当 $w_j=n_j$，它即为 Gehan-Wilcoxon 检验。在 Gehan-Wilcoxon 检验中，早期发生的失败事件会相对给予较大的权重，因而它对早期两组间的差异会更为敏感。

（三）Cox 回归模型

在肿瘤临床试验数据分析中，通常会对生存

时间与一个多个解释变量的相关性会感兴趣。例如，分组因素对总生存期或者无进展生存期的影响有多大。这种情况下，我们一般可采用 Cox 回归模型的方法进行统计分析。

假定 $\lambda_0(t)$ 为基线风险函数，给定 $Z=(Z_1, Z_2,...,Z_p)'$ 为 p 个协变量因素，Cox 回归模型为生存时间的条件风险函数：

$$\lambda(t\,|\,Z) = \lambda_0(t)e^{\theta'Z} \qquad （公式 8-31）$$

其中，$\theta=(\theta_1, \theta_2, ..., \theta_p)'$ 表示 p 个协变量因素的回归系数。对于任何两个个体，它们风险函数的比值，即 HR 为：

$$HR(t\,|\,Z=z_1, Z=z_2) = \lambda(t\,|\,z_1)\,/\,\lambda(t\,|\,z_2) = \lambda_0(t)e^{\theta'z_1}\,/\,\lambda_0(t)e^{\theta'z_2} = e^{\theta'(z_1-z_2)}$$
$$（公式 8-32）$$

HR 也是肿瘤临床试验中常用的评估解释变量与生存时间相关性的指标，HR 越接近于 1，则说明该解释变量对生存时间的影响越小。

由以上公式可见，在 Cox 回归模型中，两个个体相对风险的评估不需要考虑基线风险函数 $\lambda_0(t)$，因此 Cox 回归模型属于半参数回归模型（semi-parametric regression model）。此外，风险函数的比值不随时间的改变而改变，在不同时间风险是一样的，因此 Cox 回归模型也被称为比例风险模型（proportional hazard model）。风险函数的比值不随时间的改变而改变是 Cox 回归模型的一个重要假设，它要求每个个体协变量的值在随访过程中保持不变。

假定 $X_1, X_2,..., X_n$ 为 n 个已观测的生存时间，$\Delta_1, \Delta_2, ..., \Delta_n$ 为受试者是否发生预期事件的指示变量，试验中所发生的删失事件均为右删失；此外，假设试验数据中没有同秩的生存时间；则偏似然函数的表达式为：

$$L(\theta) = \prod_{i=1}^{n}\left\{\frac{e^{\theta'Z_i}}{\sum_{j\in\Re(X_i)} e^{\theta'Z_j}}\right\}^{\Delta_i} \qquad （公式 8-33）$$

其中，$Z_j=(Z_{1j}, ..., Z_{pj})$，且 $\Re(X_i) = \{j : X_j \ge X_i\}$

为在 X_i 之前处于风险的受试者的指示变量集。基于偏似然函数，采用 Newton-Raphson 迭代方法得到回归系数 θ 的极大偏似然估计 $\hat{\theta}$，并以此估计解释变量的 HR。

（四）案例

某治疗鼻咽癌患者的随机、双盲、安慰剂对照、多中心临床研究中，计划入组 240 例受试者，符合入组条件的受试者将按照 1∶1 的比例随机分配至试验组或对照组。受试者接受试验组或对照组治疗，直至治疗至疾病进展、毒性不可耐受、接受新的抗肿瘤治疗、撤回知情同意或研究者判断受试者需退出研究。研究每 6 周进行一次肿瘤影像学评价，所有受试者在退出治疗时完成安全性检查和影像学评估。

本研究以 IRC 评估的无进展生存期为主要疗效终点，它定义为从随机开始到首次记录肿瘤客观进展日期或到任何原因导致死亡的时间，以先出现者为准。采用 Logrank 检验比较两组无进展生存期的生存函数。采用 Kaplan-Meier 方法分别计算两组基于 IRC 评价的无进展生存的下四分位数（Q_1）、中位数和上四分位数（Q_3）及其 95%CI（采用 log-log 变换的 Brookmeyer-Crowley 方法），绘制无进展生存率的 Kaplan-Meier 生存曲线图。同时，在比例风险假设成立的前提下，采用 Cox 模型估计两组间风险比并计算其 95%CI（wald 方法）。基于全分析集的分析为主要分析结果。

试验的分析结果见表 8-10。试验组中 57.90% 的受试者观察到疾病进展或死亡事件，中位无进展生存期为 9.7 个月；对照组中 76.14% 的受试者观察到疾病进展或死亡事件，中位无进展生存期为 6.9 个月。经 Logrank 检验，两组间差异具有统计学意义（$P=0.0001$）；Cox 回归分析结果显示，试验组相对于对照组的风险比 HR 及其 95%CI 为 0.58（0.40, 0.78）。试验组与对照组无进展生存期的 Kaplan-Meier 曲线见图 8-10。

表 8-10　基于 IRC 评估的无进展生存期情况（FAS）

		试验组（*N*=114）	对照组（*N*=109）
事件人数	疾病进展［例（%）］	61（53.51）	81（74.31）
	无疾病进展的死亡［例（%）］	5（4.39）	2（1.83）
	截尾［例（%）］	48（42.10）	26（23.85）
无进展生存 时间（个月）	75% 分位数（95%CI）	15.1（12.3,NR）	9.7（8.4,NR）
	中位数（95%CI）	9.7（8.3,11.4）	6.9（5.9,7.3）
	25% 分位数（95%CI）	6.8（5.6,7.2）	5.5（5.4,5.7）
组间比较(vs. 对照组)	风险比（95%CI）	0.58（0.40,0.78）	
	P	0.0001	

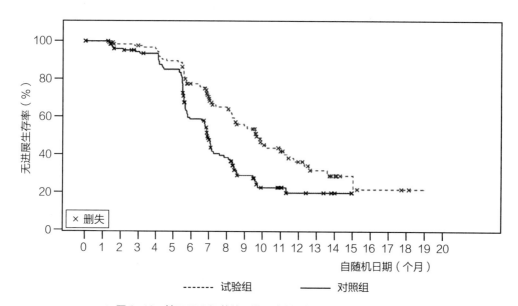

▲ 图 8-10　基于 IRC 评估的无进展生存期的 Kaplan-Meier 曲线图

（蒋志伟　柏建岭）

参考文献

［1］ 陈峰,夏结来. 临床试验统计学 [M]. 北京:人民卫生出版社, 2018.

［2］ JENNISON C, TURNBULL B W. Group Sequential Methods with Applications to Clinical Trials[M]. Boca Raton: Chapman & Hall, 2000.

［3］ CHOW S C, SHAO J, WANG H. Sample Size Calculation in Clinical Research[M]. Clermont: CRC Press Inc., 2003.

［4］ 国家药品监督管理局药品审评中心. 药物临床试验数据监查委员会指导原则（试行）[EB/OL]. http://www.cde.org.cn/news.do?method=largeInfo&id =316eeded88351dbb[2020-10-15].

［5］ STORER B E. Design and analysis of phase I clinical trials[J]. Biometrics, 1989, 45(3): 925-937.

［6］ SIMON R, FREIDLIN B, RUBINSTEIR L, et al. Accelerated titration designs for phase I clinical trials in oncology[J]. J Natl Cancer Inst, 1997, 89(15): 1138-1147.

［7］ DURHAM S D, FLOURNOY N, ROSENBERGER W F. A random walk rule for phase I clinical trials[J]. Biometrics, 1997, 53(2): 745-760.

［8］ LEUNG D H, WANG Y. Isotonic designs for phase I trials[J]. Control Clin Trials, 2001, 22(2): 126-138.

［9］ JI Y, LI Y, BEKELE B N. Dose-finding in phase I clinical trials based on toxicity probability intervals[J]. Clin Trials, 2007, 4(3):235-244.

［10］O'QUIGLEY J, PEPE M, FISHER L. Continual reassessment method: a practical design for phase 1 clinical trials in cancer[J]. Biometrics, 1990, 46(1):33-48.

［11］YIN G S, YUAN Y. Bayesian model averaging continual reassessment method in Phase I clinical trials[J]. Journal of the American Statistical Association, 2009(104): 954-968.

［12］METHA C R, POCOCK S J. Adaptive Increase in Sample Size when Interim Results are Promising: A Practical Guide with Examples[J]. Stat Med, 2011, 30(28): 3267-3284.

［13］SIMON R. Critical Review of Umbrella, Basket and Platform Designs for Oncology Clinical Trials[J]. Clin Pharmacol Ther, 2017, 102(6): 934-941.

［14］WOODCOCK J, LAVANGE L M. Master Protocols to Study Multiple Therapies, Multiple Diseases, or Both[J]. N Engl J Med, 2017, 377(1): 62-70.

［15］SIMON R. Optimal two stage designs for phase II clinical trials[J]. Control Clin Trials, 1989, 10(1): 1-10.

［16］SIMON R, GEYER S, SUBRAMANIAN J, et al. The Bayesian basket design for genomic variant-driven phase II trials[J]. Semin Oncol, 2016, 43(1): 13-18.

［17］CHEN C, LI X, YUAN S, et al. Statistical design and considerations of a phase 3 basket trial for simultaneous investigation of multiple tumor types in one study[J]. Statistics in Biopharmaceutical Statistics, 2016(8): 248-257.

［18］YUAN S S, CHEN A, HE L, et al. On groups sequential enrichment design for basket trial[J]. Statistics in Biopharmaceutical Statistics, 2016, 8(3): 293-306.

［19］GALLO P, CHUANG-STEIN C, GRAGALIN V, et al. Adaptive design in clinical drug development-an executive summary of the PhRMA Working Group（with discussion）[J]. J Biopharm Stat, 2006, 16(3): 275-283.

［20］GOULD A L, SHIH W J. Modifying the design of ongoing trials without unblinding[J]. Stat Med, 1998, 17(1): 89-100.

［21］DRAGALIN V. Adaptive designs: terminology and classification[J]. Drug Inf J, 2006(40): 425-435.

［22］GOULD A L, SHIH W J. Sample size re-estimation without unblinding for normally distributed outcomes with unknown variance[J]. Communications in Statistics – Theory and Methods, 1992, 21(1): 2833-2853.

［23］CUI L, HUNG H M J, WANG S J. Modification of sample size in group sequential clinical trials[J]. Biometrics, 1999, 55(3): 853-857.

［24］ANTONIJEVIC Z, BECKMAN R A. Platform Trials in Drug Development: Umbrella Trials and Basket Trials[M]. Boca Raton: CRC Press Inc., 2019.

［25］TOURNEAU C L, LEE J J, SIU L L. Dose escalation methods in phase i cancer clinical trials[J]. J Natl Cancer Inst, 2009, 101(10):708-720.

第9章
肿瘤临床研究的模型构建与验证

一、临床研究模型概述

（一）基本概念

不同于肿瘤基础研究，肿瘤临床研究主要在人群中开展，重在探索肿瘤预防、诊断、治疗等临床实践的一般规律，是解决肿瘤临床实践的应用性研究。本章节将从临床流行病学中统计模型构建的基本原则入手，介绍临床研究模型构建的一般思路、主要方法及模型评估，并结合肿瘤临床研究的具体实例，阐述临床研究模型在肿瘤防治实践中的应用。

本章节介绍的临床研究模型，是指采用特定的数理统计方法，对临床流行病学数据进行整理和分析，总结出专门的数学公式或模型，以便对临床问题做出定量回答。临床研究模型，既是临床流行病学研究中一种重要的方法学，也是解决临床实践问题的一种呈现形式。临床研究模型的构建与验证，是针对明确的临床研究问题，具有明确的研究目的，采用特定的数理统计方法，利用研究和数据特征，科学、定量地解决临床实际问题。例如，通过临床资料的收集与分析，确定增加肿瘤发病风险的危险因素，构建肿瘤发病风险预测模型，可以应用于肿瘤高危人群筛查；再比如，研究肿瘤患者接受治疗后的生存时间及相关影响因素，研发肿瘤预后风险评估模型，有助于向患者提供个体化的治疗方案。这里需要强调，临床研究模型的构建或研发，不是简单的统计学游戏，更不能一味追求数理统计方法的复杂性和

新颖性。开发临床研究模型，首先是提出一个有意义的临床研究问题；如果问题不明确，再好的统计模型都无法做出合理的回答，甚或给出南辕北辙的答案，错误地影响临床决策。

（二）临床研究模型的主要类别

根据临床研究问题和设计类型的不同，临床研究模型主要可分为诊断模型、预后模型等。诊断模型关注的是基于研究对象的临床症状和特征，诊断当前患有某种疾病的概率，多见于横断面研究；预后模型关注的是在当前身体状况下，未来一段时间内发生某临床事件（发病、复发、伤残、死亡等）的概率，多见于队列研究。诊断模型与预后模型的划分，只是从临床研究问题的角度来区分，从统计模型构建的角度来说，两者并无本质差别，都需要根据研究问题和数据特征，选择最合适的统计指标，对有关指标进行参数估计和假设检验。

（三）临床研究模型中的数据和变量

构建临床研究模型之前，必须了解临床数据中变量的分类、用途和特征。在一般的临床流行病学研究资料中，我们可以把变量归结为以下几种类型：暴露、结局、混杂因素、效应修饰因素和其他变量。识别这些数据和变量是开展统计分析、构建模型的基础。例如，在研究吸烟和肺癌关系的队列研究中，吸烟是暴露因素，肺癌是结局指标，年龄、性别和肺癌的其他危险因素是潜

在的混杂因素，同时也是潜在的效应修饰因素。其他变量可能包括患者的联系方式、家庭住址等信息，这些信息也录入在数据库中，可能在患者联系和后期随访中发挥作用，但一般不直接参与数据分析和统计建模。

二、肿瘤临床研究模型构建

在肿瘤临床研究中常常需要探寻影响肿瘤发生发展的危险因素，或者是评估具体治疗措施给肿瘤患者带来的获益及风险。由于人体的复杂性，往往需要同时分析多个因素（自变量）对结局指标（因变量）的影响。例如，一个人是否发生乳腺癌，受年龄、遗传、环境、生活方式、生育史等多种因素影响；肺癌患者的预后与治疗方案有关，也与患者的病理分型、既往病史及身体状况相关。如何从诸多影响因素中筛选出有统计学意义且有临床意义的关键因素，构建相应的统计模型，从而在多种影响因素同时存在的情况下评估某些影响因素对结局指标的贡献大小，以便在疾病的预防、诊断、治疗、预后评估等临床过程中做出合理决策，这是开展临床研究模型构建的主要任务。

总之，临床研究模型的基本原则和方法，都适用于肿瘤临床研究。当然，在肿瘤临床研究模型的构建方面，也有其自身特点，如肿瘤临床研究中的结局指标多为分类变量（比如肿瘤发病与否、治疗后是否好转等），多适于诊断模型或短期预后模型，常用 Logistic 回归拟合；还有一类结局指标，同时要评估事件是否发生和发生的时间，比如结直肠癌手术的预后及生存时间，这里"事件 – 时间"变量多用于长期预后评价，通常可构建 Cox 回归模型。

（一）Logistic 回归模型

大家比较熟悉多重线性回归（multiple linear regression）模型，用于研究一个连续型因变量和多个自变量之间的线性关系。但是多重线性回归模型要求因变量是连续型变量且服从正态分布。在肿瘤临床研究中，如果结局指标（因变量）是分类变量，就不满足多重线性回归模型的适用条件。处理该类数据常用 Logistic 回归模型（Logistic regression model）。Logistic 回归模型是研究二分类或多分类因变量与某些影响因素之间关系的一种多重回归分析方法。例如，研究胃癌的发生与吸烟、饮酒、不良饮食习惯等危险因素的关系。在流行病学研究中，虽然可以用 Mantel-Haenszel 分层分析方法分析多个因素的混杂作用，但这种经典方法有其局限性，随着混杂因素的增加，分层越来越细，致使每层内的数据越来越少，难以估计相对危险度。Logistic 回归模型较好地解决了上述问题，已经成为临床医学研究中，特别是在病因学探索、疾病风险预测以及治疗效果评估等临床问题研究中，最常用的统计分析方法之一。

1. 构建 Logistic 回归模型的基本形式

Logistic 回归模型的因变量 y 为分类变量，我们以二分类变量为例进行说明。通常将因变量 y 编码为 0 和 1，以 $y=1$ 代表研究者关注的结局，以 $y=0$ 代表与之对立或相反的结局。假设对 y 可能的影响因素（即自变量）有 p 个，记为 X_1, X_2,..., X_p。在 p 个自变量作用下，$y=1$ 发生的概率记为 π，$y=0$ 的概率为 $1-\pi$。所谓构建 Logistic 回归模型，就是要建立 π 与 X_1, X_2,..., X_p 回归关系，因 π 为概率，其取值区间在 [0,1] 之间，而 $X_1 \sim X_p >$ 的线性组合（$\beta_0+\beta_1 X_1+\beta_2 X_2 +...+\beta_p X_p$）取值区间在（$-\infty$, ∞）间变化，两者难以对等起来。因此，对 π 做 logit 变换，logit(π)=ln（π/（$1-\pi$）），logit(π) 的取值区间为（$-\infty$, ∞），可以与影响因素（自变量）的线性组合取值区间对等。此时可以构建 Logistic 回归模型，其基本形式如下。

$$logit(\pi)=\ln\left(\frac{\pi}{1-\pi}\right)=\beta_0+\beta_1 X_1+\beta_2 X_2+...+\beta_p X_p$$

（公式 9-1）

β_0 为常数项，β_1, β_2,..., β_p 为 logistic 回归系数。经过简单的指数变换，利用上述 Logistic 回归模型就可以求出当 β_1, β_2,..., β_p 为某一组确定数值时（即已知某一人群的影响因素数据时），对应的 π 值（结局指标 $y=1$ 发生的概率）。

举几个例子说明。有学者在江苏省扬中市依托食管癌专病队列项目，调查食管癌高危人群危险因素流行现状，探讨危险因素聚集的影响因素。该研究抽取了扬中市 2591 例 40—69 岁高危人群，通过面对面式询问收集研究对象的人口学、社会经济地位信息，以及饮酒、吸烟、热茶摄入、烫热食物摄入、进食过快、室内空气污染、牙齿缺失等食管癌危险因素信息，进一步定义研究对象同时存在 2 个及以上危险因素时为危险因素聚集（即结局指标 $y=1$），否则没有危险因素聚集（即结局指标 $y=0$）。以危险因素是否聚集为因变量（y），以人口学及社会经济地位等指标作为自变量（β_1，β_2，...，β_p），通过构建多因素 Logistic 回归模型，性别（男性）、年龄（50 岁及以上）、文化程度（小学及以下）和居住地（农村）是食管癌危险因素聚集的独立影响因素，分析提示男性、年龄大、文化程度低和农村地区居民是食管癌预防及健康教育的重点人群。

吴江等回顾性分析 2013—2020 年内镜中心诊治的 560 例消化道早癌患者临床资料，患者均由同一内镜医师团队进行内镜黏膜下剥离术（endoscopic submucosal dissection，ESD），采用 Logistic 回归模型分析 ESD 术后出血的危险因素，结果显示患有高血压、操作时间 > 90min、最大病灶直径 ≥ 3cm、病灶位于直肠，是消化道早癌患者 ESD 术后出血的危险因素。研究者进一步根据这些筛选出的危险因素，建立 ESD 术后出血风险预测模型，采用受试者工作特征曲线（receiver operating curve，ROC）评价该模型的预测价值，ROC 曲线下面积（area under the curve，AUC）为 0.865（95%CI 0.849～0.976），初步提示用高血压、操作时间、最大病灶直径、病灶位置四个危险因素构建的预测模型，能够较好地预测消化道早癌患者 ESD 术后出血风险。

2. 应用 Logistic 回归模型的注意事项

从上述举例中可以看出，Logistic 回归模型可以对影响结局指标的因素进行分析，筛选相应的危险因素；也可以对结局做出概率性的预测和判断。在应用 Logistic 回归模型进行影响因素

分析或者预测模型构建时，需要注意研究对象个体间的独立性。研究对象间彼此独立，是构建 Logistic 回归模型的要求。如果研究个体存在聚集性特征时，例如在家系调查中，同一家庭内部成员之间在遗传、生活环境、饮食等存在一定的内部相关性，此时就不能采用经典的 Logistic 回归模型，可考虑采用混合效应模型等更复杂的方法进行模型构建。

Logistic 回归模型的因变量可为二分类、无序多分类或有序多分类变量，以二分类变量较为常见。在不同类型肺癌的影响因素研究中，因变量为肺癌分型，结局指标可分为腺癌、鳞癌、不明类型等，此时的因变量属于无序多分类变量。如果研究某种治疗措施对胃癌患者预后的影响，结局指标可以是患者恢复良好、一般、较差的等级指标，这类因变量属于有序多分类变量。当因变量为无序或有序多分类变量时，需要应用多分类 Logistic 回归分析。

（二）Cox 回归模型

在肿瘤临床研究中，有时除了考虑某种结局的发生与否，还需考虑发生该结局所经历的时间长短，此时研究者关注的临床资料兼有时间和结局两种属性，被称为生存数据。这种将结局终点是否出现以及达到结局终点所经历的时间结合起来分析的一类统计分析方法称为生存分析。并且，研究对象出现结局事件以及所经历的时间长短往往受多种因素的影响。例如，肿瘤患者的生存时间可能与患者的年龄、病情、心理状况、治疗措施等因素有关。由于此类生存数据的分布通常不服从正态分布，有时甚至不知道其分布类型，不能采用多重线性回归模型进行分析。此时，可以构建 Cox 比例风险回归模型（简称 Cox 回归模型），该模型由英国生物统计学家 D. R. Cox 提出，以生存结局和生存时间为因变量，可同时分析众多因素对生存时间的影响，在肿瘤临床研究中应用广泛。

1. 构建 Cox 回归模型的基本形式

Cox 回归模型中涉及两个重要的概念：终点

事件和生存时间。终点事件，泛指某种处理措施失败或失效的特征事件，一般根据研究目的确定，如淋巴瘤患者化疗后的复发、肾上腺皮质癌患者的死亡、职业暴露人群中肺癌的发病等，均可作为终点事件。另一个重要概念是生存时间（survival time），一般指观察对象从观察起点到出现某终点事件所经历的时间。例如，研究肾上腺皮质癌患者接受某种治疗后的生存状况，观察起点是患者第一次接受治疗开始，终点事件定义为死于肾上腺皮质癌，从起点到终点的时间间隔即为患者接受治疗后的生存时间。如果终点事件不是死亡，而是某种疾病的发病或复发，从观察起点到终点对应的时间间隔可能是患者随访时间或复发时间等，但本质上与生存时间类似，仍适用于 Cox 回归模型。Cox 回归模型的基本形式是：

$$h(t,x)=h_0(t)\exp(\beta_1 X_1+\beta_2 X_2+...+\beta_p X_p)（公式 9-2）$$

其中，$h(t,x)$ 表示具有协变量 x 的个体在时刻 t 的风险率；$h_0(t)$ 为基准风险率，即协变量 X_1，X_2,..., X_p 均为 0 时的风险率，β_1, β_2,...,β_p 为协变量的偏回归系数。公式右侧实际上可看作两部分的乘积，一部分是 $h_0(t)$，其分布无明确假定，这是非参数部分；另一部分 $\exp(\beta_1 X_1+\beta_2 X_2+...+\beta_p X_p)$ 是参数部分，该部分的参数可以通过样本的实际观察值来估计。由于 Cox 回归模型由非参数和参数两部分组成，属于半参数模型。通过构建 Cox 回归模型，本质上是对风险函数 $h(t,x)$ 进行回归分析，描述终点事件发生风险随时间的变化情况，不同特征人群在不同时刻的风险率不同，在完成参数估计后可计算出不同特征人群每一时刻的风险率。

举几个例子说明。杨立等研究影响胸腺瘤预后的相关因素，对当地医院 239 例胸腺瘤患者的临床资料及随访结果进行分析，终点事件为患者死亡，生存时间为确诊日期到死亡（或随访结束）的时间，建立 Cox 回归模型，分析显示肿瘤切除范围、是否侵犯大血管、世界卫生组织分型、Masaoka 分期是影响胸腺瘤患者远期生存率的独立因素。再如，李婵等收集了 124 例老年非小细胞肺癌患者的临床病理资料、治疗前的检验结果与随访资料，随访 5 年内患者是否死亡、记录死亡时间等。构建 Cox 回归模型，分析显示 KPS 评分、临床分期、原发灶和血清白蛋白是影响非小细胞肺癌患者预后的独立因素。

2. 应用 Cox 回归模型的注意事项

Cox 回归模型是在肿瘤临床研究中广泛应用的重要模型，可用于评估肿瘤发病风险、预后判断等临床问题，预测结局事件的发生概率是 Cox 回归模型的重要应用之一。Cox 回归模型在评估自变量（影响因素）和因变量（结局指标）之间的关联时，用风险比（hazard ratio，HR）及其95%CI 来衡量关联效应值的大小。当给定每一个研究对象自变量的取值后，可通过所构建的 Cox 回归模型计算生存曲线，预测个体疾病发生风险。另外，与 Logistic 回归模型类似，Cox 回归模型也可用于影响因素分析，确定与生存状况相关联的多种因素。

应用 Cox 回归模型的前提是数据资料满足"比例风险假定"，只有满足此基本假定的前提下才可运用 Cox 回归进行模型构建。比例风险假定的检验方法包括 Kaplan-Meier 生存曲线法、累计风险函数的图示法、Schoenfeld 残差法等，具体方法可参考专业书籍和文献。

（三）其他模型构建方法简介

肿瘤临床研究中，由于影响疾病发生发展的病生理机制十分复杂，对疾病病因和相关影响因素的识别十分困难，且各种因素间可能存在交互作用、多重共线性等复杂的数据关系。近年来，一些新的数据处理和分析方法应用于临床模型的构建。例如，Lasso（Least absolute shrinkage and selection operator）回归方法通过构造一个惩罚函数，可以实现复杂数据降维，得到较为精炼的统计模型，在处理存在多重共线性的样本数据时具有明显优势。Lasso 回归的特点是在拟合广义线性模型的同时进行变量筛选（variable selection）和复杂度调整（regularization）。这里的变量筛选，是指所有变量不会都进入模型中，而是通过一定的选择标准把部分变量放入模型，从而得到更好的性能参数。复杂度调整是指通过一系列参数控制模型的复杂度，从而避免过度拟合。对于线性模型来说，复杂度与模型的变量数有直接关系，变量数越多，模型复杂度就越高。更多的变量在模型拟合时往往可以给出一个看似更好的模型，但是同时也可能过度拟合，此时如果用独立的临床数据去验证模型，通常效果不佳。Lasso回归方法，就是以缩小变量集为思想，通过构造惩罚函数，将变量的系数压缩并使某些变量的回归系数变为0，进而达到变量筛选和复杂度调整的目的。另外，还可以应用最大相关最小冗余法（maximal relevance and minimal redundancy，MRMR）、随机森林法（random survival forest，RSF）等，进行模型构建中的变量筛选。

这些新方法在国内临床研究中逐渐受到关注，近年来也应用于肿瘤临床模型的相关研究。季顾惟等基于计算机断层扫描（computed tomography，CT）检查影像组学探讨了早期肝细胞癌切除术后肿瘤复发的预测模型。其收集了243例行肝切除术治疗早期肝细胞癌患者的临床病理资料；利用影像组学技术，从CT检查动脉期和门静脉期的肿瘤内部及周边分别提取定量图像特征，每位患者提取3384个影像组学特征参数，通过整合MRMR得分和RSF重要性排序前20位影像组学特征，筛选出37个影像组学特征，进一步采用Lasso回归联合Cox回归分析进一步降维，最终筛选出肿瘤部位、扫描时相、权重系数等7个重要影像特征参数，构建了早期肝细胞癌切除术后肿瘤复发的预测模型。陈育阳等测定了呼吸科153例胸腔积液患者的4种肿瘤标志物（CEA、CA125、CA15-3及CA19-9）在血清和胸腔积液中的浓度，应用Lasso变量筛选方法联合Logistic回归模型，分析发现联合应用CEA、CA15-3及CA19-9构建的诊断模型，有助于区分良性和恶性胸腔积液。再如，复旦大学附属中山医院收集了2.6万例因恶性肿瘤住院患者的临床资料，提取了43个候选变量，通过Lasso回归筛选出22个与急性肾损伤发生显著相关的变量，联合贝叶斯网络分析构建了急性肾损伤发病风险预测模型。

三、肿瘤临床研究模型的验证

临床流行病学研究中，即使针对同一临床问题，不同研究者收集的临床资料或者同一研究者在不同地点、不同时期收集的临床资料，所构建出的临床研究模型可能完全不同。一个临床模型的应用效果可能因使用场景、研究对象特征的变化而变化。因此，一个完整的临床模型（如诊断模型、预测模型）研究不仅应该包括临床模型的构建，还需要开展临床模型的验证研究。这里介绍模型验证研究的一般思路和方法，适用于包括肿瘤在内的多种慢性疾病临床研究。

模型验证一般可以分为内部验证和外部验证。模型的内部验证是为了检验模型的可重复性（reproducibility），所使用的数据集与建模数据（亦称为训练集）同源，常用的内部验证方法包括随机拆分验证、交叉验证以及Bootstrap重抽样等方法，目前Bootstrap重抽样方法较为推荐。Bootstrap方法根据技术细节，又细分为简单Bootstrap法，加强Bootstrap法。简单Bootstrap法最为直观，直接将n次重抽样获得的模型表现进行平均，评价模型内部验证的表现。而加强Bootstrap法是通过计算模型表现在训练集和验证集中的差异，得到模型表现的高估值（optimism），并根据高估值进一步调整模型表现。例如，Xing等利用"中国人群动脉粥样硬化性心血管疾病风险预测项目"（简称China-PAR队列），基于2.1万人平均12.3年的随访，构建了适于我国人群脑卒中风险评估的预测模型，采用10折交叉验证方法评价模型的内部有效性，利用Bootstrap方法进行风险分层结果的内部验证。

模型的外部验证是为了体现模型的外推性或普适性（generalizability），需利用建模数据以外、在时间或地区空间上完全独立的数据源进行验证。根据外部验证数据来源的不同，外部验证又细分为时段验证（temporal validation）、空间验证（geographical validation）、领域验证（domain validation）。时段验证是在模型开发过程中继续收集数据，在模型开发完成后，利用新收集的数据对模型进行外部时段验证。空间验证是将开发的临床模型在其他地区甚至其他国家的数据中进行验证，空间验证比时段验证更好地检验了临床模型的泛化能力。领域验证（domain validation），是指在不同的临床应用场景中对模型进行验证，如模型开发时是基于医院的患者数据，在领域验证时可以利用社区居民数据来评价该模型在不同人群中的应用价值。

在临床模型研究中，往往研究者只重点报告了模型构建过程的数据来源、方法和结果。为了提高临床模型研究的质量并且使所开发的模型更有公信力，就需要研究者在模型构建之后重视开展模型的内部验证和外部验证，以评估模型的可重复性和普适性。研究者利用临床数据，可以将临床模型的构建和验证结果，合并在一篇论文中同时报告；也可以对他人已发表的临床模型进行单纯的外部验证研究，评价既往模型在现有临床数据中的应用价值。

四、小结

肿瘤临床研究模型的构建与验证，涉及的统计方法和操作流程较多，该领域的研究进展也很快，难以在较短篇幅内面面俱到。本章节重点介绍了临床研究模型构建与验证的基本概念和常用方法，结合肿瘤临床研究的具体案例，分析了不同模型构建方法的适用场景及应用特点，介绍了模型验证的研究思路，希望读者在今后的研究工作中不断实践。

另外，国际上越来越重视临床研究的报告规范。临床模型的研究是临床医学实践的重要支撑。因此，一个设计良好的临床模型研究，应该严谨规范地报告临床模型构建与验证的信息，以便促进临床模型在学术同行中的交流和外部验证。由多国流行病学家、统计学家等多学科专家构成的协作组在 2015 年发布了《个体预后或诊断的多变量预测模型透明报告》（*Transparent Reporting of a Multivariable Prediction Model for Individual Prognosis or Diagnosis*，*TRIPOD*）。该报告旨在规范多变量预测模型研究论文的报告过程，从标题和摘要、前言、方法、结果、讨论、其他信息六大部分 22 个条目，为预测模型类研究论文的报告提供了框架；不仅是风险预测模型，关于临床诊断、疗效和预后评估等多种应用场景的临床模型构建及验证，都适用于 *TRIPOD* 规范。遵循 *TRIPOD* 规范可改善临床研究模型的报告质量，便于其他研究人员对模型构建与验证的细节进行综合评估，值得肿瘤临床研究人员重视，提高研究质量和报告质量。

最后需要强调的是，随着对疾病认识的不断加深，新的危险因素和治疗措施出现，人群特征的变化等，即使是既往研究中经过良好验证的临床模型，也需要不断进化、动态更新。伴随网络技术的发展、数据收集和存储成本的下降，新的大数据挖掘和分析技术不断涌现，基于机器学习、人工智能等技术收集分析海量数据，构建更加精准、个体化的临床模型成为可能。无论是采用传统的还是采用较新颖的方法所开发的临床模型，能够切实服务于临床医生和患者，有效提高医疗决策的获益、降低医疗决策的风险、优化医疗资源配置，才是临床模型构建与验证的根本目的。

（杨学礼 刘 淼）

参考文献

[1] 巩欣媛，陈纪春，李建新，等. 中国农村地区成年人体力活动与高血压发病的关系 [J]. 中华预防医学杂志，2018,52(6):615-621.

[2] SZKLO M, NIETO J. Epidemiology: Beyond The Basics[M].3rd edition. Sudbury: Jones & Bartlett Publishers,2006.

[3] 李晓松. 卫生统计学 [M]. 8 版. 北京：人民卫生出版社，2017.

[4] Wang X, Yang X, Li J, et al. Impact of healthy lifestyles on cancer risk in the Chinese population[J]. Cancer, 2019, 125(12):2099-2106.

[5] 冯祥，宋统球，钱东福，等. 江苏省扬中市食管癌高危

人群危险因素及其聚集性 [J]. 中华疾病控制杂志 ,2021, 25(3):317-322.

[6] 吴江 , 吴涛 , 庞澜 , 等 . 内镜黏膜下剥离术治疗消化道早癌术后出血的风险模型构建 [J]. 医学研究生学报 ,2021, 34(2):155-160.

[7] HU Z, LIU F, LI M, et al. Associations of variants in the CACNA1A and CACNA1C genes with longitudinal blood pressure changes and hypertension incidence: the gensalt study[J]. Am J Hypertens, 2016, 29(11):1301-1306.

[8] 杨立 , 范翔宇 , 陆冬玲 , 等 . 胸腺瘤 239 例预后相关因素分析 [J]. 中华肿瘤防治杂志 , 2016,23(18):1264-1267.

[9] 李婵 , 李涛 . 老年非小细胞肺癌患者预后影响因素分析 [J]. 中华肿瘤防治杂志 ,2020,27(22):1844-1849.

[10] TIBSHIRANI R. Regression Shrinkage and Selection Via the Lasso[J].Journal of the Royal Statistical Society, 1996, 58(1):267-288.

[11] HUANG Y Q, LIANG C H, HE L, et al. Development and validation of a radiomics nomogram for preoperative prediction of lymph node metastasis in colorectal cancer[J]. J Clin Oncol,2016,34(18):2157-2164.

[12] 季顾惟 , 王科 , 吴晓峰 , 等 . 基于 CT 检查影像组学早期肝细胞癌切除术后肿瘤复发的预测模型构建及其应用价值 [J]. 中华消化外科杂志 ,2020(2):204-216.

[13] 陈阳育 , 徐莉莉 , 伍燕兵 , 等 . 血清及胸腔积液中四种肿瘤标志物联合应用对良恶性肿瘤鉴别诊断价值的评估 [J]. 中华肿瘤防治杂志 ,2021,28(3):212-222.

[14] 李阳 , 陈晓泓 , 王一梅 , 等 . 基于 LASSO 变量选择联合贝叶斯网络构建恶性肿瘤相关急性肾损伤（AKI）风险预测模型 [J]. 复旦学报 (医学版),2020,47(4):521-530.

[15] 谷鸿秋 , 王俊峰 , 章仲恒 , 等 . 临床预测模型 : 模型的建立 [J]. 中国循证心血管医学杂志 ,2019,11(1):14-16+23.

[16] 王俊峰 , 章仲恒 , 周支瑞 , 等 . 临床预测模型 : 模型的验证 [J]. 中国循证心血管医学杂志 ,2019,11(2):141-144.

[17] XING X, YANG X, LIU F, et al. Predicting 10-year and lifetime stroke risk in Chinese population[J]. Stroke,2019,50(9):2371-2378.

[18] COLLINS G S, REITSMA J B, ALTMAN D G, et al. Transparent reporting of a multivariable prediction model for Individual Prognosis or Diagnosis (TRIPOD): the TRIPOD statement[J]. Ann Intern Med, 2015,162(1):55-63.

[19] YANG X, LI J, HU D, et al. Predicting the Ten-Year Risks of Atherosclerotic Cardiovascular Disease in Chinese Population: The China-PAR Project[J]. Circulation, 2016;134:1430-1440.

第 10 章
肿瘤临床研究终点选择与疗效评估

一、肿瘤临床研究终点

（一）肿瘤临床研究终点的概述

目前的肿瘤临床研究中，除了肿瘤的流行病学中病因、发病率或死亡率研究外，随着抗肿瘤药物的研发或技术的改进，越来越多的新型药物应用于临床，如何合理评价这些抗肿瘤药物的疗效和安全性，是肿瘤临床研究的必然要求和亟待解决的问题。而要想回答好这一问题，在肿瘤临床研究中，合理选择和应用研究终点指标是非常必要的。

在肿瘤临床研究中根据研究内容或者侧重点不同，临床研究终点亦不同。鉴于目前的临床研究热点主要是抗肿瘤药物研究，所以本部分重点探讨如何选择抗肿瘤药物的临床研究终点。

抗肿瘤药物的临床研究终点，主要目的是评估抗肿瘤药物的有效性、安全性和经济学等，根据不同的临床试验研究要求，研究终点有所不同。

（二）肿瘤临床研究终点的分类

根据肿瘤临床研究的关注侧重点不同，大致可分为三类：研究抗肿瘤药物的疗效指标、关注药物安全性的指标、评估肿瘤患者生活质量的指标等。

1. 抗肿瘤药物的疗效指标

(1) 总生存期：总生存期是指从患者随机开始，直到死亡的时间。

总生存期的主要优点：第一，肿瘤治疗优先关注的重点是能否使患者生存期更长，这个理念在医学界和公众的评价标准中，都是最容易接受，也是最受到关注的，所以通常总生存期被认为是临床研究终点的金标准；第二，总生存期除了可以反映药物治疗的疗效，又可以在一定程度上体现药物的安全性，因此只有兼顾了疗效和安全性的药物，才能最终被认为是真正好的治疗方案，这也是总生存期目前在抗肿瘤药物临床研究中广泛应用的原因。

但是总生存期作为临床研究终点，也存在一些缺点。第一，对于某些生存期较长的肿瘤，比如肺癌、乳腺癌等，在以总生存期为临床研究终点研究中，随访时间较长，容易导致失访情况，从而在研究结果中产生偏倚，所以，在肿瘤临床试验中常常会用到 5 年或者 10 年生存率测量指标，也就是某种肿瘤经过各种综合治疗后，生存 5 年以上的患者比例；第二，对于判断新药疗效研究中，如果在肿瘤临床研究中把总生存期作为主要研究终点，总生存期还受到新药治疗失败后，后线抗肿瘤治疗的影响，这样可能掩盖了新药的真正疗效；第三，在以总生存期为研究终点的肿瘤临床研究中，随访和记录总生存期的时间总体需要较长，从而影响新药的及时上市及临床可及性；尤其是对于某些罕见肿瘤来说，本身有效的药物选择相对较少，新药的加速审批及可及性就显得尤为重要，这一点也是需要关注的。

(2) 无进展生存期：是指从随机化开始到肿瘤发生（任何方面）进展或（因任何原因）死亡

的时间。

无进展生存期的优点：第一，与前面提到的总生存期相比，包含了肿瘤发生进展的评估，而肿瘤发生进展往往早于死亡事件发生，所以无进展生存期常常短于总生存期，这对于缺乏有效治疗的新药加速审批及上市是非常重要的；第二，因为无进展生存期也是药物疗效的重要指标，而且具有随访时间短、人力物力等投入较少等特点，所以更容易在较短时间内有新药无进展生存期疗效的初步结果，而这些初步结果可为开展大型随机对照研究提供进一步临床研究的基础。

无进展生存期的缺点：第一，在不同肿瘤中，无进展生存期并不总是和总生存期具有很好的相关性，尤其是生存期相对较长的肿瘤，会受到当前治疗方案失败后，后续抗肿瘤治疗影响，导致无进展生存期与总生存期的相关性降低。第二，肿瘤患者并非都是死于肿瘤进展，也有可能是其他疾病导致死亡的情况，这也是导致无进展生存期与总生存期的相关性产生偏倚的重要原因；因此，如果不加区分地用无进展生存期来预测总生存期往往会出现失误，在肿瘤临床研究终点设计中，需要结合具体的肿瘤类型来具体分析。第三，无进展生存期的评估基于影像学评价为主，而影像学评估受到一定的个人因素影响，从而导致不同研究者或研究者与独立评审委员会之间，在疗效评价方面存在一些误差，导致研究结果的偏倚。

(3) 疾病进展时间（time to progress，TTP）：是指从随机化开始到肿瘤发生（任何方面）进展的时间。

疾病进展时间的优点：第一，疾病进展时间不包括因肿瘤并发症或者其他因素导致死亡的情况，所以只是包含肿瘤发生进展的时间；第二，相比于无进展生存期来说，更能反映当前治疗方案的直接疗效，所以某种程度上，疾病进展时间是一个可被接受的肿瘤临床研究终点。

疾病进展时间的缺点：第一，和无进展生存期类似，在肿瘤多重治疗中，疾病进展时间亦受到后续或交叉抗肿瘤治疗的影响，导致疾病进展时间与总生存期的相关性下降；第二，如果受试

者在肿瘤进展前出现死亡，不能准确评估疾病进展时间情况，或者说这时记录的疾病进展时间可能是不准确的，导致随访中出现删失数据，从而导致研究结果的偏倚。

(4) 无病生存期：是指从随机化开始至疾病复发或（因任何原因）死亡的时间。

无病生存期的优点：无病生存期是评价疾病复发相关的指标，所以，这个指标最常用于根治性手术或放疗后的辅助治疗的研究。

无病生存期的缺点：第一，在肿瘤根治性治疗术后，疾病的复发与否，需要定期随访，对于复发风险相对低的肿瘤而言，无病生存期的随访需要相对较长的时间，同样面临随访困难、甚至失访等情况；第二，在肿瘤随访期间，肿瘤复发的确认，也需要影像学评估等问题，如果出现患者依从性差，或者没有按照试验方案要求定期影像学检查或者出现院外死亡事件，也会出现无法确定复发的情况，从而导致数据删失情况。

(5) 客观缓解率：是指肿瘤体积缩小达到预先规定值并能维持最低时限要求的患者比例，其分析的是完全缓解和部分缓解比例之和。

客观缓解率的优点：第一，客观缓解率是一种直接评估抗肿瘤药物疗效的指标，观察指标客观、准确，一般作为肿瘤临床研究的初步探索指标；第二，通常情况下，随访疗效客观缓解率所需时间较短，失访或者删失数据比较少。

客观缓解率的缺点：客观缓解率是作为疗效评价指标，从开始出现疗效直至证实出现肿瘤进展的这段时间，包含了疗效达到完全缓解和部分缓解的情况，但是并不包括疾病稳定的情况；然而疾病稳定的状态，也是提示药物有效的一个指标，所以这个疗效评价指标，并不能完全反映当前治疗整体的疗效情况。

2. 药物安全性指标

(1) 不良事件：是指临床试验受试者接受一种药物后出现的临床症状表现，但需要注意的是不良事件并不一定与当前的治疗有因果关系。目前肿瘤临床研究中，不良反应评价推荐使用常见不良反应事件评价标准（common terminology

criteria for adverse event，CTCAE），进行相应的不良事件分级及报告。

（2）剂量限制性毒性：药物的剂量和疗效之间并非简单的线性关系，即在一定范围内，随着药物剂量的增加，药物的疗效也在相应的提高，但当药物达到一定剂量后，会因为严重的药物不良反应，如心脏毒性、肺脏毒性、肝肾毒性或更多的骨髓抑制等，限制药物剂量的进一步提高。这个评价指标是药物临床试验早期应用比较多的安全性指标之一。

（3）最大耐受剂量：是指在外来化合物急性毒性实验中，化学物质不引起受试对象（实验动物）出现死亡的最大剂量。这个指标也是评价新药早期临床试验安全性的指标。

3.评估肿瘤患者生活质量的指标

（1）生活质量评价（quality of life, QoL）：又被称为生存质量或生命质量，在医学研究领域中，主要是指对个体生理、心理、社会功能三方面的状态评估，从而全面评价生活质量的优劣。

（2）患者报告的临床结局：是指直接来自于患者对自身健康状况、功能状态以及治疗感受的报告，这些数据通过一系列标准化问卷收集而来，需要说明的是，问卷过程中不包括医护人员及其他任何人员进行解释等干扰因素。

（三）肿瘤临床研究终点的合理选择及应用

在肿瘤临床研究中，包含了总生存期、无进展生存期、无病生存期、客观缓解率、生活质量评价等研究终点，针对如此众多的上述临床研究终点，通常认为，总生存期和生活质量评价被归类为以患者为中心的终点，其他的被归类为以肿瘤为中心的终点；不同的临床研究终点，适合于不同的肿瘤研究阶段，而错误的选择研究终点会使临床研究结果存在争议，所以合理的选择临床研究结果是需要认真思考的问题。目前根据不同的临床试验分期来选择相应的主要研究终点，具体分述如下。

Ⅰ期临床试验是指某个新药首次在人体进行的药物试验，主要涉及新药的临床药理学、人体安全性评价及药物代谢动力学试验，其主要目的是探索药物在人体使用的安全性。在这个临床研究阶段，主要的研究目的有两个，一是安全性，包括药物的安全性和对于人体的耐受性，重点考察药物不良反应与药物剂量递增间的关系；二是新药的临床药理，考察药物的人体药物动力学性质，包括代谢产物的鉴定及药物在人体内的代谢途径。因此，Ⅰ期临床试验会更多选择剂量限制性毒性及最大耐受剂量等临床研究终点。

Ⅱ期临床试验是在Ⅰ期临床试验设定了相对安全药物剂量的基础上，进行初步评估新药的安全性和疗效。在研究设计上，可以设置安慰剂等对照组，也可以是单臂的临床试验，所以在Ⅱ期临床试验中，临床研究的终点，主要包含了两类指标，一类是药物的疗效指标，如客观缓解率、无进展生存期等；另一类是药物的安全性指标，如不良事件发生率等。

Ⅲ期临床试验一般为较大样本进行的随机对照临床试验，是进一步验证药物对目标适应证患者治疗的疗效和安全性评估，可以为新药注册申请和上市提供充分的依据，所以在临床研究终点选择方面，通常会设计主要研究终点和次要研究终点两项。由于这个阶段的研究目的主要是关注药物的疗效，因此主要研究终点多数会选择总生存期，也有选择包含无进展生存期的复合终点；次要研究终点更多关注药物不良反应等安全性数据。

Ⅳ期临床研究指新药上市后进行的临床观察性研究。重点是在更广泛的人群中，观察新药的药物疗效和不良反应；虽然同时也关注了药物的疗效和安全性方面，但更多是关注非目标适应证等特殊人群方面的疗效和安全性，以及新药的偶见甚至罕见不良反应评价，所以在临床研究终点选择上，多数是以不良反应事件为主。

综上所述，肿瘤临床研究终点，虽然分类较多，在实际的临床研究中，需要结合具体的临床研究、不同的临床试验目的，针对性选择临床研究终点。

（四）临床研究终点的展望

目前抗肿瘤药物临床研究的范围，不仅包含了根治术的辅助治疗研究，同时涉及不能手术晚期肿瘤患者的一线、二线甚至多线治疗。而且，对于初始评估不能进行根治性手术切除的患者，通过内科的转化治疗，也有可能为根治性手术创造机会。另外目前内科的抗肿瘤治疗，除了传统化疗外，目前更多是靶向、免疫等临床研究。随着这些新治疗手段的进步，若在临床研究中，一味应用当前的研究终点可能存在一定的局限；为了更好地适应这些新型抗肿瘤治疗方式及药物的发展，客观上需要一些新的研究终点或者替代指标。

在新辅助治疗研究中，纳入初始治疗评估时，手术切除有困难的肿瘤患者，为提高根治性手术切除率的问题，在新辅助肿瘤临床研究中，关注的重点为转化成功后手术切除的转化率；因此，往往采用病理学的完全缓解作为研究终点，但必须强调的是，目前缺乏完全缓解率的改善与生存相关的数据，只是在新辅助治疗等转化治疗中，可以作为替代指标应用。

在靶向、免疫治疗临床研究中，靶向或免疫治疗药物的应用使患者获得了更长的生存期，但同时也面临一些问题，如在这些肿瘤临床研究中，若把总生存期或者无进展生存期作为研究终点，可能需要更长的随访时间；那么如何能更早预测治疗方案的有效性，是值得深入思考的问题；因此，在这些研究中，也会把早期肿瘤退缩、肿瘤缓解深度及肿瘤缓解时间等作为新的研究终点，这些研究终点尤其对加速药物审批及上市等具有重要意义。但是需要注意的是，这些早期肿瘤获益的研究指标，能否转化成总生存的获益，仍需后续肿瘤临床研究证实。

总之，未来肿瘤的临床研究终点，并非一成不变，而会随着治疗方式及治疗手段的进步，探索出更加科学、更具可操作性且适应新临床需求的研究终点。

二、肿瘤临床研究疗效评估

（一）肿瘤疗效评估的定义

在肿瘤的治疗过程中，需要应用一定的标准来评估当前的治疗是否有效，而评价这一治疗是否有效的标准就是疗效评价标准。简言之，就是应用药物等治疗后，评估当前治疗是否有效的标准。

（二）肿瘤疗效评估标准的历史及变迁

1. 世界卫生组织标准

最早的肿瘤疗效评估基于1979年世界卫生组织肿瘤疗效评价标准，该标准确定了实体瘤双径测量的疗效评价标准。但是随着世界卫生组织标准的应用，这一评价标本也是存在很大的局限性：①在世界卫生组织标准中，往往把"可评价"和"可测量"的病灶混为一体，所以导致疗效判断的不一致性；②对于最小病灶的大小及数量未明确规定；③关于疾病进展的界定，是基于单个病灶进展还是全部肿瘤进展（可测量肿瘤病灶的总和），也没有明确定义；④随着新的影像学诊断技术，如高分辨率CT和MRI及三维重建技术应用的越来越多，导致依靠双径测量不准确；综合这些因素考虑，采用世界卫生组织的疗效评价标准，导致各研究组间对于疗效判断存在差异，而这些差异的存在往往导致不正确的研究结论。

针对以上问题，1994年欧洲癌症研究与治疗组织（European Organization for Research and Treatment of Cancer，EORTC）、美国国立癌症研究所（National Cancer Institute，NCI）和加拿大NCI在回顾普遍使用的世界卫生组织疗效评价的基础上，进行了充分的交流和讨论，作了必要的修改和补充，1999年美国临床肿瘤学会（American Society of Clinical Oncology，ASCO）会议介绍了RECIST。RECIST标准采用简易精确的单径测量方法代替传统的双径测量方法（又称单径测量法），从而简化了测量步骤，提高了准确性，同时还保留了世界卫生组织标准中的完全缓解、部分缓解、疾病稳定、疾病进展的疗效评价内容。

2. 实体瘤疗效评估标准 1.1

随着 RECIST 的应用，也出现了一些值得讨论和回答的新问题。例如，在不影响患者总体的情况下，可评估病灶数量是否必须最多 10 个，每个患者的器官部位最多 5 个；如果不是所有患者都有可测量病灶，是否可采用比较新的成像技术，如 PET-CT 和 MRI 检查；如何更好地评估淋巴结病灶；如何更好地确认疗效，尤其是靶向药物试验中的适用性；同时在临床试验中亦发现不同的研究组对于可测量病灶和可评价病灶的疗效评价有不同的解释；另外，对于判断为疾病进展时应记录的最小病灶

大小及病灶数目也有不同的规定。这显然会降低临床试验结果的可比性，从而影响结论的可靠性；因此，在 RECIST 最初版本基础上，进一步做了修订和更新，形成了目前更加规范的 RECIST 1.1 标准。

与 RECIST 1.0 版一样，RECIST 修订版也运用基于肿瘤负荷的解剖成像技术进行疗效评估。故被称作 1.1 版，而不是 2.0 版。主要针对靶病灶的数目、疗效确认的必要性及淋巴结的测量等方面作了更新。

3. 实体瘤疗效评估标准 1.1 与世界卫生组织和实体瘤疗效评估标准 1.0 的比较（表 10-1）

表 10-1　RECIST 1.1 与世界卫生组织和 RECIST 1.0 的比较

	世界卫生组织标准（1979 年）	RECIST1.0（2000 年）	RECIST1.1（2009 年）
完全缓解	• 全部肿瘤病灶消失，并维持 4 周 • 骨转移：X 线片或骨扫描显示肿瘤完全消失	全部肿瘤病灶（包括靶病灶和非靶病灶）消失，并维持 4 周	• 所有淋巴结短径必须 < 10mm • 其余同 RECIST 1.0
部分缓解	• 缩小≥50%(但未达到完全缓解)，维持 4 周。不能出现新病灶或者任何一个靶病灶增大不能 > 25% • 骨转移：溶骨病灶缩小及部分钙化；成骨病灶密度降低 • 不可测量病灶：估计肿瘤总量缩小 50% 以上	所有的靶病灶最大径之和与基线相比缩小≥ 30%，并维持 4 周	同 RECIST 1.0
疾病稳定	• 非部分缓解 / 疾病进展 • 骨转移：X 线片或骨扫描无明显变化 • 不可测量病灶：肿瘤总量约减少不到 50% 或增大未超过 25%	非部分缓解 / 疾病进展	非部分缓解 / 疾病进展
疾病进展	• 病灶增加≥ 25%，病灶增加前非完全缓解 / 部分缓解 / 疾病进展 • 或者出现新病灶 • 骨转移：X 线片或骨扫描有肿瘤增加或出现新转移灶 • 不可测量病灶：估计肿瘤增大约超过 25% 或出现新病灶	• 病灶（或靶病灶最长径之和）较最小时增加 20%，病灶增加前非完全缓解 / 部分缓解 / 疾病进展。出现一个或者多个新病灶 • 非靶病灶明显进展	• 病灶（或靶病灶最长径之和）较最小时增加 20%，且最长径增加的绝对大小至少要达到 5mm • 出现一个或者多个新病灶 • 非靶病灶明显进展
肿瘤测量	• 二维测量法 • 肿瘤两个最大垂直径乘积，肿瘤以面积来测量 • 单个肿瘤面积：肿瘤最长径及其最大垂直径之乘积 • 多个肿瘤面积：多个肿瘤面积之和 • 但未提及选择数目的限制	• 一维测量法 • 肿瘤最长径的总和，肿瘤以（总）长度来测量 • 靶病灶包括所有的可测量病灶，但最多 10 个，最多 5 个器官。其他的病灶和器官 / 部位则记录为非靶病灶	• 一维测量法 • 肿瘤最长径的总和，肿瘤以（总）长度来测量 • 淋巴结＝短径 • 靶病灶包括所有的可测量病灶，但最多 5 个，最多 2 个器官。其他的病灶和器官 / 部位则记录为非靶病灶

（续表）

	世界卫生组织标准（1979 年）	RECIST1.0（2000 年）	RECIST1.1（2009 年）
检测方法	未涉及	推荐 CT、MRI 和胸部 X 线	推荐 CT、MRI 和胸部 X 线 FDG PET 推荐应用检测新病灶
可测量病灶	未提及最小病灶大小	• 非螺旋 CT：病灶直径长度≥ 20mm（层厚＞ 10mm） • 或螺旋 CT：≥ 10mm（层厚≤ 5mm） • 胸部 X 线：≥ 20mm 且至少在一个径向上可以精确测量的病灶 • 但对于可测量病灶经治疗后缩小，则未规定最小的测量标准。另外，总是测量病灶的最长径，无论是否与初次测量时处于不同轴线 • 被定义为不可测量病灶（记录为非靶病灶）包括：最长径＜ 10mm 的小结节，骨转移但未累及软组织；腹水、胸腔积液、肿瘤淋巴管播散、脑膜转移、炎性乳癌、囊性或者坏死性病变，病变位于放射治疗后的区域，未被影响确认的腹部肿块	• 淋巴结短径≥ 15mm • 其余同 RECIST 1.0
每个器官可测量病灶数目 & 器官数	无	1 ～ 10 & 5	1～5 & 2
确认 CR 和 PR	至少维持 4 周	至少维持 4 周	仅在要求时需要，如反应是临床试验的主要终点
不可测量病灶的评价		明确的进展	显著恶化，肿瘤负荷明显增加
淋巴结的测量	无	无	特别说明 • 以淋巴结短径≥ 15mm 为可测量病灶 • 淋巴结短径≥ 10mm 但＜ 15mm 定义为不可测量病灶，记录为非靶病灶 • 淋巴结短径＜ 10mm 认为是正常
PET	无	无	• 可以考虑用于支持 CT 的结果 • 可用于疾病进展患者和确认完全缓解

4. 肿瘤临床研究疗效评估新进展

RECIST 1.1 主要是基于化合物的药物疗效评价标本，而新的治疗方法，比如分子靶向治疗、免疫治疗的应用对于 RECIST 标本有新的要求。

首先，对于靶向治疗而言，主要是作用于肿瘤的某个药物位点，从而影响或者干扰肿瘤赖以生存的异常信号通道，所以应用靶向药物后出现

的疗效情况，也不同于细胞毒类化合物情况。靶向治疗起效后，不一定缩小了肿瘤大小，还可以出现肿瘤坏死或形成空洞等问题，这个时候应用 RECIST 1.1 进行疗效评价会出现偏倚，从而不能客观准确地反映药物的疗效情况，针对这一问题，出现了分子或功能影像学成像技术。如建议采用动态增强磁共振成像和 PET-CT 来评价靶向药

物疗效的研究，但这些检查手段，由于不同类型、不同部位的肿瘤影响，对相同成像技术的不同扫描方式、扫描时间和扫描参数要求也不同，且这些检查价格总体偏贵，目前大规模应用还不太现实。

其次，在肿瘤的免疫治疗中，一部分患者进行疗效评价时，会存在延迟反应或者假性进展等，这些结果均给传统疗效评价标准带来了挑战，从而促使了对免疫 RECIST 标准的探索。针对这一问题，2009 年，WOLCHOK 等在世界卫生组织标准的基础上正式提出了免疫相关疗效标准（immune-related response criteria，irRC），irRC 标准在疗效评价时首次引入肿瘤负荷的概念，尽管该标准取得一些可观成效，但双径测量法的确存在很大弊端，如在一定程度上夸大肿瘤的实际变化程度，尤其当病灶变化很小时，可能会误将疗效归类为疾病进展；因此，在 2014 年欧洲内科肿瘤年会（European Society for Medical Oncology，ESMO）上研究者首次提出了实体肿瘤免疫相关疗效评价标准（immune-related response evaluation criteria in solid tumors，irRECIST），虽然该标准沿用了 RECIST 1.1 的单径测量法和 irRC 中肿瘤负荷的概念；但是，该标准比较显著的特点在于对疾病进展评估方面的改进，一方面是对免疫治疗中初次评定的疾病进展定义为需在至少 4 周后进行再次评估等。另一个方面，对于没有临床症状加重的患者，考虑患者可能有临床获益时，即使疗效评价为疾病进展，也可继续应用免疫治疗，这种情况下，也需要 4 周后再次进行疗效评价。

尽管目前已经有了针对免疫治疗相应的疗效评价标准，但在此必须强调的是，目前针对这些特殊模式肿瘤治疗反应的疗效评价仍相对偏低，如多项研究显示，假性进展发生率仅为 7%～10%；在临床实践中，大部分患者的疗效反应类型仍然符合当前比较权威的 RECIST 1.1。因此，当前的临床实践工作中仍将 RECIST 1.1 作为实体肿瘤疗效评价的主要标准，这些免疫疗效评价标准仍需不断探索和修正。

（齐晓光　滕　峰）

参考文献

[1] KILICKAP S, DEMIRCI U, KARADURMUS N, et al. Endpoints in oncology clinical trials[J]. J BUON, 2018, 23(7):1-6.

[2] WILSON M K, KARAKASIS K, OZA A M. Outcomes and endpoints in trials of cancer treatment: the past, present, and future[J]. Lancet Oncol, 2015,16(1):e32-e42.

[3] Biomarkers Definitions Working Group. Biomarkers and surrogate endpoints: preferred definitions and conceptual framework[J]. Clin Pharmacol Ther, 2001,69(3):89-95.

[4] OHORODNYK P, EISENHAUER E A, BOOTH C M. Clinical benefit in oncology trials: is this a patient-centred or tumour-centred endpoint[J]. Eur J Cancer, 2009, 45(13):2249-2252.

[5] BOOTH C M, OHORODNYK P, EISENHAUER E A. Call for clarity in the reporting of benefit associated with anticancer therapies[J]. J Clin Oncol, 2009,27(33):e213-e214.

[6] SCHWARTZ L H, LITIÈRE S, DE VRIES E, et al. RECIST 1.1-Update and clarification: From the RECIST committee[J]. Eur J Cancer, 2016(62):132-137.

[7] 张海燕, 孟静, 米海鹏, 等. 肿瘤靶向治疗药物研发进展及疗效评价 [J]. 海军医学杂志,2011,32(3):205-208.

[8] LE LAY J, JARRAYA H, LEBELLEC L, et al. irRECIST and iRECIST: the devil is in the details[J]. Ann Oncol, 2017,28(7):1676-1678.

[9] 白日兰, 崔久嵬. 实体肿瘤免疫相关疗效评价标准的研究进展 [J]. 中国肿瘤生物治疗杂志,2018,25(7):663-668.

第 11 章
肿瘤临床研究的相关不良反应事件监测与处理

按照我国颁布的《药物临床试验质量管理规范》，为保证药物临床试验过程规范、结果科学可靠，保护受试者的权益并保障其安全，药物在临床试验前，不仅需要申办者必须提供试验药物的临床前研究资料，包括处方组成、制造工艺和质量检验结果；同时应提交伦理委员会批准等。在具体的临床试验实施中，也需要按照临床试验管理规范指导原则，不仅需要关注药物的有效率，同时需要注意及时监测药物的不良事件。本章重点讨论肿瘤临床研究的不良事件相关问题。

一、肿瘤临床研究的相关不良反应事件监测

（一）肿瘤临床研究中不良事件的定义

不良事件（adverse event，AE）是指"患者或临床试验受试者接受一种药物后出现的不良医学事件，但并不一定与治疗有因果关系"，不良事件可以是任何不利的非期望的症状、体征、实验室检查异常或疾病等。至少包括以下几种情况：原有的（进入临床试验之前）医学状况/疾病加重（包括症状，体征，实验室检查异常的加重）；新发生的任何不良医学状况（包括症状、体征、新诊断的疾病）；异常的具有临床意义的实验室检查值或者结果。

严重不良事件是指临床试验过程中发生需要住院治疗或延长住院时间、伤残、影响工作能力、危及生命或死亡、导致先天畸形等医学事件。包括以下医学事件：导致死亡的事件；危及生命的事件（定义为受试者在事件发生时有立即死亡的危险）；需要住院治疗或延长住院时间的事件；可导致永久性或严重残疾/功能不全/影响工作能力的事件；先天异常或出生缺陷；其他重要医学事件（定义为事件危害到受试者，或需要进行干预来预防上述任一情况的发生）。

（二）肿瘤临床研究中不良事件的分级及判断标准

抗肿瘤药物临床试验中比较通用的评价标准为 CTCAE 评估，最新的官方版本已经更新至 V5 版本，参照 NCI-CTCAE 5.0 版关于药物不良事件的分级标准，具体的内容如下（表 11-1）。

表 11-1　不良事件严重程度的判断标准

等　级	严重程度的临床描述
1	轻度；无临床症状或有轻微临床症状；仅有临床或实验室检查异常；不需治疗
2	中度；需要较小的、局部的或非侵入性的治疗；与年龄相符的使用工具的日常生活活动受限，使用工具的日常生活指做饭、购物、打电话、数钱等
3	病情重或有医学上严重的症状但是暂时不会危及生命；导致住院或住院时间延长；导致残疾；日常生活自理受限。日常生活自理指洗澡、穿衣、脱衣、吃饭、去卫生间、吃药等，非卧床不起
4	危及生命；需要紧急治疗
5	导致死亡

（三）肿瘤临床研究中不良事件的监测

自受试者签署知情同意书开始，研究者应提醒受试者及时记录并报告在服药期间发生的所有不良事件，无论是否与药物有关，均由研究者负责不良事件的随访和报告。研究者应于每次访视时询问上次访视之后发生的不良事件/严重不良事件情况，并依据临床试验方案的要求及时提供随访信息。

目前多数采取记服药日记的方式和电话访视相结合的方式，这种受试者自我管理与研究者随访相结合的方式，不仅有助于提高受试者的依从性，也有助于及时地获得任何不良事件的信息，以便及时地采取相应措施，避免更多不良事件发生。

（四）不良事件的收集及随访时限要求

不良事件的收集期自受试者签署知情同意书开始，至末次研究用药后 30 天。严重不良事件的收集期自受试者签署知情同意书开始，对于与研究药物无关的严重不良事件至末次研究用药后 90 天或开始新的抗肿瘤治疗（以先达到者为准）；之后只收集与研究药物有关的严重不良事件。

不良事件/严重不良事件随访至事件消失、缓解至基线水平或≤ 1 级、达到稳定状态，或者得到合理解释（如失访和死亡），应尽可能获得最佳转归。

（五）严重不良事件的报告

若发生严重不良事件，无论是首次报告还是随访报告，研究者都必须立即填写《CFDA 严重不良事件报告表》，签名及注明日期，在研究者获知 24h 内立即报告到法规要求的相关监管机构，通知申办者，并及时向伦理委员会报告。

另外，严重不良事件应详细记录症状、严重程度、与试验药物的相关性、发生时间、处理时间、采取措施、随访时间和方式，以及转归情况。

二、肿瘤临床研究中不良事件的治疗

（一）化疗相关不良事件的治疗

化疗相关不良事件，主要是血液学毒性方面

的骨髓抑制等不良事件；非血液学方面的，包括恶心、呕吐、腹泻；肝毒性、肾功能损害、神经毒性等。

1. 血液学不良事件

受到各个血细胞半衰期不同的影响，化疗对其影响较大，主要是白细胞、血小板的变化。一般建议在每个疗程开始时，中性粒细胞绝对值（absolute neutrophil count，ANC）必须≥ 1500/μl，血小板计数必须≥ 100 000/μl（表 11-2）。

如果出现白细胞或者血小板下降等，可根据 NCCN 指南使用生长因子治疗。等白细胞或者血小板等恢复后，根据前一疗程的血小板和 ANC 最低点情况，需要在后续疗程中进行相应的剂量调整；如果同时伴有白细胞和血小板下降，此时的剂量调整，参照最严重的骨髓抑制的不良事件情况，进行相应的剂量调整。而对于贫血，一般不建议减少剂量。可以结合贫血程度暂缓治疗或者根据贫血的原因进行相应的支持治疗。

表 11-2　血液学不良事件分级及剂量调整

分　级	药物剂量 [a]
3 级 ANC < 1.0×10⁹/L 或血小板 < 50×10⁹/L	暂停给药至恢复至≤ 2 级（ANC ≥ 1.0×10⁹/L 或血小板≥ 50×10⁹/L），然后以同样的剂量重新开始治疗
4 级 ANC < 0.5×10⁹/L 或血小板 < 25×10⁹/L	暂停给药至恢复至≤ 2 级（ANC ≥ 1.0×10⁹/L 或血小板≥ 50×10⁹/L），然后以低一级的剂量重新开始治疗

a. 所有因治疗相关毒性而需要延迟给药超过 4 周的受试者应永久停用试验药物
ANC. 中性粒细胞绝对值

2. 非血液学不良事件

对于非血液学不良事件，比如恶心、呕吐、腹泻、肝功能损害等，如果是 1～2 级不良事件，一般是对症治疗，不需要减量治疗，如果发生 3 级或 4 级不良事件，需要剂量调整，一般给予先前剂量的 75% 左右。

比较特殊的非血液学不良事件主要有两个，一是肾毒性，一是神经毒性；对于肾毒性而言，如果某个药物有肾毒性，需要治疗前肌酐清除率必须 ≥ 60ml/min。如果在随访期间，患者出现肌酐清除率下降，应特别注意减少药物剂量，甚至暂缓药物治疗，具体需要根据药物的药物代谢动力学特点及前期临床研究数据来综合评估。另外，部分化疗药物有神经毒性，主要表现为外周神经毒性。考虑神经毒性比较特殊，一旦发生神经毒性，往往为不可逆损害，所以药物所致的神经毒性需更加关注，在治疗方面也比较特殊。针对神经毒性相关不良反应的治疗如下（表 11-3）。

表 11-3　神经毒性不良事件分级及剂量调整

分　级	药物剂量
0～1 级神经毒性	先前剂量的 100%
2 级神经毒性	先前剂量的 75%
3 或 4 级神经毒性	先前剂量的 50% 或永久停用

（二）靶向药物不良事件的治疗

除了化疗常见的恶心、呕吐、腹泻、肝肾功能毒性等外，靶向治疗比较特殊的不良事件包括皮疹、肺炎等情况，此处重点介绍这两个方面的治疗。

1. 皮疹的治疗

靶向药物常见的皮疹类型较多，皮疹类型涉及红疹、斑丘疹、痒疹、痤疮样皮炎、表皮脱落性皮疹等，最主要的皮疹类型为红疹或日晒型皮疹，一般会同时伴皮肤瘙痒和脱屑（表 11-4）。

表 11-4　皮疹不良事件分级及剂量调整

分　级	药物剂量
1 级皮疹	继续以相同剂量治疗，随访，可采取必要的局部治疗
2 级皮疹	继续以相同剂量治疗；采用局部类固醇治疗，并可以考虑使用口服类固醇治疗。如果一周后皮疹无改善，则暂停给药直至 ≤ 1 级。此时，以降低一个剂量水平恢复靶向药物给药
3 级及以上皮疹	暂停治疗。可使用局部治疗及口服皮质激素。至缓解至 ≤ 1 级时，以降低一个剂量水平恢复给药

注意：不应常规给予抗生素，除非皮疹为痤疮样 / 脓疱性

2. 肺炎的治疗

靶向药物引起的肺部炎症主要是表现为间质性肺改变或间质性炎症。除了肿瘤进展所致肺炎之外，其他肺部疾病、感染、放射性肺损伤或肺炎等，需要住院治疗的 3 级以上的不良事件，必须停止给予药物。

（三）免疫相关不良事件的治疗

参考《免疫治疗的毒性管理：ESMO 诊断、治疗和随访临床实践指南》，一般原则是先按照标准医学规范鉴别诊断，一般需要先排除其他病因（如疾病进展、感染，其他药物导致）后，再考虑免疫相关不良事件。目前针对免疫相关不良事件的诊断，组织活检在诊断免疫相关不良事件中的作用还未明确，一般是综合肿瘤科及相关内科的会诊后，综合评判。

在免疫相关不良事件的治疗中，皮质类固醇是主要治疗药物。对于轻中度不良事件，可以考虑使用口服皮质类固醇治疗；如果是评估高风险的不良事件或者严重不良事件，需要静脉给予皮质类固醇治疗。

1. 胃肠道不良事件处理原则

应排除炎症性病因。阿片类药物 / 麻醉药可能掩盖穿孔的症状。穿孔 / 败血症的情况不使用英夫利昔单抗（表 11-5）。

2. 肺部不良事件处理规则

进行影像学评估和呼吸科会诊，应排除炎症性病因。如果是非炎症性病因，可以根据临床症状进行对症治疗，症状改善后继续免疫治疗（表 11-6）。

3. 肝脏不良事件处理规则

结合消化科等相关科室会诊、肝炎病毒测定及腹部的影像学检查，应除外病毒性肝炎、肿瘤进展所致肝功能异常，或者胆道梗阻等其他因素所致肝功能异常（表 11-7）。

4. 内分泌不良事件处理规则

结合内分泌科会诊及相关影像学检查，应排除非炎症性病因。如果是非炎症性病因，进行对症治疗并继续免疫治疗（表 11-8）。

表 11-5　免疫相关腹泻 / 结肠炎治疗及随访

腹泻 / 结直肠炎等级（NCI CTCAE V5）	处　理	随　访
1 级 • 腹泻：排便次数超过基线水平＜ 4 次 / 日 • 结肠炎：无症状	• 依照研究方案继续免疫治疗 • 对症治疗	• 密切监测加重的症状 • 教育患者，如有加重立即报告 如果加重 • 按照 2 级或 3/4 级的方法治疗
2 级 • 腹泻：排便次数超过基线水平 4～6 次 / 日；需要静脉输液＜ 24h；日常生活不受影响 • 结肠炎：腹痛；便血	• 依照研究方案延迟免疫治疗 • 对症治疗	如果改善至 1 级 • 依照研究方案恢复免疫治疗 如果持续＞ 5～7 天或复发 • 0.5～1.0mg/（kg·d）甲泼尼龙静脉注射或等效剂量口服；当症状改善至 1 级时，类固醇减量至少 1 个月，并考虑预防性使用抗生素防止机会性感染，然后依照研究方案恢复免疫治疗 如果口服类固醇＞ 3～5 天后加重或持续 • 按照 3/4 级的方法治疗
3～4 级 • 腹泻（3 级）：排便次数超过基线水平≥ 7 次 / 日；大便失禁；需要静脉输液≥ 24h；影响日常生活 • 结肠炎（3 级）：剧烈腹痛、医疗干预指征、腹膜征 • 4 级：威胁生命，穿孔	• 依照研究方案终止免疫治疗 • 1.0～2.0mg/（kg·d）甲泼尼龙静脉注射或等效剂量静脉注射 • 添加预防性应用抗生素防止机会性感染 • 考虑下消化道内镜检查	如果改善 • 继续类固醇治疗直至恢复到 1 级，然后类固醇逐渐减量至少 1 个月 如果持续＞ 3～5 天或改善后复发 • 添加英夫利昔单抗 5mg/kg（如无禁忌证） • 注意：穿孔或败血症的情况下不可使用英夫利昔单抗

表 11-6　免疫相关性肺炎治疗与随访

肺炎等级（NCI CTCAE V5）	处　理	随　访
1 级 仅有影像学改变	• 考虑延迟免疫治疗 • 每 2～3 天监测症状 • 考虑呼吸科和传染科会诊	• 至少每 3 周重新进行影像学检查 如果加重 • 按照 2 级或 3/4 级的方法治疗
2 级 轻度至中度新发症状	• 依照研究方案延迟免疫治疗 • 1.0mg/（kg·d）甲泼尼龙静脉注射或等效剂量口服 • 考虑支气管镜检查、肺活检	• 每 1～3 日重新进行影像学检查 如果改善 • 当症状恢复接近基线水平，类固醇减量至少 1 个月，然后依照研究方案恢复免疫治疗，并考虑预防性应用抗生素 如果 2 周后未改善或加重 • 按照 3/4 级的方法治疗
3～4 级 重度新发症状；新发 / 加重缺氧；威胁生命	• 依照研究方案终止免疫治疗 • 2～4mg/（kg·d）甲强龙静脉注射或等效剂量静注 • 添加预防性应用抗生素防止机会性感染 • 考虑支气管镜检查、肺活检	如果改善至基线水平 • 逐步减少类固醇剂量至少 6 周 如果 48h 后未改善或加重 • 添加其他的免疫抑制药（如英夫利昔单抗、环磷酰胺、静脉注射免疫球蛋白或吗替麦考酚酯）

5. 皮肤不良事件处理规则（表 11-9）

静脉注射类固醇的患者一旦观察到持续的临床改善，可在开始逐步减量的同时或在更早切换到口服皮质类固醇（如泼尼松）等效剂量。切换到的口服类固醇的在肺和肝脏等效剂量时，应考虑到口服皮质类固醇的生物利用度较低。

表 11-7　免疫性肝功能异常治疗及随访

肝功能检查升高等级（NCI CTCAE V5）	处 理	随 访
1 级 丙氨酸氨基转移酶或天冬氨酸氨基转移酶增高 > 3 倍正常值上限，和（或）总胆红素 > 1 倍正常值上限，但 ≤ 1.5 倍正常值上限	依照研究方案继续免疫治疗	• 依照研究方案继续肝功能监测 • 如果加重：按照 2 级或 3/4 级的方法治疗
2 级 丙氨酸氨基转移酶或天冬氨酸氨基转移酶增高 > 3 倍正常值上限，但 ≤ 5 倍正常值上限，和（或）总胆红素 > 1.5 倍正常值上限但 ≤ 3 倍正常值上限	• 依照研究方案延迟免疫治疗 • 将监测频率增加至每 3 天 1 次	如果恢复至基线水平 • 恢复常规监测，依照研究方案恢复免疫治疗 如果升高持续 > 5～7 天或加重 • 0.5～1mg/（kg·d）甲泼尼龙静脉注射或等效剂量口服，如果肝功能恢复至 1 级或基线水平，类固醇减量至少 1 个月，预防性应用抗生素防止机会性感染，然后依照研究方案恢复免疫治疗
3～4 级 丙氨酸氨基转移酶或天冬氨酸氨基转移酶增高 > 5 倍正常值上限和（或）总胆红素 > 3 倍正常值上限	• 依照研究方案终止免疫治疗 * • 将监测频率增加至每 1～2 天 1 次 • 1.0～2.0mg/（kg·d）甲泼尼龙静脉注射或等效剂量静脉注射 ** • 添加预防性应用抗生素防止机会性感染 • 消化科会诊	如果恢复至 2 级 • 类固醇减量至少 1 个月 如果 > 3～5 天未改善，加重或反弹 • 添加吗替麦考酚酯 1g，每天 2 次；如果 3～5 天内未缓解，根据当地指南考虑其他免疫抑制药

*. 如果丙氨酸氨基转移酶或天冬氨酸氨基转移酶增高 ≤ 8 倍正常值上限且总胆红素 ≤ 5 倍正常值上限，可以延迟免疫治疗而非停用

**. 对于 4 级肝炎，甲泼尼龙静注的推荐起始剂量为 2mg/（kg·d）

表 11-8　免疫性内分泌功能异常治疗及随访

内分泌异常等级 （NCI CTCAE V5）	处 理	随 访
无症状促甲状腺激素异常	• 依照研究方案继续免疫治疗 • 如果促甲状腺激素 < 0.5 倍正常值下限或促甲状腺激素 > 2 倍正常值上限，或在连续 2 次后继续测量持续超出范围 • 根据临床指征，在后续周期内检测游离甲状腺素 • 考虑内分泌科会诊	观察
症状性内分泌病变	• 评估内分泌功能 • 考虑垂体扫描 • 出现症状并且实验室检查结果 / 垂体扫描异常 • 依照研究方案延迟免疫治疗 • 1～2mg/（kg·d）甲强龙静脉注射或等效剂量口服 • 实验室检查结果 / 垂体 MRI 检查无异常但症状持续 • 1～3 周内重新进行实验室检查，1 个月后重新进行垂体 MRI 扫描	如果改善（有或没有激素替代） • 类固醇减量至少 1 个月，并考虑预防性应用抗生素防止机会性感染 • 依照研究方案恢复免疫治疗 • 肾上腺功能不全患者可能需要继续使用含有盐皮质激素成分的类固醇
疑似肾上腺危象（如严重脱水、低血压、与疾病程度不符的休克）	• 依照研究方案终止免疫治疗 • 排除败血症 • 静脉注射含有盐皮质激素的应激剂量的类固醇 • 静脉输液 • 咨询内分泌科医生 • 若肾上腺危象被排除，则按照上述方法治疗症状性内分泌病变	

表 11-9　免疫性皮肤毒性治疗及随访

皮疹等级（NCI CTCAE V5）	处　理	随　访
1～2 级 覆盖率≤ 30% 体表面积（BSA）	• 对症治疗（如抗组胺药、外用类固醇） • 依照研究方案继续免疫治疗	• 如果持续＞ 1～2 周或复发：考虑皮肤活检；依照研究方案延迟免疫治疗 • 考虑 0.5～1.0 mg/（kg·d）甲泼尼龙静脉注射或等效剂量口服。一旦改善，类固醇减量至少 1 个月，考虑预防性应用抗生素防止机会性感染，并依照研究方案恢复免疫治疗 如果加重 • 按照 3/4 级的方法治疗
3～4 级 覆盖率≥ 30% 体表面积（BSA）；或危及生命的结果	• 依照研究方案延迟或终止免疫治疗 • 考虑皮肤科会诊 • 1.0～2.0mg/（kg·d）甲泼尼龙静脉注射或等效剂量静脉注射	如果改善至 1 级 • 类固醇减量至少 1 个月，并添加预防性应用抗生素防止机会性感染 • 依照研究方案恢复免疫治疗

（齐晓光　滕　峰）

参考文献

[1] CRAWFORD J, BECKER P S, ARMITAGE J O, et al. Myeloid Growth Factors, Version 2.2017, NCCN Clinical Practice Guidelines in Oncology[J]. J Natl Compr Canc Netw, 2017,15(12):1520-1541.

[2] HAANEN J B A G, CARBONNEL F, ROBERT C, et al. Management of toxicities from immunotherapy: ESMO Clinical Practice Guidelines for diagnosis, treatment and follow-up[J]. Ann Oncol, 2018,29(Suppl 4):iv264-iv266.

[3] WEBER J S, POSTOW M, LAO C D, et al. Management of Adverse Events Following Treatment With Anti-Programmed Death-1 Agents[J]. Oncologist, 2016, 21(10):1230-1240.

第12章
肿瘤临床研究的伦理审查与试验注册

一、肿瘤临床研究的伦理审查

肿瘤临床研究与其他涉及人体的生物医学研究一样，都需要遵循一般的伦理原则和伦理审查程序；同时，也在知情同意，以及研究方案的受试者选择、对照组选择、安全评价等方面具有一定专业特殊性。本节首先参考《赫尔辛基宣言》、中国的《涉及人的生物医学研究伦理审查办法》和《药物临床试验质量管理规范》等内容，介绍临床研究的一般伦理原则和伦理审查过程，再介绍肿瘤临床研究伦理审查的特殊关注重点，并以案例形式具体解读肿瘤临床研究伦理审查过程中的常见问题。

总的来说，临床研究伦理问题的辨析和伦理审查意见的提出常常要"具体问题具体分析"；不同个体（如不同医生、医生和患者、研究者和伦理委员）对于同一伦理问题持有的看法很可能存在差异，常常要"求同存异"。肿瘤临床研究由于研究对象的特殊性，上述特点更加突出。因此，唯有不断实际操作、积累经验，方能提高肿瘤临床研究的认知水平，提升发现伦理问题、开展伦理审查的能力。

（一）临床研究的伦理原则

伦理原则是临床研究规范中最重要的原则，保护受试者的利益和安全是临床研究的核心宗旨之一。在伦理性与科学性发生冲突时，受试者的权益、安全和健康必须凌驾于科学性和社会利益之上。所有临床研究均应遵循世界医学会《赫尔辛基宣言》所确定的伦理准则。《赫尔辛基宣言》强调，对受试者利益的保护应优先于对科学和社会利益的考虑；只有研究目的的重要性远大于研究对象受到的危险和负担时方可合法开展；受试者必须得到当时最好的诊断与治疗；临床研究的受试者必须是自愿知情同意；必须由独立伦理委员会对研究项目进行伦理审查。

《赫尔辛基宣言》首次提出了医学研究"伦理审查"的概念，这一概念不断深化发展，在全球范围形成规范并沿用至今，成为医学研究中保护受试者权益的重要措施。2020年我国新版《药物临床试验质量管理规范》更明确指出，伦理委员会与知情同意书是保障受试者权益的重要措施。

（二）伦理审查的一般流程

1. 伦理委员会

伦理委员会（ethic committee）是指由医学、药学及其他背景人员组成的委员会，其职责是通过独立地审查、同意、跟踪审查试验方案及相关文件，获得和记录受试者知情同意所用的方法和材料等，确保受试者的权益、安全受到保护。

在我国，进行临床研究审查的伦理委员会以医疗机构下属的机构伦理委员会为主。根据2016年颁布实施的《涉及人的生物医学研究伦理审查办法》，从事涉及人体的生物医学研究医疗卫生机构均应当设立伦理委员会，并采取有效措施保障伦理委员会独立开展伦理审查工作。伦理委会的主要职责是保护受试者合法权益，维护受试者尊严，促进生物医学研究规范开展；对本机构开展涉及人体的生物医学研究项目进行伦理审查，包括初始审查、跟踪审查和复审等；在本机构组织开展相关伦理审查培训。伦理委员会应当在所在机构的执业登记机关备案，接受所在医疗卫生机构的管理和受试者的监督。

伦理委员会的委员应当从生物医学领域和伦理学、法学、社会学等领域的专家和非本机构的社会人士中遴选产生，人数不得少于 7 人，并且应当有不同性别的委员，少数民族地区应当考虑少数民族委员。伦理委员会的组成和工作不应受任何参与试验者的影响。伦理委员会应当建立伦理审查工作制度或者操作规程，保证伦理审查过程独立、客观、公正。

2. 伦理审批程序

临床研究伦理审查的流程一般包括审查申请、形式审查、正式审查（会议审查或快速审查等）、出具审查意见、意见传达。临床研究负责人作为伦理审查申请人，应当在临床试验开始前向伦理委员会提出伦理审查申请，经由伦理委员会办公室或委员形式审查，符合要求后根据临床研究的风险程度分配审查方式，然后进入正式审查阶段。

伦理委员会批准研究项目的基本标准是：坚持生命伦理的社会价值；研究方案科学；公平选择受试者；合理的风险和收益比例；知情同意书规范；尊重受试者权利；遵守科研诚信规范。所有涉及人体的试验方案需经伦理委员会审议同意并签署批准意见后方可实施。在试验进行期间，试验方案的任何修改均应经伦理委员会批准；试验中发生严重不良事件，应及时向伦理委员会报告。对于已批准实施的研究项目，伦理委员会还应当进行跟踪审查，确保研究按照已通过伦理审查的研究方案进行试验，研究者没有擅自变更项目研究内容，严重不良反应或不良事件均已及时上报。如发现研究中受试者面临较大风险，伦理委员会可以随时做出暂停或提前终止研究项目的决定。

3. 知情同意

知情同意原则，也称知情承诺原则，体现了对患者人格、自主性和生命的尊重。知情同意书是知情同意原则的书面证明文件。它必须符合"完全告知"的原则，根据《赫尔辛基宣言》、我国的临床试验规范以及临床试验方案进行设计，采用受试者能够理解的文字和语言，使得受试者能够真正"充分理解"和自主选择。知情同意书中，不应包含要求或暗示受试者接受某种方案与研究的文字。

在患者决定入组前，研究者或其指定的代表必须向受试者说明有关临床试验的详细情况，包括受试者参加试验应是自愿的，且有权随时退出试验而不会遭到歧视或报复；参加试验及在试验中的个人资料均属保密；具体的研究方案，特别是受试者预期可能的受益和风险；试验期间，受试者可随时了解与其有关的信息资料；如发生与试验相关的损害，受试者可以获得治疗和相应的补偿。在随机对照研究的知情同意过程中，必须告知受试者可能被分配到试验的不同组别。

研究者做到充分告知后，必须给受试者充分的时间以便考虑是否愿意参加试验。特殊情况下，对无民事行为能力的受试者，应向其监护人提供上述介绍与说明，受试者或其监护人了解全部研究相关信息后，同意参加临床研究，则应由受试者或其监护人在知情同意书上签字并注明日期，执行知情同意过程的研究者也需在知情同意书上签署姓名和日期。若受试者或者其监护人缺乏阅读能力，则应当有一位公正的见证人见证整个知情同意过程，并在知情同意书签署姓名和日期。受试者参与研究期间，如发现涉及试验药物的重要新资料，必须将知情同意书作书面修改送伦理委员会批准后，再次取得受试者同意。

（三）肿瘤临床研究的常见伦理问题

1. 临床研究受试者选择

2020 年新版《药物临床试验质量管理规范》中提到，伦理委员会的职责是保护受试者的权益和安全，应当特别关注弱势受试者，而弱势受试者又包含了无药可救的患者。晚期标准治疗失败或无标准治疗的肿瘤患者属于弱势受试者，应当在伦理审查中获得额外关注。

抗肿瘤药物，特别是细胞毒类抗肿瘤药物多数具有较大的毒性，为避免健康受试者遭受不必要的损害，肿瘤新药临床试验通常都选择患者作为受试对象。而在具有公认有效的标准治疗方法的情况下，肿瘤患者应当采用标准方法治疗。因此，出于伦理的要求，新的抗肿瘤药物通常首先应对标准治疗无效或失败的患者进行，获得安全性结果和在上述患者群体的初步疗效后，再逐步向其他受试人群推进。

联合疗法也是抗肿瘤治疗中的常用策略。从作用机制考虑，预期与一线治疗联合应用可获得协同作用效果的，可考虑选择初治患者进行标准治疗联合方案的联合试验；但在前期非临床研究基础不充分或者缺乏单药临床数据的情况下，应谨慎考虑初治患者联合疗法的首次人体试验，最好仍选择标准治疗失败的晚期患者作为受试对象，先进行安全性和初步有效性研究。

2. 临床研究对照组选择

在需要设置对照组的抗肿瘤试验中，出于伦理考虑，应当选择目前公认的标准治疗方法作为对照组，原则上一般不主张单纯使用安慰剂对照。只有在受试对象无标准有效治疗方法时，可以考虑选择设立安慰剂对照组，但试验中必须为所有受试者提供最佳支持治疗。

由于不同瘤种、不同治疗线数的标准治疗与受试对象和对照组选择均密切相关，而且肿瘤的标准治疗因地因时不断变化，需要综合考虑诊疗指南、政策和受试对象状况，研究者和伦理委员应熟知相关瘤种的最新治疗指南、已获批的疗法以及上述治疗手段在本地的可及性。

3. 临床研究的安全性评价

抗肿瘤疗法，特别是细胞毒类药物一般具有较大的安全风险，但鉴于恶性肿瘤的致命性，伦理审查中对抗肿瘤疗法的安全容忍度相对较高。在不良反应可控的情况下，如果该药物具有抗肿瘤效果，不能因为不良反应轻易否定其临床治疗

价值，而应仔细评估受试者的获益/风险比。因此，肿瘤临床研究方案需要制订详细、符合干预手段特点的安全随访程序，制订预期不良反应识别和处理预案，详细说明相应的研究药物减量和停药处理原则。研究中出现不良事件、特别是非预期不良反应时，应予以积极处理，并及时向伦理委员会及相关部门提供书面报告。

（四）知情同意书和知情同意过程

肿瘤临床研究知情同意书的撰写需要遵循一般临床研究知情同意书的基本规范，但也有一些特殊要点。

• 研究流程需要详细说明生物样本获取的相关内容，采集生物样本的目的，属于常规医疗还是完全出于研究目的，是否属于研究的预筛选或筛选步骤；采集方式和采集的量，负责检测实验室的名称及地点，特别是在医疗机构外开展的中心化检测项目，是否存在额外的风险和经济负担；生物样本的存放地点、存放期限以及何时会被销毁；若样本将用于遗传学方面的研究，需明确告知。

• 涉及组织样本获取需提供组织切片数量，不应当影响受试者后续的病理诊断；在无法提供切片或方案规定其他合理原因需要活检时，必须充分告知受试者活检费用承担者、活检地点、结果是否告知以及有无相应补偿等。

• 全面说明已有的标准治疗手段，特别是对于晚期初治或可手术切除的肿瘤患者。

• 对于肿瘤专科特殊治疗方法，如免疫检查点抑制药、CAR-T细胞疗法应重点描述免疫相关不良反应，对于手术、放疗等局部治疗应根据具体实施部位和方式详细描述可能的风险；特殊检查/操作，如组织活检、骨髓穿刺、核医学检查等也要说明可能的伤害；对于一些创新疗法、联合治疗，需要说明存在不可预知的额外风险。

• 说明研究中止或结束后受试者的治疗措施，特别是对于仍有临床获益的受试者，应告知需要与研究医生讨论后续替代治疗方式，或者进入延伸给药阶段。

• 涉及疾病进展后继续治疗的研究，需要告

知继续治疗的目的、继续治疗的条件、可选择的其他治疗、随访方式，以及继续治疗的相关风险，包括治疗无效的风险。

在知情同意过程中需要特别注意，晚期无标准治疗方案可用的肿瘤患者更容易受到经治医生对后续治疗建议的影响，处于相对"弱势"地位，此时研究人员更应注意客观描述治疗性临床试验的风险、获益和替代治疗措施，尊重受试者自主权。肿瘤患者家属 / 监护人可能会要求研究人员向患者本人隐瞒所患疾病，对于完全民事行为能力的患者，研究人员仍应当了解本人诉求，与家属 / 监护人沟通，以适当的方式让本人充分了解临床研究的全部必要信息。对于肿瘤领域非治疗性临床试验，如健康受试者的药代动力学试验，或者在极低生物学效应剂量水平开展的新药耐受性研究，原则上应由受试者本人签署知情同意书。

利用既往临床诊疗或研究中获得的医疗记录和生物标本进行的肿瘤临床研究，还应当考虑并注意以下几点：①受试者的隐私和机密或匿名得到保证；②既往研究已获得受试者的书面同意，允许其他的研究项目使用其病历或标本，本次研究符合原知情同意的许可条件；③患者 / 受试者有权知道他们的病历或标本可能用于研究，若患者 / 受试者先前已明确拒绝在将来的研究中使用其医疗记录和标本，相关医疗记录和标本只有在公共卫生紧急情况需要时才可被使用；④受试者有对生物标本或病历或他们认为特别敏感的部分（如照片和影音资料）要求进行销毁或匿名的权利；⑤只要有可能，应在研究后的适当时候向受试者提供适当的有关信息。

（五）肿瘤临床研究伦理代表性案例及分析

1. 研究者资质和实施研究的条件

案例描述：研究题目"术前新辅助放化疗联合手术对比围术期化疗联合手术治疗 A 肿瘤的多中心、开放、随机对照研究"。

本研究为研究者发起的多中心、开放、随机对照临床试验，对比两种多学科治疗模式应用于局部晚期 A 肿瘤的有效性和安全性。开展本研究的研究团队成员均为 A 肿瘤专业的外科医生。

主要问题：多学科综合治疗临床试验的研究团队应包括各个学科的研究者。根据研究实施单位医务处规定，外科医生不具备开展放化疗的资质和实施放化疗的条件。

解决建议：医院、科室和研究者个人均应当具备开展研究相关医疗操作或诊疗项目的资质。多学科协作综合诊疗是肿瘤常规诊疗的特色，也是肿瘤临床研究的特色，在这类临床研究中，主要研究者个人通常不具备全部学科的诊疗资质，因此研究团队需要囊括各个学科的研究者；伦理委员会也应积极与医务处等职能科室沟通，熟悉各专业允许开展的业务范围。

本案例伦理委员会建议研究团队增加放疗科和肿瘤内科医生进行放疗和围术期化疗把关。

2. 研究性质：观察性 / 干预性

案例描述：研究题目"一项评价 A 药物用于晚期 B 肿瘤二线治疗疗效和安全性的观察性研究"。本研究为多中心临床研究，符合条件的一线治疗失败的晚期 B 肿瘤患者均口服 A 药物，直至疾病进展或出现不可耐受的毒性；研究终点包括客观缓解率、无进展生存时间、安全性等。由于 A 药物已在国内上市，临床实践中也有部分患者采用类似治疗方式，申办方和研究者认为该研究是一项观察性临床研究，知情同意书描述"较常规医疗不会额外增加患者的风险"。

主要问题：非干预研究中受试者必须严格按照药物说明书、现行指南标准或临床实践常规进行诊疗；A 药物的说明书没有晚期 B 肿瘤适应证，国内外诊疗指南也没有相关内容，临床实践也没有对晚期 B 肿瘤患者常规使用 A 药物治疗。参加研究可能对患者常规诊疗产生影响，因此本研究并非典型观察性临床研究，较常规医疗额外增加了受试者的风险。

解决建议：抗肿瘤药物普遍存在超说明书使用现象，药物超说明书用法的疗效与安全性探索也是肿瘤临床研究的重要目的之一。但这一特点可能导致研究人员不能区分常规诊疗与临床研究的区别，个别患者接受超说明书用药后获得良好疗效，不代表这一用法是临床常规或被行业认可，亦不代表其具备充分的科学基础，在临床研究中扩大应用范围，有可能给患者带来很大风险。因此，临床研究各方均应当熟知临床研究分类，明确干预性和非干预性临床研究的基本概念和特点——干预性临床研究属于临床试验的范畴，对受试者通常有额外风险，伦理审查时需特别关注。本案例伦理委员会建议申办方和研究者修改研究方案和知情同意书，直接开展干预性的单臂临床试验。

3. 研究科学基础和受试对象

案例描述：研究题目"一项评价 A 药物联合 B 药物用于晚期 C 肿瘤患者一线疗效和安全性的 Ⅱ 期单臂临床试验"。

本研究为已上市的化疗药物 A 与内分泌药物 B 首次联合应用，拟用于晚期初治 C 肿瘤患者的一线治疗，主要研究终点为客观缓解率。

主要问题：对于首次应用人体的抗肿瘤新药或联合治疗，应在具备联合用药理论基础（如作用机制协同、其他同类药物联合使用的临床获益证据等）的前提下，先观察耐受性和安全性，再探索初步疗效；另外，首次应用的抗肿瘤新药或联合治疗往往具有较大风险，而疗效却不能保证，晚期初治肿瘤患者一般具有风险获益可控的常规标准治疗方案，因此不太适合放弃标准方案，去参加这类以安全性为研究目的的临床试验。

解决建议：抗肿瘤药物临床试验应遵循基本科学规律：以临床前研究的药理机制、药效学、毒理研究为基础，先证实安全性，再开展有效性的初步探索和确证研究。尽管目前肿瘤临床试验分期越来越模糊，研究发起者仍应当按照上述考量规范设计药物临床试验，谨慎确定方案的骨架——研究终点和研究人群，不可轻易逾越其中的必要步骤。

本案例伦理委员会建议修改方案，先开展 A 联合 B 用于一线化疗失败晚期 C 肿瘤患者的临床试验，主要研究目的为联合方案的安全性。

4. 豁免知情同意

案例描述：研究者发起的病例分析研究，主要内容为收集 2012 年 1 月 1 日以后诊断为 A 肿瘤患者既往病历资料中的诊疗信息，并随访患者结局直至死亡或失访。研究者向伦理委员会申请全部受试者知情同意豁免。

主要问题：《赫尔辛基宣言》提到："对于使用可识别身份的人体材料或数据的医学研究……医生们必须取得采集、储存和（或）再利用的知情同意。也许有些例外的情况，获得这种研究的同意不可能或不可行。在这些情况下，只有在得到伦理委员会的批准后方可进行。"本研究中患者病历资料含有可识别身份的诊疗数据，研究者又需要主动随访受试者结局，对于接受随访的受试者来说进行知情同意是可能的，因此伦理委员会认为不能豁免全部受试者的知情同意。

解决建议：本案例伦理委员会建议研究者对主动随访的受试者进行知情同意，对于研究开始前已经死亡或失访的受试者可以考虑豁免知情同意。

肿瘤临床研究经常会涉及生物样本或数据的二次利用，按照严格伦理标准应当进行知情同意，但这类"事后知情同意"实施起来通常有一定困难，特别是对于一些样本量巨大的调查或登记研究。鉴于获取知情同意的不便并不能作为豁免知情同意的充分条件，研究人员和医学伦理专业人员一直在寻找恰当的方式在保护受试者权益的前提下更便捷地完成知情同意过程，泛化知情同意、电子知情同意等新形式近年来不断出现。这些新兴知情同意方式的使用目前仍存在争议，值得进一步制订行业规范。

5. 探索性研究的知情同意

案例描述：临床研究方案规定试验期间需采集可选探索性生物标志物血样，送至院外第三方中心实验室检测，用于抗肿瘤疗效预测标志物的回顾性分析，受试者是否同意采集该血样不影响其入选本项研究。知情同意书文本中只提及探索性血样采集，未描述检测地点和目的，未提供复选框供受试者勾选。

主要问题：知情同意书文本和设计与研究方案内容不符，对可选生物样本采集的告知不充分，可能诱导受试者在参加主研究的同时也参加探索性分析。可选生物样本采集应在知情同意书中提供复选框或单独以副知情形式供受试者签署，同时应告知标本检测的地点和目的。

解决建议：随着《中华人民共和国人类遗传资源管理条例》的正式实施，对于采集、保藏和利用我国人类遗传资源开展研究的伦理审查也愈加重要。精准医疗时代，肿瘤临床研究常常涉及生物样本，研究各方均应当树立合理使用人类遗传资源的意识，并在相关研究的知情同意书中充分告知受试者生物样本采集、检测的整个程序，尊重受试者自主选择的权利。

本案例伦理委员会建议修改知情同意书，告知可选生物样本检测地点和目的，提供复选框或单独以副知情形式供受试者自主选择是否参与。

二、肿瘤临床试验注册

（一）临床试验注册平台简介

世界卫生组织国际临床试验注册平台（World Health Organization International Clinical Trials Registration Platform，WHO ICTRP）的主要目标就是促进所有临床试验注册数据集的预期注册以及公众对该信息的可访问性。WHO ICTRP 及其全球网络由主平台和若干一级注册中心组成。该注册平台扮演着国际领导者角色，定位为全球性临床试验注册网。

中国临床试验注册中心（Chinese Clinical Trial Register，ChiCTR）于 2004 年开始筹建，2005 年受理注册申请。2006 年 12 月 1 日，WHO ICTRP 在日本神户召开会议，来自 9 个国家的 9 个临床试验注册中心参会。ChiCTR 是参会中心之一，并成为国际性注册平台合作者，经 WHO ICTRP 认证为一级注册机构。所有在人体实施的试验均属于临床试验，都应该先注册后实施，凡已注册临床试验都会被授予全球统一的唯一注册号。该平台网址：http://www.chictr.org.cn。

其他重要的国际临床试验注册库包括 Clinical Trials 注册库（http://www.clinicaltrials.gov）、英国国立研究注册库（http://www.nrr.nhs.uk）、澳大利亚临床试验注册库（http://www.actr.org.au/）、英国对照试验注册库（http://www.controlled-trials.com）、Trials Central 注册库（http://www.trialscentral.org/）等。

（二）ClinicalTrials.gov 简介与注册流程

ClinicalTrials.gov 于 1997 年由美国国家医学图书馆（National Library of Medicine，NLM）与美国 FDA 共同创建，范围涵盖各种疾病及其症状。ClinicalTrials.gov 是美国政府创建的第一个临床试验资料库，而且同时提供试验注册服务，2004 年后开始对国际上的临床试验开放。其主旨是向患者、医疗卫生人员和社会大众提供临床试验信息的查询服务，向医学科研人员和机构提供临床试验注册服务。

ClinicalTrials.gov 被列为公开化、国际化临床试验注册的典范，而且达到了国际医学期刊编辑委员会（International Committee of Medical Journal Editors，ICMJE）的要求。注册时需登录网站申请个人账号，网站在两个工作日之内就可生成账号并通过电子邮件说明如何注册临床试验。

目前中国的临床试验注册可以在 WHO 的注册平台以及美国的 ClinicalTrials.gov 上进行注册，获取全球唯一注册号，便于将来在国际医学期刊上发表高质量的临床试验研究结果。

ClinicalTrials.gov 属于免费数据库，其临床试验结果更新速度相对较慢，如果需要及时了解某一药物或器械等最新的临床实验进展，可以通过其他渠道，如公开的文献资源库、各大会议的报告、付费数据库等。

在 ClinicalTrials.gov 进行一个完整方案注册，需要填写的内容几乎涵盖了临床试验的全部内容，大致可以分为研究方案名称和背景资料、FDA 相关信息、受试者评审信息等 12 个部分内容。有的需要在有限的选项中选择一项或多项，如研究类型；有的需要注册者自行填写，如研究方案说明。在临床试验实施过程中，随着试验的进展以及研究方案的完善，相关的信息单元内容也需及时更新。ClinicalTrials.gov 所有显示界面及填写语言为英文，必填单元在本文中以"*"标出。

（三）中国药物临床试验登记和信息公示平台

2012 年 11 月 1 日，国家药品监督管理局通过其官网发表新闻《药物临床试验登记和信息公示平台（试运行）》，首次向社会公告了"药物临床试验登记和信息公示平台"项目。新闻中预告了平台即将进入试行期，给出了平台网址，同时发布《平台使用的操作指南》用于网络操作层面的指导。

2013 年 9 月 6 日，国家药品监督管理局通过其官网发布了 2013 年第 28 号公告，"关于药物临床试验信息平台的公告"，强制要求凡获国家药品监督管理局临床试验批件并在我国进行临床试验（含生物等效性试验、PK 试验、Ⅰ、Ⅱ、Ⅲ、Ⅳ 期试验等），均应在本平台进行登记与信息公示。公告中对登记时限等提出明确要求。因此，自 2013 年起，"药物临床试验登记和信息公示平台"成为我国注册类药物临床试验的官方电子登记平台。

根据 2019 版《药品管理法》及 2020 版《药品注册管理办法》相关要求，结合原登记平台使用过程中的常见问题，2020 年初平台进行了系统升级和功能改造。新平台将"药物临床试验登记与信息公示平台"与"化学仿制药生物等效性与临床试验备案信息平台"进行合并。同时为了保证申请人身份真实，确保登记信息的真实有效，新平台使用药审中心网站"申请人之窗"栏目的实名账户进行登录，原体系账号需与"申请人之窗"账号进行绑定。"申请人之窗"账号登录成功后可进行登记、转让、授权、申请修改、备案等操作，原体系账号登录成功后仅支持登记试验查询、账户对接功能。

（陈　琨　吴大维　李　宁）

参考文献

[1] 国家卫生和计划生育委员会．涉及人的生物医学研究伦理审查办法 [Z], 2016.
[2] 国家药品监督管理局，国家卫生健康委员会．药物临床试验质量管理规范 [Z], 2020.
[3] 王福玲．世界医学会《赫尔辛基宣言》——涉及人类受试者的医学研究的伦理原则 [J]．中国医学伦理学,2016,29(3):544-546.
[4] Electronic Code of Federal Regulations. 21 CFR 56.102, 2019.
[5] 蔡丹青，王佳坤，林冠，等．医院抗肿瘤药物超说明书使用调查分析 [J]．中国药业,2019,28(11):90-93.
[6] STRECH D, BEIN S, BRUMHARD M, et al. A template for broad consent in biobank research. Results and explanation of an evidence and consensus-based development process[J]. Eur J Med Genet, 2016, 59(6-7):295-309.
[7] U.S. Department of Health & Human Services. Use of Electronic Informed Consent: Questions and Answers[Z], 2016.
[8] 国务院．中华人民共和国人类遗传资源管理条例（国令第 717 号）[Z], 2019.
[9] 国家食品药品监督管理总局．关于药物临床试验信息平台的公告 [Z], 2013.

第13章
肿瘤临床研究的生物信息学运用与数据挖掘

一、生物信息学及其在肿瘤临床研究中的应用

（一）生物信息学简介

生物信息学是建立在人类基因组计划基础上的快速高通量的测定人体和病理组织的基因（DNA 或 RNA 水平）和蛋白质表达水平的方法。因此，生物信息学的发生是随着基因组计划等发展而来。随着对肿瘤研究的深入，针对肿瘤发生、发展、耐药、转移等生物学行为的研究，科学家从基因组学、转录组学、代谢组学和蛋白组学等多个维度进行了相应的研究，在这些科学研究的探索中，产生各种大量的肿瘤信息，而这些海量的研究信息，构成了肿瘤生物信息学的重要组成部分。

（二）生物信息学发展的背景和现状

生物信息学的发展大致分为 3 个阶段。第一个阶段是前基因组时代（20 世纪 90 年代前）这一阶段主要是各种序列比较算法的建立、生物数据库的建立、检索工具的开发以及 DNA 和蛋白质序列分析等。第二个阶段是基因组时代（20 世纪 90 年代至 2001 年）这一阶段主要是大规模的基因组测序、基因识别和发现、网络数据库系统地建立和交互界面工具的开发等。第三个阶段是后基因组时代（2001 至今）随着人类基因组测序工作的完成，各种模式生物基因组测序的完成，生物科学的发展已经进入了后基因组时代，基因

组学研究的重心由基因组的结构向基因的功能转移，这种转移的一个重要标志是产生了功能基因组学，而基因组学的前期工作相应地被称为结构基因组学。如何在后基因组时代对这些基因组学等特征进行解析和探索，是生物信息学主要解答的问题之一。

（三）生物信息学在肿瘤临床研究中的应用

鉴于本书是基于肿瘤临床相关的原则，所以本部分重点探索与肿瘤临床及其转化研究的相关内容。归纳起来，常见的肿瘤生物信息学的转化临床研究主要集中在以下几个方面。

第一是研究肿瘤的发病机制及其关键基因。首先，通用的研究思路是纳入某一个病理类型的肿瘤组织及其相应的癌旁组织进行研究，采用高通量测序或者芯片测序技术，对两组样本进行相应的测序分析，以备后续进一步分析；其次，利用生物信息学分析，探索两组样本间存在显著差异基因的功能，利用 DAVID（the Database for Annotation, Visualization and Integrated Discovery, DAVID）数据库分析这些显著差异基因潜在的生物学功能和富集信号通路等；最后，为了进一步从系统的角度研究疾病分子机制、发现新药靶点等，需要进行蛋白 – 蛋白互作网络分析，从而探索在这些关键通路中，起到核心作用的关键分子，为下一步的基础实验和临床样本验证提供研究背景和方向。Guo 等基于 319 例结肠癌及其 103 例正常结肠组织进行研究，共发现 292 个显著差异

基因，其中包括 165 个上调和 127 个下调基因；其次，根据功能和信号通路进行显著富集分析，对差异基因进行功能和通路富集分析；此外，作者从显著差异基因网络分析中，筛选出最重要的 2 个模块，并鉴定出 31 个关键核心基因。这些研究有助于加深对结直肠癌病因和潜在分子事件的认识，而且这些候选关键基因和通路或许可以作为结直肠癌的治疗靶点。

第二是研究疾病亚型，一般是选择某个病理类型肿瘤患者样本，基于高通量测序技术进行 DNA 或 RNA 测序分析，运用相应的聚类分析，把具有相似功能的基因富集在一起，从而来区分疾病之间不同的亚型。然后，可以借助功能基因注释数据库，对各个亚型的基因进行功能分析和富集通路分析，从而解析各个亚型的生物学行为和富集的关键通路之间的差异。Seiler 等使用浸润性膀胱癌的 18 个数据集（样本共 1750 个）进行转录组分析，采用 6 种不同的分类系统分别计算每个数据集的亚型，聚类分析研究发现有 6 种共有分子类别，分别是腔乳头状型、非特异腔型、不稳定腔型、富基质型、基底 / 鳞状型和神经内分泌样型，这种精准的分子分型对于个体化治疗很有帮助。

第三是研究肿瘤的预后问题。对于这一类问题的探索，是基于差异分子的不同，这些差异分子，可以是差异基因，也可以是长链非编码 RNA，甚至可以是环状 RNA，从而在不同维度构建相应的肿瘤预后模型，对这些预后模型评价，一般采用 ROC 曲线等联合分析。另外，构建预后模型分析中，一般会选择两组及以上队列进行研究，一组队列为测试组，进行预后模型的构建，另一队列的目的在于对构建的预后模型进行验证分析，从而评估模型的预测效能。Zhu 等在利用生物信息学大数据分析了多发性骨髓瘤自噬相关基因预后模型，该研究首先获得 559 个多发性骨髓瘤患者自噬相关基因，并采用单因素和多因素 Cox 回归分析识别出与多发性骨髓瘤患者生存显著相关的基因。其次，基于多因素 Cox 回归分析构建 16 个自噬相关基因的生存风险评分模型。

最后，通过另外 4 个独立的数据队列对构建的预后风险模型进行验证。

以上只是生物信息学在肿瘤临床转化研究中常用的研究应用，鉴于生物信息学分析应用博大精深，还有很多需要讨论的应用场景，本书意在抛砖引玉，其他更深层次的生物信息学研究，希望大家在后续学习中，抓住和深入理解生物信息学分析思想，结合个人兴趣、学科特点，运用相应的生物信息学研究手段开展临床转化研究。另外，在此需要强调的是，虽然生物信息学具有大数据、数据可视化等诸多优点，但是建议在生物信息学的学习应用阶段，不仅基于技术本身来解答问题，更需要基于临床问题出发，再利用生物信息学分析工具，进行相应的科学研究，真正服务于转化性肿瘤研究。

（四）生物信息学在肿瘤临床研究中的思考与展望

尽管目前通过肿瘤生物信息学的研究，能够监测到肿瘤发生发展中各个阶段的基因，或者蛋白组学等的变化，但是目前仍面临一些关键问题，比如，在肿瘤的机制研究中，仍不完全明确哪些基因或者蛋白，在肿瘤的恶性转化中起到更为关键的作用，另外，目前的这些基于生物信息学的研究，还只停留在理论或者计算机预测层面，仍需进一步临床样本研究验证分析。

肿瘤组织的研究，是对肿瘤组织中不同亚型的肿瘤细胞特征进行的分析，而在肿瘤的个体化治疗中，往往出现抗肿瘤治疗后，原发灶和转移灶疗效不一致的情况，这个现象在肿瘤治疗中称为肿瘤治疗的不完全反应，产生的主要原因是肿瘤时间和空间异质性问题，对于异质性的研究，未来需要通过单细胞测量技术进一步研究。单细胞测序研究关注的是细胞个体而非群体，因此该技术代表了一种更深入的视角，一种更精准理解肿瘤本质的可能性；但是需要说明的是，目前的单细胞测量技术存在成本较高，关键研究技术仍需在一定空间内提高，如单细胞捕获，目标 DNA/RNA 提取等技术难题，后续需进一步开发相应的研究技术平台。

生物信息学研究起初用于某种肿瘤类型的研究，目前生物信息学在肿瘤方面的研究，趋向于多个数据库分析，多组学联合分析，甚至泛瘤种的多组学分析，从而开展更大样本，更多疾病谱，更多维度的联合分析研究。另外一个发展的趋势是结合了基础实验验证和后续临床样本分析的综合研究，在肿瘤的转化研究起到了重要的桥梁作用。

二、肿瘤研究大数据挖掘

（一）大数据挖掘的概述

大数据挖掘是指运用计算机相关技术，通过数据挖掘、数据清洗、统计、在线分析处理、机器学习和模式识别等诸多方法，通过算法搜索发现隐藏于大量数据中的信息，并实现数据再利用的过程，包括数据获取、数据处理与分析、数据展示或可视化、数据应用等过程。

（二）大数据产生的背景

随着科学技术的飞速发展，各个领域产生的数据量以爆炸式增长，大数据成为当今社会关注的一个共同话题，这个现象同样发生在医学，比如基因序列、各种医学图像、电子病历记录和多中心临床药物试验等领域每天产生大量形式多样的数据，并呈爆炸式增长，使生物医学领域同样跨入网络化的大数据时代。

（三）肿瘤研究大数据挖掘常用数据库

目前肿瘤研究的大数据库也层出不穷，有国际公认大型数据库，比如基因表达综合数据库（Gene Expression Omnibus database，GEO）和肿瘤基因图谱（The Cancer Genome Atlas，TCGA）数据库，也有一些科研机构自行开发的相对小型的数据库。本书重点介绍 GEO 和 TCGA 两个比较重要的数据库。

GEO 数据库由美国国家生物信息中心（National Center for Biotechnology Information，NCBI）负责维护的一个数据库，这个数据库的最大的特点是疾病谱覆盖全面，不仅含有肿瘤研究的数据，而且含有非肿瘤疾病的数据。另一个特点是，这个数据库同时包含了芯片和高通量测序数据，这些测序数据以 RNA 测序数据为主，还有 DNA 突变数据，甲基化数据等多种数据类型。

TCGA 数据库由美国国立癌症研究院和人类基因组研究机构于 2005 年合作发起。其主要工作是通过应用基因组分析技术，特别是采用大规模的基因组测序，将人类全部癌症的基因组变异图谱绘制出来，并进行系统分析。基于以上背景和相关工作，此数据库具有以下几个特点。第一，主要储存关于各类肿瘤的基本信息，包括 RNAseq、miRNAseq、DNA 甲基化、基因拷贝数变异、单核苷酸多态性等，它是目前为止公开获得数据库里面肿瘤研究数据相对全面的一个；第二，它基于美国国立研究机构和人类基因组计划开发，因此不仅在肿瘤的研究领域得到了广泛的认可和应用，而且这些海量数据也为肿瘤的转化研究提供了非常强大的技术支持；第三，这个数据库还包含肿瘤患者临床信息，比如随访时间、生存状态、治疗方案等关键临床信息，为研究基因组数据及其关联的临床数据提供了强有力的研究平台和支撑。

鉴于目前靶向和免疫治疗研究的热点问题，还有一些肿瘤药物治疗反应数据库、抗癌药物敏感性数据库和免疫微环境等多种数据库，后续大家可以结合自己的兴趣和课题进行相应学习。

（四）大数据挖掘在肿瘤临床研究中的应用

1. 数据获取

本部分以 GEO 数据库为例进行阐述，登录官方网站 https://www.ncbi.nlm.nih.gov/geo/。首先，在官网首页 Search 框内输入相应的关键词或者主题词或者 GEO 研究号进行检索；其次，找到感兴趣的研究数据集，在这些研究数据集中，可以看到当前研究数据集的研究内容、测序平台、研究作者及机构、样本数量及分组等情况；最后，测序数据的下载可通过 R 语言包或直接点击网站原始文件进行下载，这些下载好的数据可在后续研究中进一步分析。

2. 数据处理与分析

在对下载好的数据进行处理时，第一步，根据研究课题的需要，将下载好的数据进行相应分组，一般分为两组，分别为对照组和实验组；第二步，对于两组样本测序的数据基于网站自带的 GEO2R 或 R 语言进行差异化分析（称找差异基因），目的是观察两组不同分组中有无基因等方面差异，只有在显著差异基因的基础上，才能进行后续的功能预测及富集通路分析，所以这一步非常关键；第三步，基于 DAVID 数据库，对有显著差异的基因进行相应的功能分析和富集通路研究，探索这些差异基因在生物学功能和相应的信号通路间的差异；第四步，从系统的角度，基于蛋白 - 蛋白互作网络，探索这些基因表达的蛋白间的相互作用，从而发现在肿瘤恶性转化中起核心作用的分子，为后续的基础实验和临床研究提供理论基础。

3. 数据可视化

数据可视化是关于数据视觉表现形式的科学技术研究，主要运用图形化手段，清晰有效地传达与沟通信息，使数据形象化，直观化。单用普通的办公软件等已远不能满足大数据时代数据展示的需求，因此，在这个情况下，数据可视化的范围不断扩大，更高级别的数据可视化成为发展必然要求。目前肿瘤研究中，数据可视化的工具分为两种，一个是网页版的简单数据可视化；另一种是基于 R 语言等编程软件的个性化高级数据可视化，如基于 R 语言的火山图、气泡图等都是较高级的数据可视化典型案例。在科研中，需结合课题需求，针对性选择相应的数据可视化方案。

4. 数据应用

肿瘤大数据研究的目的是希望把在这些大数据中提取的关键信息，最后转化为临床实际的研究问题，而这个过程就是肿瘤转化研究中的数据应用过程；典型案例，如在蛋白 - 蛋白互作网络中发现关键分子，进一步探索这些关键分子与发现肿瘤药物靶点、临床样本分期及预后等的相关性，为今后将这些关键分子应用于临床奠定理论基础。

（五）肿瘤研究大数据挖掘的展望

肿瘤的发生发展是一个多系统、多阶段、多分子的高度复杂的过程，所以在肿瘤恶性转化等机制的研究中，如果只是对基因组学等某一个层面分析，可能存在很大的局限性，所以未来的肿瘤大数据研究发展趋势，一定是向多组学数据库方向发展，从而在基因组学、转录组学、蛋白组学等多个维度阐释肿瘤恶性转化的机制和肿瘤的多样性等科学问题，实现个体化精准的肿瘤诊疗。

（齐晓光　滕　峰）

参考文献

［1］赵屹，谷瑞升，杜生明. 生物信息学研究现状及发展趋势 [J]. 医学信息学杂志，2012,33(5):2-6.

［2］GUO Y, BAO Y, MA M, et al. Identification of key candidate genes and pathways in colorectal cancer by integrated bioinformatical analysis[J]. Int J Mol Sci, 2017,18(4):722.

［3］SEILER R, ASHAB H A D, ERHO N, et al. Impact of molecular subtypes in muscle-invasive bladder cancer on predicting response and survival after neoadjuvant chemotherapy[J]. Eur Urol, 2017, 72(4):544-554.

［4］ZHU F X, WANG X T, ZENG H Q, et al. A predicted risk score based on the expression of 16 autophagy-related genes for multiple myeloma survival[J]. Oncol Lett, 2019,18(5):5310-5324.

［5］HUANG X, LIU S, WU L, et al. High throughput single cell RNA sequencing, bioinformatics analysis and applications[J]. Adv Exp Med Biol, 2018(1068):33-43.

［6］RAMALINGAM N, JEFFREY S S. Future of liquid biopsies with growing technological and bioinformatics studies: opportunities and challenges in discovering tumor heterogeneity with single-cell level analysis[J]. Cancer J, 2018,24(2):104-108.

［7］张春丽，成彧. 大数据分析技术及其在医药领域中的应用 [J]. 标记免疫分析与临床，2016,23(3):327-333.

［8］ATHANASIOS A, CHARALAMPOS V, VASILEIOS T, et al. Protein-Protein Interaction (PPI) network: recent advances in drug discovery[J]. Curr Drug Metab, 2017, 18(1):5-10.

［9］LI L, LEI Q, ZHANG S, et al. Screening and identification of key biomarkers in hepatocellular carcinoma: Evidence from bioinformatic analysis[J]. Oncol Rep, 2017, 38(5):2607-2618.

第14章
肿瘤临床研究科学论文撰写与投稿

在科技日新月异的今天，抗肿瘤药物的研发也在随之飞速发展。基于肿瘤新药或新型疗法的临床研究而发表同行评议过的高质量论文，对于推动肿瘤科学发展及其在公共卫生或临床医疗中的实践至关重要。在个人层面上，发表论文或出版论著与医学科学工作者的职业发展密切相关。而在期刊或出版社层面，以值得信赖的方式共享医学工作者的新研究结果和方法，也能促进科学知识和实践的发展。然而，正是由于抗肿瘤药物临床研究数量突飞猛进的增长，大量的临床研究亟待发表，挤占了有限的出版空间。各大期刊的候选文章猛增，导致审稿周期延长，而优秀文章则更是凤毛麟角，由此产生的期刊出版方对于拟接收文章的要求也是水涨船高。由于这些潜在投稿障碍的存在，科学论文的投稿既费时又费力，多数肿瘤学领域的从业人员既缺乏对肿瘤临床研究科学论文撰写的培训机会，也缺乏对于相关论文投稿过程的了解。因此，在过去的几十年中，为了解决这些障碍并鼓励卫生专业人士发表他们的研究，国外一些资深作者开发出了成功的科学写作（science of scientific writing，SSW）培训课程，专门用于教授有关科学写作和出版，并培养了一大批公共卫生专业人士。近些年来国内也出现了相关的培训课程。本章的目的就是为作者撰写高质量的肿瘤临床研究原始论文提供必要的指导，从而增加这些论文被期刊接收发表的机会。下面笔者将以英文科研论文为例，予以具体阐述。

一、如何开始科学论文写作

（一）撰写前应该知道的事

作为临床工作者或科学研究人员，我们都经历过撰写论文的整个过程，也有过一些"受虐"的回忆。所谓"万事开头难"。研究做得都差不多了，数据统计也完成了，但要提笔或者拿起键盘开始撰写论文却是一件痛苦的事情。而在枯燥的写作过程中如何持续保持写作的积极性也是一项挑战。我们总说生活需要仪式感，论文撰写工作的开始不妨也仪式一下，让提笔变得更轻松一些。当然，最终可能需要找到适合自己的调节方式。此外，还有许多方法可以使写作总体上变得更有效率，也更加有趣。

撰写过程中，撰写顺序大可不必与文章各节的最终顺序相同，可能会发现某些节比其他节更容易编写，如方法（method）和结果（result）部分，而引言（introduction）和讨论（discussion）部分通常被认为是最困难的。那就不妨从方法和结果两部分开始入手，而最后撰写或完成引言和讨论其实更具优势。

本书前面的章节也介绍过一篇科学论文，虽然要呈现的是科学研究的过程和结果，但总体却是在述说一个"故事"，一个强调创新性、逻辑性和合理性的"故事"。读者要读一个好的"故事"（论文），需要这个"故事"不仅写完整，开头还要引人入胜、背景交代清楚、故事主线清晰明了，结果让读者觉得有意思（interesting），这样读完才能留下印象。在开始撰写论文之前，至关重要的是，第一作者以及论文的主要合作者、通信作者等对论文的主要研究目的和关键发现要有清晰的共识。没有清晰的共识，就不可能写出清晰而简洁的"故事"。一篇论文通常是同一大类研究项目众多文章之一，且该项目所要报告的内容多数超出字数限制。因此，每篇论文需要设立自己的目标，自己决定哪些是报告内容的侧重点，哪些是报告内容的主体，哪些可以轻描淡写甚至省略的部分。另外，作为研究主要完成人的撰写者，在科学研究实施和结果统计结束后，对于该研究的意义、研究结果的重要性及临床实践可能产生的影响等都应有一个清楚的认知，并在论文撰写前选择出潜在的期刊和目标读者，而不是等到论文撰写完成了，再决定投哪个期刊，这样做的目的是有针对性的撰写论文，更能清楚知道写作时内容的侧重点该如何抉择和呈现。

总结这一部分内容，关于撰写开始前的准备可以理出以下几点：①坚定撰写的决心，并找到能让提笔开始变得容易以及让积极性贯穿写作始终的调节方式。②先从较容易的部分下笔，如方法和结果部分。③作者们对于论文的主要研究目的和关键发现要有清晰的共识。④提前选择潜在的期刊，了解目标读者，从而决定报道内容的侧重点。

（二）撰写前的准备工作

相信很多人都有过被老板催稿的经历，而年终总结时大多数人也都会发现年初既定的目标没能实现。这是由于虽有目标，但未能明确的时间节点，导致明日复明日的故事每天都在上演。因此，在开始写作之前，除了需要给自己设定一个目标外，还需要在这个目标上加上一份期限：①确定几个可行的中间目标，如"我想在周末前把我的论文结果部分写好，发给我的通信作者审阅；我想在下周末前把表格和图制作完成，给其他作者审核"；②确定你的最终目标，如"我想在月底前把论文投给期刊"。

定好目标后，开始写作前，结合个人特点，考虑什么时间、什么环境最能激发写作动力、创造力和生产力。另外，建议预留完整的几个小时不间断的写作，避免其他干扰，尤其是社交干扰，这可能比见缝插针式的写作更具效率。当创作感觉良好时就顺其自然，尽量多写一些；反之，如果感觉创作艰难，不妨停止当前写作，改做其他的事情。

将整个论文写作分成几个主干部分（section）[一般的肿瘤临床研究科学论文都要求摘要、背景、患者与方法、结果、讨论等几个部分（表14-1）]，分别安排独立、完整的时间完成。无论是在整体写作过程中，还是在每个部分、每个段落的写作中，都要记住安排一些时间思考这个部分或者这个段落想要怎样构架、怎样表述才最为合理、突出。

表 14-1　科学论文的功能布局

结构布局 (section)	各结构的功能
摘要（abstract）	摘要部分一般也是结构性布局，对于正文进行简明扼要的总结，包括：① Why？为什么需要做这项研究？（背景/引言）；② How？我们做了什么？怎么做的？（患者与方法）；③ What？我们发现了什么？（结果）；以及④ What's the meaning？这是什么意思？（结论）
引言/背景（introduction/background）	为读者提供必要的信息，了解您为什么进行这项研究，说明想要解决的研究问题
患者与方法（patient and method）	介绍研究设计、研究对象、实施方法和数据收集、统计分析等
结果（result）	对肿瘤临床研究结果进行清晰、简洁、客观的描述
讨论和结论（discussion）	总结研究的主要发现、对比其他研究、总结优势和缺陷、反映研究的影响和意义；基于研究发现得出中肯的结论
图和表格（figure and table）	简洁、有效地展示研究结果

在实际编写完整的句子和段落前，我们先要构建完整的故事情节。特别是在介绍和讨论部分，我们需要先搭建一个"骨架"（outline），包括以下几个可能的步骤。

• 使用单字或单句标题来表示每个段落想要表达的主要信息，整个段落将基于这个标题来创建一个合理且有说服力的故事情节；而这些标题以后将成为段落的"主要句子"，可能会反复出现。

• 在每个标题下添加注释，写下您想要在此段通过引文来支持的内容，根据这个内容去收集与所撰写论文相关的重要文献。

• 先用简单粗糙的句子替换前两步建好的笔记，建立起一个完整的段落。一个段落6～8个句子就够了，如果过多，那么需要思考，是不是之前的大纲考虑得不够完善？是否需要调整？如果坚持把过多的句子放在一个段落里，那么最好按照不同的内容划分进行编号。让读者一目了然。

• 重写句子。这个步骤可以把句子进行修饰，用英文的写法，通过从句、定语、连接词等形式，扩充之前简单粗糙的句子，让句子变得饱满，而且承前启后上变得顺畅，直到整个段落读得顺、读得好为止。

• 检查每个段落是否有"头"有"尾"，即与上下段落相连的桥句。

• 可以先创建空的表格（table）和（或）图（figure）。表格和图所要呈现的结果一定是与整体研究内容最相关的结果，这有助于创造一个清晰的故事情节。因此，作者们相互之间要讨论论文大纲和图表大纲；在这个阶段，想要做出重大调整仍然很容易。

以下用一张清单（表14-2）呈现写作前的小结。

表14-2 论文写作前的准备清单

• 安排完整、独立的时间以及选择最佳的环境进行写作，断绝社交干扰
• 将整个论文写作预设为几个主干部分，分别完成
• 在实际写作前单独分出一小部分时间用于思考
  ▪ 思考拟创作"故事"的完整"骨架"，以及图表框架
  ▪ 思考每个主干甚至每个段落的大纲
• 确定几个可行的中间目标和最终目标
• 提前选择潜在的期刊投稿

二、论文标题和摘要的写作

（一）关于论文标题和摘要写作我们应该知道什么

标题（title）和摘要（abstract）是一篇论文最重要的部分。因为杂志的编辑很大一部分程度上将参考论文标题和摘要内容来决定是否有必要或者有价值将这篇论文发出，以供外部同行专家进行评议（peer-review）。而对于评审专家（reviewer）来说，他们也将根据论文标题和摘要内容对这篇论文产生第一印象，从而判断文章的价值。对于读者来说，论文题目、摘要和关键词往往是论文中唯一可以在网上自由访问的部分。电子搜索数据库一般也都使用标题和摘要中的单词来产生搜索结果。PubMed中，文档之间的相似性由它们共有的单词来衡量，标题中的术语被赋予更多的权重。因此，标题和摘要必须包含读者在查找相关文献时可能使用到的所有潜在重要术语。

一般每一个期刊都提供自己的"作者指南"（author instruction）介绍该期刊投稿需要注意的问题和论文格式及编辑上的一些基础要求，其中包括对标题的要求。有些期刊只允许单个标题的存在，而另一些期刊则允许标题下方同时使用副标题。而有些期刊甚至还需要作者提供一个短标题，放在每个页面的顶部或底部，从而方便读者浏览期刊。标题的类型不同，指向性也不同。信息性标题一般是指直接介绍研究结果的标题，如药物A有效延长晚期非小细胞肺癌患者二线治疗后的总生存时间。而有些期刊则更喜欢描述性标题，用于说明研究的主题和设计，如药物B一线治疗晚期肾细胞癌的多中心、随机、双盲、安慰剂对照的Ⅲ期临床研究。有些期刊还会要求论文标题的字数不超过150个英文单词，因为他们认为短标题可能比长标题更容易被他人引用。

期刊通常需要带有标题的结构化摘要。所谓结构化，即摘要的结构固化为几个重要部分（section），如目的（objective）或背景

（background）、方法（method）、结果（result）和结论（conclusion）。摘要应该是独立的部分，不涉及正文或文献。大多数期刊对摘要有严格的字数限制（通常为300～350个字）。虽然摘要必须有利于阅读本身，但其叙事的基调和风格必须比正文更加简明扼要、重点突出。因此，摘要必须明确提炼、呈现并强调研究所讨论的问题和主要发现。

（二）论文标题和摘要写作应注意的事

在论文写作完成后，我们需要静下心来重读几遍论文，根据不同部分的内容写出不同的关键词。先确定需要一个信息性标题还是一个描述性标题，然后根据关键词来制定几个潜在标题（例如，肿瘤应答预测膀胱癌化疗后生存）。从研究论文中的方法、结果、结论或者已知数据库中选择1～2个纳入到论文标题中，保证选择的都能代表该研究最新最有用的信息（表14-3）。记住：①尝试在标题的开头写最重要的关键词，因为读者的注意力一般都集中在开头；②将能体现研究价值和意义"独一无二的点"写进标题之中，使得标题从该研究领域的其他文献中脱颖而出。另外，标题当中尽量避免使用缩写，"作者说明"中一般也都会对"标题中使用缩写"这一点进行限制和说明。

使用论文每个部分的关键词来构建摘要。摘要的开始一般都是介绍您的研究目的，虽然有些杂志会要求摘要的第一部分介绍研究背景，但是一般在背景介绍之后也就自然引出了研究目的。摘要的每个部分尽量简短，用1～2句话来陈述。试着使用短语、简单的语言以及常规的词组，避免过多地使用被动语态（passive voice）。对于重要概念的描述最好完全遵循与正文中一样的描述方式，避免概念的混淆或定义不清。结果部分是摘要中最重要的部分，首先要明确而诚实地陈述研究问题的结果，包括主要结果和次要结果。次要结果较多时，受限于摘要的字数和篇幅的限制，选择需要仔细的思考，尽量选择最需要表达的或者对研究意义阐述帮助较大的放到摘要中。摘要一定要记录样本量信息，尤其是要报告百分比数据时，切勿只给出研究数据的 P 值，而是应该同时提供95%CI，条件容许，还可以在将论文发送给其他作者包括通信作者征求意见之前先准备几个标题草稿和摘要供他们选择。

摘要完成，有助于自我提问4个问题，每个问题都与正文中的一个部分有关：①什么是已知的，为什么需要这项研究？（背景）；②我们做了什么？（方法）；③我们发现了什么？（结果）；④这是什么意思？（结论）。同时自问："那又怎样？"记住：以上这些问题就是编辑和评审专家们在审阅论文时问自己的问题。把这些问题回答清楚了，这篇论文就算撰写完整了，同时也表示这篇论文距离被杂志成功接受的美好结果近了一大步。

表14-3 同一论文的不同标题包含不同的特点和功能

标题举例	标题包含的项目				
	英文字符数	研究主题	研究方法	研究结果	研究设计
Chemosensitivity Differences Between Upper Tract and Lower Tract Urothelial Carcinoma	85	√	×	×	×
Different outcomes between Upper Tract and Lower Tract Urothelial Carcinoma After Cisplatin-based Chemotherapy	110	√	√	×	×
Reduced Response and Survival in Upper Tract versus Lower Tract Urothelial Carcinoma After Cisplatin-based Chemotherapy	119	√	√	√	×
Reduced Response and Survival in Upper Tract versus Lower Tract Urothelial Carcinoma After Cisplatin-based Chemotherapy: A Multicenter, Controlled, Open-labelled, Phase 2 study	176	√	√	√	√

最后，同样用一张清单（表 14-4）来为大家的标题和摘要撰写做一个小结。

表 14-4 标题和摘要的撰写要点

- 利用从正文的各个部分总结出来的关键词构建论文标题和摘要
- 论文标题尽量用其中最重要的关键词开头
- 论文标题应尽量避免缩写和被动语态
- 如果要报告百分比数据的话，请提供样本量
- 在 P 值等统计结果之后附上相应的 95%CI
- 摘要完成以后，问自己 4 个问题（4 个 W）
  - 背景：什么是已知的，为什么需要这项研究
  - 方法：我们做了什么
  - 结果：我们发现了什么
  - 结论：这是什么意思
- 确认在脱离正文的情况下，独立阅读摘要也能对您的研究有充分的认识

三、引言或背景部分的写作

（一）引言撰写需要了解的内容

当前，许多杂志社编辑（和评审专家们）更喜欢简短而重点突出的引言。引言的目的是为读者提供必要的信息，以了解为什么进行研究，并说明想要解决什么样的研究问题。它通过总结迄今为止的相关文献（参考文献）和作者对所调查问题的看法来确定作者所呈现的这个研究的整体背景。引言必须让读者了解研究所涉及的生物学、临床或方法学的合理性。当然，引言必须根据作者想要投稿的潜在期刊的要求来量身定做。一个好的引言会高度吸引编辑、评审专家、读者的关注。

在视觉上，引言一般呈现出一个"漏斗"式的结构形式。顶部（开头）是最广泛的部分，用于表示研究主题的总体背景；然后缩小到更热门的关键信息（研究热点或难点），这是"漏斗"的中间部分，用于承接上下文；最后以开展当前研究的具体理由以及总体研究目的来结束（"漏斗"的最底部）。引言一般不会像摘要那样设定的最大字数限制，但也应尽可能简洁，通常不超过论文完整字数的 10%～15%。引言是您论文中整条故事线的最开始部分，所以如果在论文撰写前的准备工作中已经完成整篇论文的"骨架"构

建，那么就可以开始着手引言的写作了。

（二）引言的具体写作要点

具体写作引言之前，建议最好看看之前构建的"骨架"。在前面的第一部分"如何开始科学论文写作？"中已经介绍过："使用单字或单句标题来表示每个段落想要表达的主要信息……而这些标题以后将成为段落的'主要句子'，可能会反复出现"。我们将这些重要句子或者重要标题单独拎出来，在此基础上将其扩展为四到五段文字，形成引言部分；在扩展文字的同时牢记"漏斗"模型，并需要考虑相关性、现有证据的讨论、证据的差异及当前研究值得期待（promising）的前景目标。

引言不一定是所研究领域的全部回顾，即引言不一定要做到面面俱到，而应该紧密围绕当前研究所在的领域和存在的问题进行铺陈。它应该让读者了解为什么开始进行这项研究，研究的具体目标是什么，为什么是它。首先讨论一般背景，最好强调问题的严重性或疾病的社会负担。然后概述在这些特殊问题上已知的内容以及仍然未知的内容，从而引出还需要做什么（即当前研究）。这里应该与论文最后的讨论部分联系起来，但又要避免与讨论部分有太多重叠，所以可以将与其他研究的比较留到讨论中进行。然后一定要强调：为什么当前这项研究是必要且重要的。引言的最后一段将吸引读者的注意，因为它承接着后面将要介绍已经开展的研究工作。因此，在引言的末尾要说明研究问题或假设，并简要解释作者做了什么，最好说明研究设计。这样做将对后面展开研究方法部分的写作起到很好的桥梁作用。在这里最好将主要与次要研究问题明确的分开陈述。

写作时要切记使用清晰、干净和理性的语言。尝试使用主动动词，并考虑使用"信号词语"（例如：to determine whether, to clarify this，to compare 等），让读者一看就知道后面要说的将是做这件事情的目的。对于既定事实使用现在时态［例如，血管新生是肿瘤发生发展的特征之一（Angiogenesis is the hallmark of the pathogenesis and development of tumor）]，而对于还没有完全确立的事情建议使用过去时态或现在完成时态［例如，镭 -223 有可能增加转移性去势抵抗性前列腺癌骨转移患者的免疫原性从而增加免疫检查点抑制药的抗肿瘤活性（^{223}Ra has been investigated to be able to enhance the immunogenicity of mCPPC patients with bone metastasis so as to increase the activity of immune checkpoint inhibitors）]。语言的修改和润色最好找一个母语为英语的人或者专业从事英文润色的人帮助完成，这有助于提高整篇论文的英语行文质量，从而间接提高期刊编辑和评审专家们的阅读体验以及对该篇论文的好感度。对于其中重要的阐述要记得引用参考文献，并确保所引用的文献都是原始文献，而且要选择相关性最强的文献。请注意，杂志的编辑们会很高兴论文中引用来自他们自己期刊的相关文献，因为这表明您对该期刊的内容非常感兴趣，并且这种引用可能有助于提高杂志的引用分数（citation scores）。表 14-5 总结了本部分关于论文引言的写作和注意要点。

表 14-5　引言的撰写要点

- 检查引言的结构是否呈"漏斗"状，并明确具有以下几部分的内容
  - 总体研究背景（即我们要讲什么方向或者什么领域）
  - 关于这个特殊的研究对象或群体，现在已知和未知的内容都有哪些（即为什么需要做当前研究？以及为什么当前的研究很重要？）
  - 主要的研究问题（即在当前背景下，我们到底还想要知道什么？）
  - 研究目标和研究设计（即我们做了什么去回答前面的问题？）
- 检查引言的长度（一般最多占全部正文的 10%～15%）
- 再次检查您的故事"骨架"，明确该引言是从整个故事线的开始往后铺垫的
- 最后自问："这个引言对于杂志编辑、评审专家、读者是否具有吸引力？"

四、方法部分的写作

（一）撰写研究方法前需要了解的内容

如果将一个科学研究视为一盘盛满知识的精美菜肴的话，那么论文的方法部分像是一个食谱，列出了研究的所有必要成分，以及它们在烹饪的过程中需要如何组合。理想情况下，应该是照着菜谱再做一次还能做出相同的美味菜肴，也就是说按照论文中介绍的方法重复研究，还能得出相同的结果和结论。方法部分将引言与结果部分联系在一起，从而创建一个清晰的故事情节，即针对引言中所提出的研究问题，给出明确的研究方法去解决问题，并为之后要撰写的研究结果部分定出一个框架，后面结果部分的撰写将围绕着这些研究方法实施后产生的结果来展开铺陈。

肿瘤临床研究科学论文的患者与方法部分一般应该包括 4 个基本要素：研究设计、研究对象、实施方法和数据收集、统计分析。使用这些副标题来构建"方法"部分的框架（杂志社可能会对这部分的相关框架做出要求并提出一些细节上的规定）。对于临床研究而言，一般的杂志社都会要求作者在方法部分明确表述：该研究获得了伦理委员会的许可。

（二）方法部分的具体写作要点

首先，根据 4 个基本元素建立方法部分的"骨架"。如果同一个研究项目在既往发表过其他论文，那么方法部分的"骨架"和撰写都可以参考和引用既往论文，如提供临床研究方案；这样会让您这次论文的方法部分显得更为简洁而精确。但是，请务必要写出读者需要了解的所有基本信息，从而了解本论文中的关键发现是如何得出的。

明确陈述本研究的设计类型，如随机对照试验、前瞻性或回顾性队列研究、病例对照研究等。如果发现很难将本研究划为某一特定类型的研究设计，那就请尝试描述关键设计，例如它是干预性还是观察性研究，是单中心还是多中心研究，以及数据是纵向的还是横向的等。

明确说明研究开展的时间和地点、研究对象，准确描述这项研究的干预因素（如特定的治疗方法或者新型治疗组合）是什么，患者入组条件（一般的杂志对于临床研究都会要求提供研究入组的流程），临床研究的纳入或排除标准是什么。对于临床研究的一些特殊设置（如设置了哪些分层

因素）也要交代清楚。如果临床研究开展的同时，还进行了探索性实验，那么都有哪些探索性实验以及具体的实验方法等都需要明确阐述。关于数据收集，要描述如何进行肿瘤疗效评估（如使用 RECIST 或者 irRECIST 等）、评估时间和频率（如多久时间评估 1 次），以及研究的主要评估终点（如肿瘤客观缓解率、无进展生存期、总生存期、无疾病复发期、无病生存期、安全性等）。最后，对患者的随访要求也要有所交代。

撰写数据分析方法时应与引言所提出的研究问题进行匹配。如果引言中提出了主要研究问题和次要研究问题，那么先解释主要研究问题的分析方法，然后才是次要问题的分析方法。统计分析方法的介绍中要明确陈述拟入组多少患者才有可能达到检验特定假设的效力，并提供计算方法。另外，不是所有读者都能理解作者所用的统计学方法，所以需要提供作者所用到的所有统计方法的详细信息，包括对于独立和非独立变量的定义和统计操作步骤、协变量的使用、删失数据的处理等，这些方法要诚实而清晰地描述。为了描述准确、避免错误，该部分内容最好让临床研究申办方请专业的统计学专家进行把关。此外，应避免将原本应该出现在结果部分的内容写进方法部分当中，如入组和随访的患者数量。

由于可能有多种方法来探索提出的研究问题，因此必要时尝试解释选择现有的研究方法而不是其他同样可行的方法的原因，为什么所用这些方法是最好的选择。当然，还可以引用以前的研究来证明选择方法的可信度。在完成了方法部分的写作后，检查并删除该部分内容中包含的一些对于理解论文故事情节所不需要的冗余信息。

五、结果部分的写作

（一）结果部分需要知道的内容

文章的结果部分是对肿瘤临床研究结果清晰、简洁、客观地描述。结果部分仅需呈现研究结果，不需要分析解释（这部分归讨论部分）。

结果的内容需和前文中方法的内容相呼应。结果的一般要素包括：研究招募的过程、样本特征、主要结果、次要结果和任何非预期结果。理想情况下，结果部分中最重要的数据需要文字和表格 / 图表的共同协同呈现。表格和图表能够展示研究的大量数据（见本章"七、图和表格的制作"）。

学术性文章中在报告统计检验结果的差异时一般用词为："具有显著统计学差异"。比较组间差异时不仅需要呈现 P 值，还建议添加 95%CI［95%CI 可以提示治疗效果的指向（有利或有弊）、效果估计及其精确度］。

（二）如何撰写研究结果

撰写研究结果，脑中要明确论文的"故事线"，即结果的内容能够解答引言中的问题。结果部分第一段第一部分一般描述研究招募患者的过程。在前瞻性肿瘤临床研究的论文中，通常第一张图用来展示招募患者，以及患者接受治疗或其他手段的流程（flow diagram），而对于随机临床研究，一般的期刊都会要求遵循 CONSORT 标准。

CONSORT 的主要内容就是 CONSORT statement，这是一个以循证医学为基础的、报告随机临床研究的最小建议集（详情请参考网址 http://www.consort-statement.org/）。它为作者提供了报告试验结果的标准方法，有助于作者进行完整而透明的报告，并帮助他们进行严格的评估和解释。CONSORT statement 一般由两个文件组成：一是含有 25 个项目的清单（checklist）（图 14-1）；二是研究的流程（图 14-2）。清单项目侧重于报告试验的设计、分析和解释方式；而流程则显示了整个试验过程中所有参与者的进度。

结果的第二部分应描述研究样本的特征。其基本信息包括人口统计学特征以及主要的基线（baseline）临床变量，样本特征的数据可以用表格表示。主要结论可以用表格和图来呈现。切记，不要在正文的结果部分用大段的文字重复表格和图中的所有信息。文字内容只需要呈现最突出的主要研究结果和非预期的结果等内容。

CONSORT 2010 checklist of information to include when reporting a randomised trial*

Section/Topic	Item No	Checklist item	Reported on page No
Title and abstract			
	1a	Identification as a randomised trial in the title	_____
	1b	Structured summary of trial design, methods, results, and conclusions (for specific guidance see CONSORT for abstracts)	_____
Introduction			
Background and objectives	2a	Scientific background and explanation of rationale	_____
	2b	Specific objectives or hypotheses	_____
Methods			
Trial design	3a	Description of trial design (such as parallel, factorial) including allocation ratio	_____
	3b	Important changes to methods after trial commencement (such as eligibility criteria), with reasons	_____
Participants	4a	Eligibility criteria for participants	_____
	4b	Settings and locations where the data were collected	_____
Interventions	5	The interventions for each group with sufficient details to allow replication, including how and when they were actually administered	_____
Outcomes	6a	Completely defined pre-specified primary and secondary outcome measures, including how and when they were assessed	_____
	6b	Any changes to trial outcomes after the trial commenced, with reasons	_____
Sample size	7a	How sample size was determined	_____
	7b	When applicable, explanation of any interim analyses and stopping guidelines	_____
Randomisation:			
Sequence generation	8a	Method used to generate the random allocation sequence	_____
	8b	Type of randomisation; details of any restriction (such as blocking and block size)	_____
Allocation concealment mechanism	9	Mechanism used to implement the random allocation sequence (such as sequentially numbered containers), describing any steps taken to conceal the sequence until interventions were assigned	_____
Implementation	10	Who generated the random allocation sequence, who enrolled participants, and who assigned participants to interventions	_____
Blinding	11a	If done, who was blinded after assignment to interventions (for example, participants, care providers, those	_____

CONSORT 2010 checklist — Page 1

		assessing outcomes) and how	_____
	11b	If relevant, description of the similarity of interventions	_____
Statistical methods	12a	Statistical methods used to compare groups for primary and secondary outcomes	_____
	12b	Methods for additional analyses, such as subgroup analyses and adjusted analyses	_____
Results			
Participant flow (a diagram is strongly recommended)	13a	For each group, the numbers of participants who were randomly assigned, received intended treatment, and were analysed for the primary outcome	_____
	13b	For each group, losses and exclusions after randomisation, together with reasons	_____
Recruitment	14a	Dates defining the periods of recruitment and follow-up	_____
	14b	Why the trial ended or was stopped	_____
Baseline data	15	A table showing baseline demographic and clinical characteristics for each group	_____
Numbers analysed	16	For each group, number of participants (denominator) included in each analysis and whether the analysis was by original assigned groups	_____
Outcomes and estimation	17a	For each primary and secondary outcome, results for each group, and the estimated effect size and its precision (such as 95% confidence interval)	_____
	17b	For binary outcomes, presentation of both absolute and relative effect sizes is recommended	_____
Ancillary analyses	18	Results of any other analyses performed, including subgroup analyses and adjusted analyses, distinguishing pre-specified from exploratory	_____
Harms	19	All important harms or unintended effects in each group (for specific guidance see CONSORT for harms)	_____
Discussion			
Limitations	20	Trial limitations, addressing sources of potential bias, imprecision, and, if relevant, multiplicity of analyses	_____
Generalisability	21	Generalisability (external validity, applicability) of the trial findings	_____
Interpretation	22	Interpretation consistent with results, balancing benefits and harms, and considering other relevant evidence	_____
Other information			
Registration	23	Registration number and name of trial registry	_____
Protocol	24	Where the full trial protocol can be accessed, if available	_____
Funding	25	Sources of funding and other support (such as supply of drugs), role of funders	_____

*We strongly recommend reading this statement in conjunction with the CONSORT 2010 Explanation and Elaboration for important clarifications on all the items. If relevant, we also recommend reading CONSORT extensions for cluster randomised trials, non-inferiority and equivalence trials, non-pharmacological treatments, herbal interventions, and pragmatic trials. Additional extensions are forthcoming: for those and for up to date references relevant to this checklist, see www.consort-statement.org.

CONSORT 2010 checklist — Page 2

▲ 图 14-1 报道随机临床研究需要提供的 CONSORT 清单

结果的第三部分呈现主要临床研究结果的内容，这部分内容一般放在结果部分的靠前位置以强调该内容的重要性，另外再重起段落来描述次要研究结果。结尾部分一般是用简短的一句话描述非预期的研究发现（非预期的发现一般都来自于事后分析，可能会产生新的假设）。由于类似"显著"这样的词语对结论有解释分析的嫌疑，所以尽量避免使用，可以将其放在讨论部分来呈现。

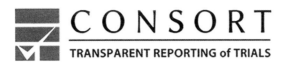

CONSORT 2010 Flow Diagram

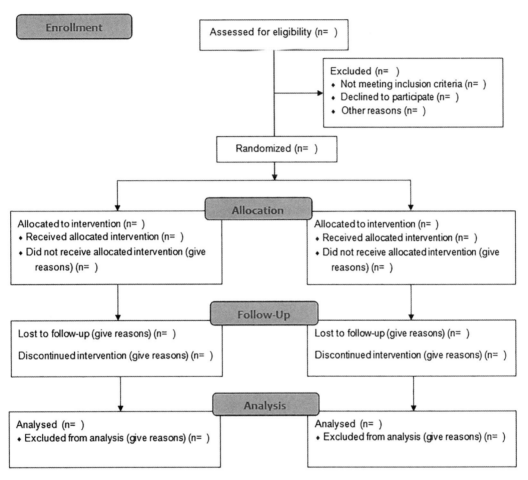

▲ 图 14-2　临床研究流程

这样将主要结果和次要结果分开描述，有助于突显主要研究结果的重要性。

　　结果呈现时虽无明确规定，但一般都会有一些约定俗成的"规矩"。例如，呈现数据时使用相同的顺序，先呈现试验组数据，然后呈现对照组数据。研究结果不要仅提供 P，还需要提供效应值（优势比或相对危险度及 95%CI）。对于报告的数据除非样本量特别大（≥ 1000 例），否则保留到小数点后一位（当然还要根据不同期刊自身的要求，有些期刊不要求保留小数点后数字）。此外，通常使用平均值（标准差）或中位数（四分位数范围）描述数据的集中趋势和离散程度。经常还需要提供数据的百分比［例如，"试验组的客观缓解率为 50.0%（75/150），对照组为 33.3%（50/150）"］。

　　结果的撰写要点见表 14-6。

表 14-6　结果部分的写作要点

- 结果部分的结构大致分为
  - 招募的过程；样本特征；主要结果；次要结果和非预期结果
- 结果部分需要和方法部分的内容相匹配
- 结果部分不要做分析解释，这是讨论部分才该做的事情
- 重点数据在文中使用图和表格来展示
- 数据需要写 95%CI
- 非预期结果可以仅在网络补充材料（Supplementary materials）中提供图和表格

六、讨论部分的写作

（一）写作讨论部分前需要知道的内容

讨论的目的是为读者总结本研究的主要发现并与文献进行比较，讨论本研究的未来意义及不足之处。讨论部分的内容需与引言部分的内容紧密相连。讨论部分是对结果的解释分析，讨论内容需与结果一致。讨论部分的一般写作格式是在总结主要发现后回答引言部分所提出的问题，再与其他研究作对比，并在更广泛的研究背景下对研究结果进行分析。典型的讨论内容包括主要发现、与文献对比优势及缺陷、临床实践和研究的意义。

（二）讨论部分的写作要点

作者需要记住的是，讨论部分的写作不仅仅是写作本身，更是研究者们在肿瘤临床研究设立时、研究过程中、分析数据时对该研究的多面性、"要点和缺陷"、在相关领域与其他研究的关系等进行分析和讨论的综合意见的体现。在研究进行前中后的许多次项目讨论会中，对于讨论中有意义的内容及其关键词最好做出明确记录，这个记录将有助于后续论文的写作。

讨论的写作从主要发现开始，回答研究问题的方式和引言部分保持一致（见本章"三、引言或背景部分的写作"），尽量用 3 句话呈现主要研究结果，遇到数据使用数字或百分比呈现，不需要重复细节。需明确指出非预期发现和先前的假设没有关系，不要尝试忽略或者掩盖不利的结果。

另起新的段落总结研究的优势和劣势。重点应尝试强调本研究所解决的问题包括其意义。任何研究都有劣势，我们也需要提到当前研究的劣势，但有时可以通过类似于亚组分析的方式去抵消掉这一劣势。另外还需要与其他文献进行客观比较，讨论与本临床研究结论不同或相似的原因，并分析这些研究及本研究本身的局限性。

在进行讨论写作时，试着去想象正在和一位对这篇论文感兴趣的读者在进行讨论，这有助于明确讨论中应该注重的细节，并根据所选期刊的范围预测读者（以及审稿人和编辑）可能提到或者感兴趣的问题，着重回答并解释。语言使用上，尽量避免使用"证明"等词义强的词语，尽可能使用"可能""论证""建议"这些词。如果有可能，根据论文的重点和重要的研究结果尝试进行可能的"定义"（即结论）。这个结论不能用"确定"一词，而是写需要进一步的研究验证。同时不要公布期刊编辑或读者目前还无法获得的数据。

始终记住要坚持论文的原始故事线，接受研究的独特性。根据本肿瘤临床研究的具体优势和局限性以及相关领域的证据对文章进行总结并结束讨论。

讨论部分的写作要点见表 14-7。

表 14-7　讨论部分的写作要点

- 检查讨论的每一部分是否提供了以下内容
  - 总结研究主要发现
  - 与其他研究的对比（目前已知的结论、是否有新发现、与文献不一致的原因）
  - 优势和缺陷（体现研究发现的真实性）
  - 研究的影响（结果的重要性及意义）
- 在第一段中根据引言中所提出的研究问题进行针对性回答
- 检查讨论部分是否展示了新的研究结果
- 承认研究的局限性
- 确保根据文章的"故事线"给出了清晰的"故事结局"
- 结论清晰简洁

七、图和表格的制作

（一）制作图和表格前需要知道的内容

表格和图可以有效地展示研究结果。相比

于文字，设计适当的表格和图能够提供更多有用的信息。一篇文章的主要发现需要用表格和图表来呈现，使得读者能够在不阅读全文的情况下也能完全理解文章内容。大多数期刊对于论文印刷版的表格和图片的数量有限制（通常限制图和表格的总数量在 5～6 幅），但是可以把部分插图作为补充材料提交，或者把内容相近或相关的图组成一个图并作为这个大图的不同部分，通常以 ABCD 等英文字母来排序，如图 1A、1B、1C。

清晰简明的图表能够体现研究结果的可行性，对通过同行评审至关重要。可以使用专业的制图工具提高图片质量。期刊在文案编辑过程中需要调整表格的布局以适应杂志的风格，但一般不会调整图表的布局。因此，作者需要确保图表内容的正确性和可读性。如需获得他人创建的图表，则需要获得权限。表格和图按时间顺序在正文中以阿拉伯数字从小到大进行排列（如"表1""图 1"）。在肿瘤临床研究论文中，表 1 通常是研究样本的基线特征，图 1 是参与者从招募到最终随访的流程（见本章"五、结果部分的写作"）。

一般期刊对于图和表格的存放位置要求都是建议将图和表格放在"参考文献"之后的新一页上。表格的标题通常置于顶部，而图表的标题置于底部。多数期刊对于图和表格有自己独特的要求，比如有些期刊要求论文的表格或图需要作为单独的文件提交，而不是直接放在"参考文献"之后与正文作为一个整体文件提交，有些期刊要求图必须有特定的文件格式（如 TIFF、JPEG 或 PNG）。因此作者要尽早通过作者指南（author instruction）来了解目标杂志在图表上的特殊要求，从而提前做好准备。

（二）如何制作图和表格

文章早期必须明确：哪些数据需要使用表格和图来呈现？根据目标杂志的要求制作表格。表格里不需要体现用文字能够方便描述的内容。表头（heading）内容需要清晰且能够体现数据内容。

在图例中要解释所有缩写。图例还可以用来表示最小值 / 最大值（使得读者更容易理解），或者统计的显著水平。一个简单的方法检验所制作的图和表格的通俗易懂性，即找一位不了解该研究的同事去解释图表，看同事是否可以看懂图表的内容，从而测试图表制作是否清晰、合适。

避免在文字描述中重复所有表格中的信息，但可以强调支持主要假设的结果和非预期的或显著的结果。表头的内容一般不超过两行，表格里的内容从左到右排列（如试验组和对照组）。每一行的标题根据研究意义的大小从高到低排列，例如，晚期肾癌临床研究的基线特征表格中，其行标题设置一般为年龄、性别、KPS 或者 ECOG 评分、IMDC 危险分组或 MSKCC 危险分组、转移器官分布、转移器官数、既往治疗情况等，而每一行的子类别则需缩进。例如，上述晚期肾癌临床研究的基线特征表格中，年龄的子类别设置为 < 60 岁和 ≥ 60 岁，IMDC 危险分组的子类别设置为低危、中危和高危，转移器官分布的子类别设置为肺转移、肝转移、骨转移、淋巴结转移等，转移器官数的子类别设置为 1 个、2 个、≥ 3 个等。在单元格中显示数字，但在列或行标题中显示该数值的度量单位。在文本和表中都出现的名词（如组名）应使用相同的术语表达。设计表格时，应使用三线表。对于宽度比较大的表格，则建议将页面格式设置为横向页面。图 14-3 显示了 *Lancet Oncology* 中一篇晚期肾癌免疫靶向联合治疗对比单用靶向治疗的随机对照临床研究（KEYNOTE-426 研究）论文的基线特征表格，可供大家参考。

根据研究的内容和论文呈现需求，建议尝试使用不同风格的图来增加内容的丰富性，并抓住编辑和评审的眼球。比如肿瘤临床研究中常用的瀑布图（waterfall plot）清晰展示每个入组患者治疗前后的肿瘤体积变化情况：能看到每个患者的肿瘤是增大还是缩小了，增大或者缩小的比例是多少等等；而泳图（swimmer plot）则用于展示每个入组患者治疗后肿瘤应答的持续时间，图中每个患者治疗后肿瘤缩小持续了多长时间，或

	Pembrolizumab plus axitinib group (n=432)	Sunitinib group (n=429)
Age, years		
Median	62 (55–68)	61 (53–68)
<65	260 (60%)	278 (65%)
Sex		
Male	308 (71%)	320 (75%)
Female	124 (29%)	109 (25%)
Region of enrolment		
North America	104 (24%)	103 (24%)
Western Europe	106 (25%)	104 (24%)
Rest of the world	222 (51%)	222 (52%)
IMDC prognostic risk		
Favourable	138 (32%)	131 (31%)
Intermediate	238 (55%)	246 (57%)
Poor	56 (13%)	52 (12%)
Sarcomatoid features		
Yes	51 (12%)	54 (13%)
No	234 (54%)	239 (56%)
Unknown or missing	147 (34%)	136 (32%)
PD-L1 combined positive score		
≥1	242 (56%)	253 (59%)
<1	165 (38%)	156 (36%)
Missing or unknown	25 (6%)	20 (5%)
Number of organs of metastases		
1	114 (26%)	96 (22%)
≥2	315 (73%)	331 (77%)
Missing	3 (1%)	2 (<1%)
Most common sites of metastasis		
Lung	312 (72%)	309 (72%)
Lymph node	199 (46%)	197 (46%)
Bone	103 (24%)	103 (24%)
Adrenal gland	67 (16%)	76 (18%)
Liver	66 (15%)	71 (17%)
Previous radiotherapy	41 (9%)	40 (9%)
Previous nephrectomy	359 (83%)	359 (84%)

Data are median (IQR) or n (%). IMDC=International Metastatic Renal Cell Carcinoma Database Consortium.

▲ 图 14-3　KEYNOTE-426 研究的基线特征表格

者治疗开始多久后出现了疾病进展，这些信息都一目了然；另外对于生存数据通过 Kaplan-Meier 生存曲线表示也是最常用的肿瘤临床研究图，生存曲线的横坐标（时间轴）下面还会附上每个时间点上生存事件（如进展或者死亡）发生后剩余的患者数量；除了 Kaplan-Meier 生存曲线，对于生存数据大多数时候还需要进行亚组分析，多数临床研究论文会以森林图（forrest plot）的方式来展现亚组分析的结果，并配上相应组内比较统计结果，包括 *HR* 值、95%CI 及 *P* 值（图 14-4 和图 14-5）。

最后我们同样总结一下肿瘤临床研究科学论

文中图和表格的制作要求（表 14-8）。

表 14-8　表格和图的制作要点

- 在写作早期确认需要呈现在表格和图中的数据
- 图和表格的标题能够体现所要展示的内容
- 除了需要强调的主要发现，不要在文本中重复表格和图中的信息
- 设计的图表要简单明了
- 尝试不同类型的图诠释重要临床研究结果，如瀑布图、森林图等

八、参考文献的整理

（一）整理参考文献前需要知道的信息

科学是建立在他人研究的基础上的，前人的工作是开展新研究的信息来源，引用参考文献能够支持假设，显示作者对相关领域的熟悉程度，以及对他人工作的肯定；引用他人文献也可以避免被指控抄袭。正确的引用参考文献能够使读者了解到这个领域的概况。参考文献可以指引读者支持观点，并且可以提供研究相关的数据。

整理参考文献通常需要使用参考文献管理软件来组织、储存和下载各种类型的参考文献（包括科学杂志、书、网页、其他公开发表的任何类型文献）。这类文献管理软件包括 Endnote、Mendeley、Zotero 等。用户们可以自行从网络上搜索相关资源决定软件的选择和软件使用的学习。多数软件支持从数据库（如 Pubmed）自动导入到参考文献。任何添加到数据库的参考文献都可以插入论文中。同时，参考文献管理软件的文字处理插件提供许多期刊参考文献的样式可以选择。当文本在修订过程中移动或者删除时，参考文献管理软件将自动重新排列现有的参考文献。已被接受但尚未发表的论文可被引用为"出版中或在线发表（published online）"。

从 2000 年起，公开发表的文章要求通过 CrossRef 分配数字对象标识符（digital object identifier，DOI），实现不同出版商出版的在线学术资源之间高效而可靠的交叉链接。文档的位置或者统一资源定位符可能会改变，但 DOI 是固

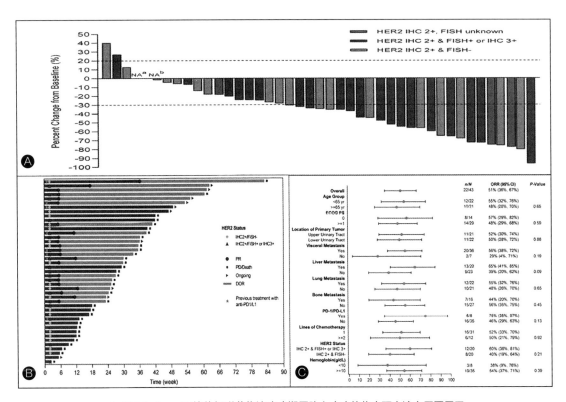

▲ 图 14-4　一项抗体耦联药物治疗晚期尿路上皮癌的临床研究论文用图展示

A. 反映治疗前后肿瘤体积变化的瀑布图；B. 反映肿瘤缓解持续时间的泳图；C. 亚组分析森林图

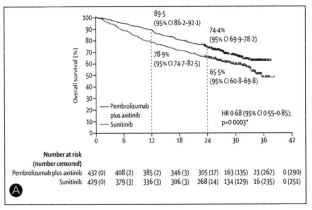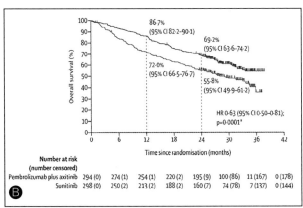

▲ 图 14-5　KEYNOTE-426 研究中展示的免疫靶向联合治疗组对照单用靶向治疗组的患者总生存时间的 Kaplan-Meier 曲线比较

A. 总体患者；B.IMDC 中高危患者

定的，DOI 可以通过 www.crossref.org. 搜索。因此，有些期刊会要求在参考文献的末尾提供 DOI 号以明确引文出处，方便患者快速定位和搜索参考文献进行阅读。

（二）参考文献具体管理应该如何做

选择合适的参考文献管理软件并在日后工作中长期使用。首先找到目标杂志要求的参考文献类型，再从文献管理器中选择并自动引用。作者需要确认文献来源（引用论文时通常依赖其他作者的文章或科学著作的参考文献部分），引用文献时为避免被指控抄袭，在获取引用文献的有用信息后需要用自己的语言进行复述和总结。不要引用已经是公认事实的事情。文献管理软件在编辑过程中也有可能会出错，在投稿前要认真核对参考文献列表（表14-9）。

在引言部分插入与本研究相关的参考文献，以及在讨论部分插入与结果解释相关的参考文献时，这些文献可能有部分重合，而且有的杂志社可能会限制参考文献的数量，因此，如果同一个问题有多篇参考文献支持，作者可选择认为最合适的文献，其选择依据包括：①参考文献证据级别高；②参考文献可以开放获取；③最近发表的参考文献；④在目标杂志上发表的参考文献。

表14-9 参考文献管理要点

- 学会使用文献管理软件
- 找到目标期刊的文献输出格式并使用文献管理软件插入相关内容
- 在事件陈述后记得插入参考文献
- 用自己的话描述参考文献的内容，不要完全复制，以避免被指控抄袭
- 如果需要从多篇参考文献中进行选择，请根据证据级别、开放获取、发表年份和在目标期刊上发表的文章等多个因素来选择一个最合适的参考文献
- 认真核对参考文献列表，避免出错

九、其他注意事项

每篇论文的最后都会有致谢（acknowledge）、资金资助（funding）陈述、利益冲突（interesting conflict）等。请作者按照临床研究过程中的实际完成情况，进行相应说明。其中对于帮助过临床研究开展和论文撰写的统计学专家、语言润色专业人员进行致谢是一种礼貌的表现。作者名单中的每一个作者都需要进行利益披露，对于接受过的资金资助要做详细的说明，一些科研基金的资助还需要同时提供科研基金的项目、编号及资助方等，如国家自然科学基金或者各省份的自然科学基金的项目名称和编号等。这些相应的内容虽然已经在论文的最后附上，但在实际投稿过程中，有时候投稿系统还会让作者重新提交一份单独的利益冲突和资金资助声明。

另外还有一个重要的论文构成部分就是论文的标题页（title page）。在这个页面中，不仅仅要呈现本研究论文的大标题，还要求在标题

下方列出所有作者的名单和附属单位名称，并通过上标特殊符号及相应解释来标明通讯作者及其详细的通讯信息，一般应包括通信作者姓名、头衔（如"M.D.""Ph.D""Mr.""Ms"等）、附属单位信息、电子邮箱；有时候应期刊要求还会附上通讯作者的实际通讯地址和联系电话等。部分期刊还会有其他要求：①把资金资助和利益冲突放在标题页而不是正文的后面；②让所有作者签署作者名单以确认其参与了该项研究和（或）论文写作。因此，作者要详细阅读各期刊作者指南的要求。

十、对于投稿的要求和注意事项

（一）期刊选择

对于期刊选择，如前文所述，应在撰写论文前就有潜在目标。作者应设法确定最有可能感兴趣的潜在期刊。选择期刊时要考虑的最初问题包括：①哪些读者（包括患者）对该论文的信息最感兴趣？②临床医生等卫生从业人员、科学工作者甚至是政策制定者会觉得该研究对他们的领域或实践有用吗？③同事们是否有以前向该期刊提交稿件的经验？④该期刊是订阅还是开放获取的，需要收取任何手续费吗？⑤该期刊在同领域的竞争力如何？⑥该期刊的审稿周期长吗？值得付出时间成本吗？

一个好的肿瘤临床研究总是希望能获得顶级期刊的青睐。作者也总是希望自己的研究能发表在顶级期刊上（如 *NEJM*、*JAMA*、*BMJ* 或 *Lancet* 等及其相应的子刊）；但顶级期刊对于每项研究在统计学上直接拒稿的可能性也更大。因此，作者不应力求在以上两点间仔细权衡，力求平衡，而应将论文提交给更侧重于论文目标读者的期刊，可能会增加论文接收的机会，并能更及时地传播研究发现，从而尽快转化为实践。例如，美国疾病控制和预防中心的作者每周出版的50～75篇论文中的绝大部分是在专业期刊和次专业期刊上发表，而不是在顶级期

刊上发表的。

（二）根据作者指南的要求完善和修改论文

目标期刊的网站一般都会提供作者指南，其中会详细介绍有关论文格式要求的特定信息（如字体、行距、章节顺序、参考文献样式和限制、表格和图形格式）、作者资格标准、文章类型，以及文章和摘要的字数限制等信息。建议作者根据"作者指南"的要求仔细修改正文和摘要。

（三）论文提交和投稿信的写作

在根据作者指南的要求完善和修改好论文后，可以在期刊的投稿系统中进行论文提交。不同的期刊所用的投稿系统不完全一样，要注意仔细审视。有些系统中对于图表要求独立提交，有些则要求将图标附在正文后，与正文作为同一个文件提交。文稿提交的同时，应该随函附上投稿信（cover letter），用于介绍您的文章标题、简练的研究背景、开展当前研究的原因和目的、新颖而有用的研究发现及研究关键信息、研究的价值和意义等，并在信件的最后留下通信作者的联系方式。有些期刊要求将投稿信作为独立文件提交，有些则要求直接把投稿信的内容输入投稿系统的指定文本框中。投稿信对于论文的投稿非常重要，请作者一定谨慎对待投稿信写作，期刊编辑将会通过它来了解您的研究并留下初步而又重要的第一印象。编辑们大多数时候将会根据您的投稿信和摘要，来决定是否有必要将您的论文送同行评议（peer-review）还是直接拒稿。论文提交成功后，作者们会在邮箱中收到来自期刊的"已经收到您所提交的论文"之类的确认邮件。

（四）同行评议和修稿

不同的期刊审稿周期天壤之别，作者们在投稿前选择目标期刊时应该对其有所了解。同行评议完成后，作者将收到来自期刊编辑的邮件，告知同行评议的结果：拒稿或者修稿。基于同行评议的评审意见，作者会经常收到修改和

重新提交稿件的请求。这些修改可能是重大修改（major revisions），也可能是细微修改（minor revisions），或者两者同时存在。

作者应该知道：尽管收到了修改并重新提交的请求，但这只表明该论文当前的形势是不可接受的，它意味着两个结果：①按要求修改或答复评审意见后，同行评议认为达到了对于该论文的预期要求，同意接收或继续做出细微修改后接收；②按要求修改或答复评审意见后，同行评议认为该研究仍然不能达到预期水平，或者仍然存在很大问题。此时则又会出现两种结局：①直接拒稿；②再次要求重大修改，从而返回到初始修稿状态，继续等待同行评议。

作者在答复同行评议的评论时有几种选择：①进行额外的分析并适当地更新文章；②拒绝执行额外的分析，但给出合理的解释（例如，因为所要求的分析超出了本研究的范围；或者样本量的原因导致评审人要求的额外分析无法进行）；③提供更新的参考文献；④确认并感谢同行评议的评论，但不作任何更改。对于同行评议提出的每条评审意见，作者都必须做出一对一的答复（response），并将其作为一个独立的答复信（response to reviewers）与修改稿一起重新上传至投稿系统。请切记，答复信的书写语气应该是感恩、礼貌、谦虚的。但谦虚不代表谦卑，如果作者有与同行评议审稿人不同的意见，那么也应该在相应的答复中明确指出，并解释不同意的理由。

以上是从肿瘤临床研究的角度提出的针对科学论文写作的注意事项。本章重点通过上述介绍帮助作者撰写高质量的肿瘤临床研究科学论文并熟悉投稿流程和投稿的基本要求，从而增加这些论文被期刊接收发表的机会。但本章所介绍的各种写作方法的掌握其实是一个长期的学习过程，中间涉及的写作和投稿技巧还需要在不断的实践中进行领悟。

（李思明　段　荣）

参考文献

［1］ AZER S A, DUPRAS D M, AZER S. Writing for publication in medical education in high impact journals [J]. Eur Rev Med Pharmacol Sci, 2014, 18(19): 2966-2981.

［2］ VITSE C L, POLAND G A. Writing a scientific paper-A brief guide for new investigators [J]. Vaccine, 2017, 35(5): 722-728.

［3］ AZER S A, RAMANI S,PETERSON R. Becoming a peer reviewer to medical education journals [J]. Med Teach, 2012, 34(9): 698-704.

［4］ BALDWIN C, CHANDLER G E. Improving faculty publication output: the role of a writing coach [J]. J Prof Nurs, 2002, 18(1): 8-15.

［5］ NICHOLAS D WA, JAMALI H, HERMAN E, et al. Peer review: still king in the digital age. [J]. Learn Publ, 2015, 28(1): 15-21.

［6］ CROWSON M G. A crash course in medical writing for health profession students [J]. J Cancer Educ, 2013, 28(3): 554-557.

［7］ Letchford A, Moat HS and Preis T. The advantage of short paper titles [J]. R Soc Open Sci, 2015, 2(8): 150-266.

［8］ POWLES T, PLIMACK E R, SOULIERES D, et al. Pembrolizumab plus axitinib versus sunitinib monotherapy as first-line treatment of advanced renal cell carcinoma (KEYNOTE-426): extended follow-up from a randomised, open-label, phase 3 trial [J]. Lancet Oncol, 2020, 21(12): 1563-1573.

［9］ SHENG X, YAN X, WANG L, et al. Open-label, multicenter, phase II study of RC48-ADC, a HER2-targeting antibody-drug conjugate, in patients with locally advanced or metastatic urothelial carcinoma [J]. Clin Cancer Res, 2021, 27(1): 43-51.

［10］ ISKANDER J, BANG G, STUPP E, et al. Articles published and downloaded by public health scientists: analysis of data from the CDC public health library, 2011-2013 [J]. J Public Health Manag Pract, 2016, 22(4): 409-414.

案例 1：双花百合片预防放化疗鼻咽癌受试者口腔黏膜炎的随机、双盲、安慰剂对照试验

鼻咽癌在东南亚的发病率为（20~30）/10 万。放疗和化疗是治疗局部晚期鼻咽癌的标准治疗，但在治疗期间和治疗后都可能导致不良反应。口腔黏膜炎是其常见并发症，头颈癌放化疗导致的口腔黏膜炎发病率为 85%~100%。与口腔黏膜炎相关的口腔疼痛通常会损害受试者的功能状态并降低其生活质量，严重的口腔黏膜炎可能导致癌症治疗的剂量减少和（或）计划外中断，这可能会对治疗结果产生不利影响。对患有口腔黏膜炎的肿瘤受试者进行基础的口腔护理已被临床广泛接受。然而，没有指南证实特定药物如盐水和碳酸氢钠漱口水等可用于预防和治疗口腔黏膜炎，缺乏针对口腔黏膜炎预防和治疗措施的循证证据。因此，在癌症治疗期间对口腔黏膜炎的预防和治疗，迫切需要确定可行的方法。

中药已在亚洲使用了 1000 多年，在发达国家也得到了越来越多的使用和研究。基于传统理论，大部分中草药以草药混合物的形式被称为"中药配方"，通过调节人体全部功能达到协同效应或减少可能的不良反应。双花百合片由中药提取物制成，包括黄连、苦地丁、板蓝根、紫草、金银花、淡竹叶、蛇胆、生地黄、百合、细辛等，该配方已获得我国国家药品监督管理局批准（批准号：Z20123033），用于治疗复发性口腔溃疡。双花百合片具有清热、解毒、凉血、敛疮之功效。

双花百合片具有良好的安全性，初步研究显示，健康人每天 3 次，每次 4 片，连续服用双花百合片 5 天后，无严重不良反应发生。小檗碱是双花百合片中黄连根茎的主要活性成分，已被证明具有抗真菌、抗菌、抗氧化、抗炎作用。一项治疗复发性口疮的随机、双盲、安慰剂对照的临床研究结果显示，小檗碱可以减小溃疡大小和降低溃疡疼痛评分。然而，还没有研究评估口服中药配方防治放化疗诱导的口腔黏膜炎的疗效。因此，我们首次对双花百合片在防治局部晚期鼻咽癌放化疗导致的口腔黏膜炎过程中的有效性与安全性进行研究。

（一）试验方案简介

1. 试验目的

口腔黏膜炎是局部晚期鼻咽癌放化疗常见的无法避免的并发症之一。双花百合片已被国家药品监督管理局批准用于治疗反复发作的口腔黏膜溃疡。该临床试验的主要目的是评估双花百合片是否可以用于预防局部晚期鼻咽癌受试者放化疗导致的口腔黏膜炎。

2. 研究设计

本研究设计为多中心、随机、双盲、安慰剂对照试验，在中国 11 家医院中开展。所有参与中心的伦理委员会批准了该研究，所有受试者签署了知情同意书。

3. 目标人群

本研究的目标人群为经组织病理学新确诊的

18—70 岁局部晚期鼻咽癌受试者。所有受试者肿瘤分期为Ⅲ期或Ⅳa 期，东部肿瘤协作组（Eastern Cooperative Oncology Group，ECOG）体力状况评分为 0～2 分，预期寿命＞ 12 个月。

受试者排除标准包括：在接受放化疗之前有口腔黏膜炎或反复发作的口腔黏膜炎，牙周炎，老年性干性口炎，严重的和（或）无法控制的感染或其他疾病，无法口服药物或经消化道无法吸收药物，既往肿瘤史或有其他共存肿瘤。

4. 随机分组及治疗方法

随机化及盲法：受试者的随机化由南京医科大学研究团队用计算机生成的随机化数字进行。受试者根据参与研究中心分层，并以 1∶1 的比例随机分配至 4 个区组（block），接受双花百合片或安慰剂治疗（仅统计分析人员可获知区组长度）。试验药物或安慰剂根据随机数分配和包装，盲底、随机数、随机数生成种子、区组长度等资料封存在信封中，保存在北京大学肿瘤医院。在试验过程中盲底（blinding codes）是保密的。本研究随机化和盲法的实施，以及数据统计分析由南京医科大学团队执行。

治疗方案：所有受试者均根据美国国家癌症综合网络（National Comprehensive Cancer Network，NCCN）指南，接受调强放疗（intensity modulated radiation therapy，IMRT）联合顺铂化疗。

受试者接受 66～70Gy 分次放疗（2～22Gy/d，每周 5 天接受放疗；肿瘤靶区接受为期 45 天、总剂量 70Gy、33 级的放疗；临床靶区接受为期 45 天、总剂量 60Gy、33 级的放疗）。顺铂（100mg/m^2）Ⅳ放疗第 1、22 和 43 天处方；每位受试者在放射治疗期间至少接受一个周期化疗。

受试者从接受放化疗治疗的第 1 天起至治疗结束，口服双花百合片或安慰剂 7 周（每天 3 次，每次 4 片）。如果受试者无法口服片剂，那么在给药前将片剂碾碎再给药。根据《中华药典》的标准和仿照双花百合片的形状、颜色及其他特征等制备安慰剂。此外，对所有受试者进行常规口腔卫生保健指导。发生 1～2 级的口腔黏膜炎受试者不使用其他治疗药物，包括激素和抗生素等；

发生口腔真菌感染的受试者，给予苏打水和抗真菌药物治疗。口腔黏膜炎 3 级或以上受试者，或不愿继续接受试验药物治疗的受试者，可以退出本研究。但是，如果退出试验的受试者出现任何与双花百合片相关的不良反应，那么他们将接受随访监测直至不良反应消失。

治疗效果评估：研究者、专职护士和受试者用不同的方法独立评估口腔黏膜炎的严重程度。研究者根据美国 NCICTCAE 3.0 每日评估口腔黏膜炎的发生、严重程度和症状。专职护士采用口腔评估指导意见（oral assessment guide，OAG）每日评估受试者口腔状况得分。同时，OAG 评分为 9 分及以上的受试者采用汉化的口腔黏膜炎每日评估问卷（oral mucositis daily questionnaire，OMDQ）进行自评。

采用疾病缓解率评估短期治疗效果，疾病缓解率为完全缓解和部分缓解受试者数量之和与所有受试者总数之比，受试者在完成放化疗治疗 1 个月后接受磁共振成像（magnetic resonance imaging，MRI）和 CT 检查，并以 RECIST 来评估疾病缓解情况。

5. 评价指标

本研究的主要疗效指标为试验期间受试者口腔黏膜炎的发病率和发生口腔黏膜炎的延迟时间。次要疗效指标为口腔黏膜炎及其他伴随症状（如口干、吞咽困难和口腔疼痛）的严重程度。这些变量用 ROC 曲线及 AUC 评估，AUC 的数值越大，提示疾病越严重。此外，OMDQ 用于受试者自评估口腔和喉部的疼痛程度。

6. 主要统计分析方法

样本量估计：根据既往研究，头颈部肿瘤接受放化疗后口腔黏膜炎的发病率为 85%～100%，接受高剂量放疗期间严重口腔黏膜炎（根据世界卫生组织标准评估为 3～4 级）的发病率为 85%。估计本研究中使用双花百合片的试验组和接受安慰剂的对照组口腔黏膜炎的发病率分别为 70% 和 85%，统计学显著性水平取 0.05（Ⅰ类统计学错误 α=0.05），统计学效能取 0.90（Ⅱ类统计学错误 β=0.10），双侧检验，试验组和对照组比例为 1 : 1，预计需要 240 例受试者。

数据分析集：接受随机化分配并且至少接受一种试验药或安慰剂治疗的受试者。

缺失值处理：对于主要有效性研究终点的缺失值，以最近一次的观测值填补（last observation carried forward，LOCF）；对于其他主要可测量指标、次要有效性研究终点和安全性研究终点的缺失值不作填补。

统计分析方法：用 Fisher 精确检验比较试验组和对照组间口腔黏膜炎的发病率，并计算发病率的 95%CI。用 Kaplan-Meier 乘积极限法估计从随机化至口腔黏膜炎延迟发生的中位时间和 95%CI。用 Cox 等比例风险回归模型（Cox proportional hazards model）估计 HR 及其 95%CI。用单因素方差分析（one-way analysis of variance）和 Fisher 精确检验比较试验组和对照组间的次要有效性研究终点和药物毒性。所有统计分析均为双侧检验，以 $P < 0.05$ 判断是否达到统计学显著性水平。

所有数据用 SAS 9.2 版本进行分析。该临床试验在中国临床试验注册中心的注册号为 ChiCTR-TRC-14004197。

（二）主要结果与结论

1. 研究人群及基线特征

2014 年 1 月 22 日至 2015 年 9 月 21 日，共 240 例来自我国 11 家医院的鼻咽癌受试者纳入研究，并被随机分配至双花百合片组（试验组）或安慰剂组（对照组）接受治疗（每组 120 例受试者）。随机分配后，安慰剂组中有 1 例受试者因没有接受研究药物治疗被排除出全分析集（full analysis set，FAS）。有 19 例至少接受过 1 次研究药物治疗的受试者自动退出研究，其中安慰剂组 7 例，双花百合片组 12 例。此外，有 10 例受试者被排除在符合方案分析集（per protocol set，PPS）外，包括安慰剂组 2 例和双花百合片 8 例（图 15-1）。试验组和对照组受试者基线特征相似（表 15-1）。

2. 有效性分析

至试验结束时，只有 8 例双花百合片组

受试者和 2 例安慰剂组受试者没有完成所有的化疗计划。在全分析集中，双花百合片组（$n=120$）的中位放疗剂量及极差为 70.00Gy 和 4.24～78.48Gy，安慰剂组（$n=119$）的中位放疗剂量及极差为 67.20Gy 和 18.08～75.08Gy。在符合方案分析集中，双花百合片组（$n=100$）的中位放疗剂量及极差为 70.00Gy 和 25.30～78.48Gy，安慰剂组（$n=110$）的中位放疗剂量及极差为 68.05Gy 和 18.08～75.08Gy。在双化百合片组（$n=120$）中，完成 1 个、2 个和 3 个疗程化疗的受试者分别占 15.00%、55.00% 和 30.00%，在安慰剂组（$n=119$）中分别为 15.97%、58.82% 和 25.21%。双花百合片组受试者的平均治疗时

表 15-1　双花百合片组（试验组）和安慰剂组（对照组）鼻咽癌受试者的基线特征比较

分　类		双花百合片组（$n=120$）	安慰剂组（$n=119$）
性别［例（%）］	男	84（70.00）	75（63.03）
	女	36（30.00）	44（36.97）
年龄（岁）	均数 ± 标准差	47.63±10.28	48.86±9.36
	极差	19～69	24～68
肿瘤临床分期［例（%）］	Ⅲb 期	93（77.50）	86（72.27）
	Ⅳa 期	25（20.83）	32（26.89）
	Ⅳb 期	2（1.67）	1（0.84）
肿瘤 TNM 分期［例（%）］	$T_1N_2M_0$～$T_2N_2M_0$	28（23.33）	31（26.05）
	$T_3N_0M_0$～$T_3N_2M_0$	65（54.17）	54（45.38）
	$T_4N_0M_0$～$T_4N_2M_0$	25（20.83）	33（27.73）
	其他	2（1.67）	1（0.84）
ECOG 评分[例(%)]	0 分	58（48.33）	59（49.58）
	1 分	62（51.67）	60（50.42）
接受化疗［例(%)］	1 个疗程	18（15.00）	19（15.97）
	2 个疗程	66（55.00）	70（58.82）
	3 个疗程	36（30.00）	30（25.21）
放疗的中位放射剂量（Gy）	FAS	70	67.20
	PPS	70	68.05

ECOG. 东部肿瘤协作组；FAS. 全分析集；PPS. 符合方案分析集

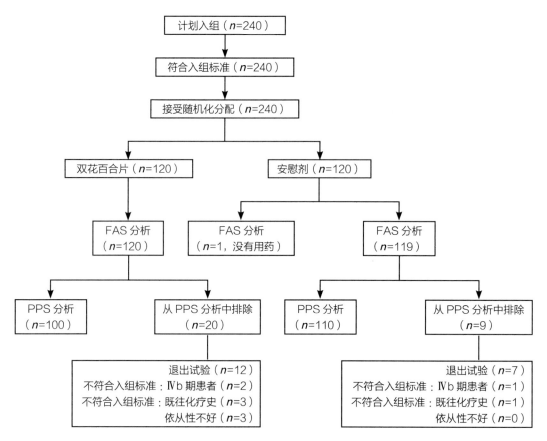

▲ 图 15-1 纳入本研究的受试者

FAS. 全分析集；PPS. 符合方案分析集

间为（41.33±12.53）天，安慰剂组受试者的平均治疗时间为（39.79±10.92）天。

安慰剂组和双花百合片组的口腔黏膜炎发病率分别为 96.6%（95%CI 93.4%～99.9%）和 85%（95%CI 78.60%～91.40%），可见双花百合片可显著降低口腔黏膜炎的发病率（P= 0.0028）。此外，安慰剂组受试者口腔黏膜炎的中位延迟发生时间为 14 天（四分位间距：11～17 天），在双花百合片组受试者中为 28 天（四分位间距：22～35 天），可见双花百合片可以显著推迟口腔黏膜炎的发病时间（P ＜ 0.0001）（图 15-2）。

根据研究方案，本研究中"严重口腔黏膜炎"指 3 级严重程度受试者（不包括 3 级以上受试者），对这部分受试者的数据单独进行分析。安慰剂组和双花百合片组中 1 级、2 级和 3 级口腔黏膜炎的发病率分别为 96.60% vs. 85.00%（P=0.0028）、87.40% vs. 55.80%（P ＜ 0.0001）、74.00% vs.

21.70%（P ＜ 0.0001）。此外，本研究也对完成 2 个周期化疗和 70% 放疗的受试者数据进行了分析（表 15-2）。

对由研究者（CTCAE 3.0 版本）、专职护士（OAG 评分）和受试者（OMDQ 问卷）分别评价的口腔黏膜炎严重程度数据进行分析发现，服用双花百合片的受试者口腔黏膜炎严重程度显著低于服用安慰剂的受试者（P 均 ＜ 0.0001）。

用 CTCAE 3.0 版本评估口腔黏膜炎相关临床症状，包括口干症、吞咽困难、口腔疼痛等，并以 ROC 曲线下面积比较双花百合片组和安慰剂组两组间差异，发现服用双花百合片的受试者口腔黏膜炎相关临床症状比服用安慰剂的受试者要轻（P 均 ＜ 0.0001，表 15-3）。

所有受试者在完成所有放化疗 1 个月后接受短期治疗效果的评估。安慰剂组和双花百合片组的缓解率分别为 96.60%（115/119）和 93.30%

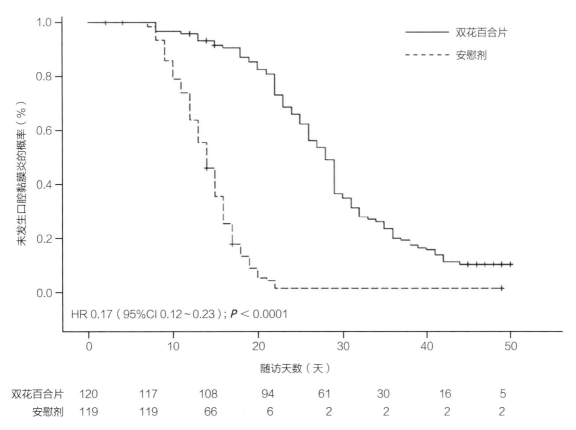

| 双花百合片 | 120 | 117 | 108 | 94 | 61 | 30 | 16 | 5 |
| 安慰剂 | 119 | 119 | 66 | 6 | 2 | 2 | 2 | 2 |

▲ 图 15-2　双花百合片组（试验组）和安慰剂组（对照组）未发生口腔黏膜炎的概率比较

CI. 置信区间；HR. 风险比

表 15-2　双花百合片组（试验组）和安慰剂组（对照组）不同严重程度口腔黏膜炎发病率比较

	双花百合片组		安慰剂组		P
	例　数	95%CI	例　数	95%CI	
所有受试者	120		119		
1 级	102（85.0%）	78.6～91.4	115（96.6%）	93.4～99.9	0.0028
2 级	67（55.8%）	46.9～64.7	104（87.4%）	81.4～93.4	< 0.0001
3 级	26（21.7%）	14.3～29.0	88（74.0%）	66.1～81.8	< 0.0001
完成 2 个周期化疗和 70% 放疗的受试者	97		95		
1 级	85（87.6%）	81.1～94.2	93（97.9%）	95.0～99.9	0.0100
2 级	51（52.6%）	42.6～62.5	85（89.5%）	83.3～95.7	< 0.0001
3 级	15（15.5%）	8.3～22.7	71（74.7%）	66.0～83.5	< 0.0001

CI. 置信区间

（112/120，*P*=0.38），疾病控制率分别为 100.00%（119/119）和 98.30%（118/120，*P*=0.50），提示双花百合片对放化疗后的短期缓解率可能没有效果，长期治疗效果仍在随访中。此外，双花百合片与安慰剂对受试者体重下降的影响是相似的，两组受试者的体重下降率分别为 6.22% 和 7.14%。

表 15-3　双花百合片组（试验组）和安慰剂组（对照组）口腔黏膜炎相关症状严重程度比较

	AUC（0～49天）		P
	双花百合片组（n=120）	安慰剂组（n=119）	
口干症	29.6（0.0～76.6）	47.7（0.0～92.0）	＜0.0001
吞咽困难	15.0（0.0～59.7）	37.2（0.0～80.9）	＜0.0001
口腔疼痛	17.6（0.0～72.5）	36.2（0.0～88.9）	＜0.0001

AUC. ROC 曲线下面积

吞咽困难分值为 0～5 分，口干症和口腔疼痛分值为 0～3 分，分值越高，提示症状越严重

AUC=（ROC 曲线下时间轴和分值轴间的面积 / 观察天数）×49 天

3. 安全性分析

安慰剂组和双花百合片组不良反应事件的发生率分别为 95.00%（113/119）和 92.50%（111/120）。最常见（≥ 10.00%）的不良反应事件是淋巴细胞、白细胞、血红蛋白和红细胞水平异常，但两组间发生率没有显著差别。3.33%（4/120）的受试者出现双花百合片相关的不良反应，即轻中度胃肠道反应，如胃痛、恶心、呕吐及其他胃肠道症状。不过，没有发现双花百合片相关的严重不良反应事件。

4. 主要结论

本随机、双盲、安慰剂对照试验表明，与安慰剂相比，双花百合片可有效预防鼻咽癌受试者放化疗导致的口腔黏膜炎。今后有必要通过进一步的研究评估双花百合片对重症口腔黏膜炎的临床疗效。

（三）统计学解读

1. 什么是多中心临床试验

多中心临床试验是指由一个单位的主要研究者总负责，多个单位的研究者合作，按照同一个试验方案同时进行的临床试验。通常情况下多中心临床试验的每个研究单位由一名研究者负责。多中心临床试验可以在较短的时间内入选所需要的病例数，搜集的病例范围广，用药的临床条件广泛，临床试验的结果对将来药物的应用更具代表性。这些优点使多中心临床试验备受推崇，但同时对于此类试验的设计也提出了更高的要求。

各中心试验组和对照组受试对象的比例应与总样本的比例相同，以保证各中心具有可比性。多中心试验要求各中心的研究人员采用相同的试验方法和病情判断标准，试验前对人员进行统一培训，试验过程中要有质控措施。当主要指标可能受主观因素影响时，需作一致性检验（consistency test）。当各中心实验室的检验结果有较大差异或参考值范围不同时，应采取相应的措施，如统一由中心实验室检验等。由此可以看出，多中心临床试验对试验设计、方案实施、数据分析和管理等方面提出了更高要求，影响因素亦更加复杂。

2. 随机对照试验的报告规范是什么

20 世纪 90 年代，国际上由临床流行病学家、生物统计学家和生物医学杂志编辑等组成的研究小组制订了随机对照试验 CONSORT 声明，以规范随机对照试验的方案设计、实施过程、分析方法和结果解释等方面的报告要求。至今为止，CONSORT 声明已几经修订和拓展，其内容主要为包含题目和摘要、引言、方法、结果、讨论和其他信息，本质是一份拥有六人部分 25 项条目的研究清单（表 15-4）和一个研究流程（图 15-3），很多学术期刊在接收随机对照临床试验相关稿件时要求作者提供 CONSORT 核对清单和研究流程。

3. 随机对照试验的数据分析要点都有哪些

临床试验的数据分析依研究设计和研究终点的不同而各异。对于随机对照试验而言（如本案

表 15-4　CONSORT 声明（2010 版）随机对照试验核对清单

内　容			序　号	核对项目
Ⅰ. 题目和摘要			1a	在题目中须指明为随机对照试验
			1b	结构化摘要，包括试验设计、方法、结果和结论
Ⅱ. 引言	背景和目的		2a	研究背景和研究依据
			2b	明确的研究目的或研究假设
Ⅲ. 方法	试验设计		3a	详述试验设计（如平行或析因设计），包括不同处理组分配比例
			3b	试验开展后研究方法的重要调整（如入组 / 排除标准）及其原因
	研究对象		4a	研究对象的入组 / 排除标准
			4b	试验开展和数据收集的地点
	处理措施		5	详述给予不同处理组的干预措施，包括何时及如何实施，以使试验可以重复
	研究终点		6a	详述预设的主要和次要研究终点，包括何时及如何评估
			6b	试验开展后研究终点的任何改变及其原因
	样本量		7a	样本量确定依据
			7b	期中分析和试验终止原则
	随机化	随机数字的生成	8a	生成随机数字的方法
			8b	详述随机分组的方式（如区组随机化及区组的大小）
		随机分组隐匿	9	详述随机数字的分配方式（如采用按顺序编号的容器），以及随机数字隐匿的方法
		随机化的实施	10	谁负责生成随机数字，谁负责招募研究对象，谁负责对研究对象进行分组
	盲法		11a	如果实施盲法，说明谁是设盲对象（如研究对象、处理措施实施者、研究终点评估者），以及盲法如何实施
			11b	说明不同处理措施间是否有相似性
	统计分析方法		12a	用于比较主要和次要研究终点的统计分析方法
			12b	其他统计分析方法，如亚组分析和多因素调整分析
Ⅳ. 结果	研究流程（推荐用图表示）		13a	说明每个处理组，接受随机分组、接受干预和可评估主要研究终点的人数
			13b	说明每个处理组，随机分配后失访及排除出试验的人数及其原因
	研究对象招募		14a	研究对象招募和随访观察的日期
			14b	试验结束或终止的原因
	基线数据		15	可展示每个处理组基线人口学和临床特征的表格
	可分析的数据		16	说明每个处理组所纳入分析的人数（包括分母），以及是否与起初接受随机分组的人数一致
	研究终点评估		17a	评估每个处理组的主要和次要研究终点，包括估计其效应值大小和精确性（如 95%CI）
			17b	对于二分类研究终点，建议同时估计其绝对和相对效应值
	其他分析		18	其他分析结果，包括亚组分析和调整分析，要明确区分是预设的分析，还是探索性分析
	存在的风险		19	每个处理组可能存在的所有重要风险或不可预知的影响

（续表）

内　容		序　号	核对项目
V.讨论	局限性	20	试验的局限性，包括可能存在的偏倚、不精确和多重分析等所导致的
	外推性	21	试验结果的外推性（如果有，提供外部验证结果）
	研究结论	22	与结果一致的研究结论，同时综合考虑风险和收益等
VI.其他信息	试验注册	23	试验注册的名称和注册号
	试验方案	24	如果有，提供可获得完整试验方案的地方
	研究经费	25	研究经费和其他支持（包括试验药物）的来源，资助方在试验中的角色

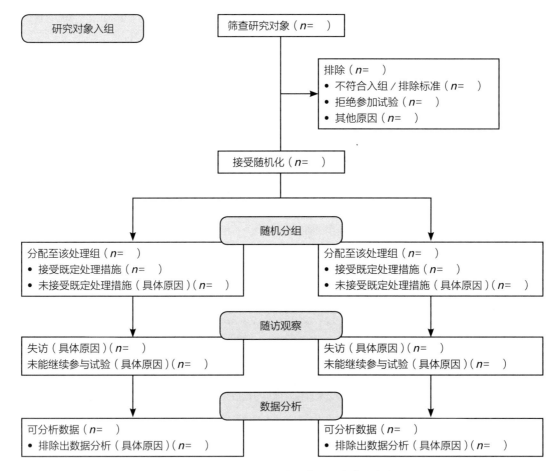

▲ 图 15-3　CONSORT 声明（2010 年）研究流程

例研究），数据分析的注意事项一般有以下几点。

（1）在试验实施前，试验方案中须明确研究假设（有效性、等效性或非劣效性假设及其界值）、研究设计（平行、交叉、析因或成组序贯设计等）、是否采用适应性设计、样本量估算依据、主要和次要研究终点及其他主要变量的测量和定义、随机化［简单随机化、区组随机化和（或）分层随机化，是否采用动态随机化等］和盲法（开放、单盲、双盲或三盲）的实施、试验结束或提前终止的条件、统计分析计划（statistical analysis plan，SAP；分析数据集的确定，缺失值和离群值的处理及数据转换等，主要有效性和安全性分析，计划的其他分析如期中分析、亚组分析等）等内容。

（2）国家药品监督管理局药品审评中心在《化学药物和生物制品临床试验的生物统计学技术指导原则（2005）》和《药物临床试验的生物统计学指导原则（2016）》中提出，临床试验的统计分析计划应明确、具体且独立于其他文件，与其他临床研究类似，主要可能用到的统计分析方法包括描述性分析、组间比较、假设检验、参数估计并计算置信区间，对协变量、中心效应和多重检验的考虑及处理，除主要有效性和安全性分析以外的亚组分析和敏感性分析等。

上述仅概述随机对照试验数据分析中的一些基本要点，对不同试验而言，应具体研究具体分析，在进行数据分析和结果解读时，要同时兼顾临床意义和统计学意义。

参考文献

［1］ ZHENG B, ZHU X, LIU M, et al. Randomized, double-blind, placebo-controlled trial of Shuanghua Baihe Tablets to prevent oral mucositis in patients with nasopharyngeal cancer undergoing chemoradiation therapy[J]. Int J Radiat Oncol Biol Phys, 2018, 100(2): 418-426.

［2］ SCHULZ K F, ALTMAN D G, MOHER D. CONSORT 2010 statement: updated guidelines for reporting parallel group randomised trials[J]. BMJ, 2010, 1(2): 100-107.

［3］ Moher D, Hopewell S, Schulz KF, et al. CONSORT 2010 Explanation and Elaboration: updated guidelines for reporting parallel group randomised trials[J]. BMJ, 2010(340): c869.

［4］ CONsolidated Standards of Reporting Trials (CONSORT) transparent reporting of trials[EB/OL]. http://www.consort-statement.org/

［5］ 国家药品监督管理局药品审评中心 . 化学药物和生物制品临床试验的生物统计学技术指导原则 [Z], 2005.

［6］ 国家药品监督管理局药品审评中心 . 抗肿瘤药物临床试验技术指导原则 [Z], 2012.

［7］ 国家药品监督管理局药品审评中心 . 药物临床试验的生物统计学指导原则 [Z], 2016.

［8］ 国家药品监督管理局药品审评中心 . 药物临床试验数据管理与统计分析的计划和报告指导原则 [Z], 2016.

［9］ 国家药品监督管理局药品审评中心 . 药物临床试验的一般考虑指导原则 [Z], 2017.

［10］ 国家药品监督管理局药品审评中心 . 抗肿瘤药物临床试验统计学设计指导原则（征求意见稿）[Z], 2020.

案例 2：卡瑞利珠单抗与研究者所选择的化疗方案作为晚期或转移性食管鳞癌二线治疗的比较：一项多中心、随机、开放标签Ⅲ期研究

食管癌在全球范围内肿瘤发病率占第 7 位，死亡率占第 6 位。2018 年，全球食管癌新发病例数约为 57.2 万例，病死数约为 50.9 万例。非亚裔人群食管癌的主要亚型是食管腺癌，在亚洲人群中食管鳞癌约占 90%。食管鳞癌在我国的患病率和病死率均排在第 4 位，占全球食管鳞癌的 50% 以上。化疗作为晚期或转移性食管鳞癌的一线治疗手段，常用的药物如紫杉烷、顺铂、氟尿嘧啶等，而对于进展中的晚期或转移性食管鳞癌，二线治疗尚无标准有效的治疗方案。

一些临床研究已经报道了抗 PD-1 抗体在晚期或转移性食管鳞癌患者中的疗效和安全性。Ⅲ 期 ATT-3 研究显示，与化疗相比，使用纳武利尤单抗患者的总生存期延长（中位总生存期 10.9 个月，化疗为 8.4 个月；$HR = 0.77$，95%CI 0.62～0.96）。基于 3 期 KEYNOTE-181 研究 PD-L1 表达阳性（CPS ≥ 10）食管癌患者使用帕博利珠单抗较化疗显著延长总生存期（中位总生存期 10.3 个月 vs. 6.7 个月；$HR = 0.64$，95%CI 0.46～0.90）。帕博利珠单抗经美国 FDA 批准，用于经系统治疗后仍有复发、进展或转移等病情进展的食管鳞癌患者（PD-L1 联合阳性评分 CPS ≥ 10）。我国食管鳞癌发病率高且缺乏有效治疗方案，亟待寻找有效药物，以解决临床治疗难题。

卡瑞利珠单抗（SHR-1210）是高亲和力、人源性、免疫球蛋白 G4（IgG4-κ）PD-1 单克隆抗体，在多种实体肿瘤中均表现出良好的抗肿瘤活性。一项 1 期研究显示，卡瑞利珠具有良好的抗肿瘤活性，并且在系统治疗后仍复发或转移的食管鳞癌患者中应用时毒性可控。卡瑞利珠单抗治疗的客观缓解率为 33.3%，中位无进展生存期为 3.6 个月。基于这些数据，我们进行了一项 3 期研究，评估卡瑞利珠单抗作为晚期或转移性食管鳞癌二线治疗的有效性和安全性。

（一）试验方案简介

1. 试验目的

评价卡瑞利珠单抗作为晚期或转移性食管鳞癌二线治疗的有效性和安全性。

2. 目标人群

纳入标准：年龄为18—75岁；组织学或细胞学诊断为食管鳞状细胞癌；局部晚期、复发或伴发远处转移；对一线标准治疗不耐受或治疗后仍有进展的患者（放化疗后复发或转移；根治性放化疗或新辅助治疗后6个月内有肿瘤进展；不耐受一线化疗）；根据实体瘤疗效评价标准（RECIST 1.1版），至少具有一个可测量的病灶；美国ECOG体能状态评分为0分或1分，预期生存期≥12周；血常规、肝肾功能正常。符合要求的实验室指标，包括中性粒细胞绝对计数、血小板计数、血红蛋白、总胆红素、丙氨酸转氨酶、天冬氨酸转氨酶、肌酐清除率。须提供新近取得的组织或存档的切片进行生物标志物分析。

排除标准：首次使用研究药物前5年内已诊断为其他恶性肿瘤（治愈的皮肤基底细胞癌、皮肤鳞状细胞癌、原位宫颈癌或乳腺癌除外）；中枢神经系统转移；患有活动性自身免疫性疾病或病史；既往接受过PD-1抗体治疗或PD-L1抗体治疗；已知有间质性肺疾病或经皮质类固醇激素治疗的非感染性肺炎病史；先天性或后天免疫功能缺陷；活动性乙肝或丙肝；在开始使用研究药物前2周内接受皮质类固醇或其他免疫抑制药治疗；在研究开始前4周内接受过单克隆抗体治疗、化疗、靶向治疗或放疗治疗。

每个研究中心伦理委员会均批准试验方案，受试者均签署知情同意书。

3. 研究设计

多中心、随机、开放标签Ⅲ期临床试验。

4. 随机分组及治疗方法

合格的受试者被随机分入卡瑞利珠单抗组或化疗组（多西他赛或伊立替康），两组1∶1分配。应用随机化与临床供应管理系统（RTSM）进行中心分层、区组随机化，分层因素按疾病（进展或转移）和ECOG体能状态评分（0分或1分），区组大小为4分或6分。随机数由统计专家采用SAS软件随机产生。研究人员通过网络系统登记每个中心的患者，并根据从RTSM系统获得的随机序列分配符合条件的患者。治疗分组对赞助机构设盲，对患者和研究人员不设盲。

卡瑞利珠单抗组剂量200mg，静脉滴注每次超过30min，每2周1次；化疗组多西他赛剂量75mg/m²，每3周1次；或者伊立替康剂量180mg/m²，每2周1次，两种药物均要求静脉滴注超过60min。

在出现疾病进展（RECIST 1.1版定义）、不可耐受不良反应、患者放弃治疗、研究者决定终止等任一情况时，治疗终止。在卡瑞利珠单抗组，患者在首次出现病情进展后，研究者判断状态稳定仍可继续治疗的，在4周后进行评估，如确认病情进展则终止治疗。若患者在随后的评估中没有被证实有疾病进展，将继续治疗；否则，将停止治疗，除非研究者认为继续治疗会使患者进一步受益。在满足恢复治疗预设标准之前，可中断治疗先处理毒性事件。不能减少卡瑞利珠单抗的剂量。多西紫杉醇和伊立替康的剂量调整和治疗或再治疗标准由研究者根据常规临床实践确定。治疗方案中有剂量中断和剂量修改的详细指南。

根据1.1版RECIST的标准，研究者每8周对抗肿瘤疗效进行1次评估。按照1.1版RECIST的推荐，本研究中常规进行的主要医学检查为放射学检查，如CT和MRI。本研究中的疾病进展为局部复发或远处转移。

5. 评价指标

(1) 主要指标：总体生存率，停止治疗后，每个月对患者进行随访以评估生存率。从第一个周期开始到最后一次服药后30天，每8周应用QLQ-C30或QLQ-OES18评估对受试者的生活质量进行评价。

癌症患者生命质量测定量表（EORTC QLQ-C30）：30个条目，可分为5个功能维度（躯体、角色、认知、情绪和社会功能）、3个症状维度（疲劳、疼痛、恶心呕吐）、1个总体健康状况／生命质量条目和 6 个单一条目（呼吸困难、失眠、食欲缺乏、便秘、腹泻和经济问题）。EORTC QLQ-OES18 量表主要用于食管癌患者，共 18 个条目。

（2）次要目标是无进展生存率、客观缓解率以及与健康相关的生活质量。

（3）安全性评价指标：根据 4.03 版 CTCAE，不良事件记录至最后一次给药后 30 天，与治疗相关的不良事件记录至治疗结束后 90 天。

6. 样本量估计

假设化疗的中位生存期是 7 个月，卡瑞利珠单抗进行治疗的中位生存期增加了 2.5 个月（HR=0.74），采用双侧对数秩检验，显著性为 0.05，把握度 80%，计算需要纳入 365 例受试者。我们预计约有 20% 的受试者会存活或者失去随访，所以至少纳入 438 例受试者。

7. 主要统计分析方法

所有进行随机分组并接受至少一个周期治疗的受试者纳入全数据分析集。接受至少一个周期治疗的受试者组成安全性分析集。

用 Kaplan-Meier 分析预估累计生存率、调整后的生存率、无进展生存期，采用 Brookmeyer-Crowley 方法预估 95%CI。

使用分层 Cox 比例风险模型估计组间差异，并用风险比及其 95%CI 表示，比例风险假设由模型中治疗和时间的交互项进行检验。

在全数据分析集中分析客观缓解率和疾病控制率。采用协方差分析，比较两组受试者报告的生活质量差异，以基线和随机分层为协变量。所有分析均使用 SAS（版本 9.4）完成。

本研究在 Clinical Trial 的注册号为 NCT 03099382。

（二）主要结果与结论

1. 研究流程

2017 年 5 月 10 日至 2018 年 7 月 24 日，在全国 43 家医院共随机化入组 457 例受试者，229 例受试者入卡瑞利珠单抗组，228 例受试者入化疗组。卡瑞利珠单抗组 1 例和化疗组 8 例均未接受治疗。最终卡瑞利珠单抗组 228 例和化疗组 220 例接受指定的治疗。研究流程见图 15-4。

2. 主要结果

（1）人口学特征：两组人口学特征、基线值、疾病严重程度在组间差异无统计学意义。总的来说，平均年龄在 60 岁，男性约占 90%，结果详见表 15-5。

表 15-5　两组受试者的基线比较

项　目		卡瑞利珠单抗治疗组（n=228）	化疗组（n=220）
年龄	中位数（岁）	60（54—65）	60（54—65）
性别	女	20（9%）	28（13%）
	男	208（91%）	192（87%）
ECOG 体能状态评分	0 分	46（20%）	44（20%）
	1 分	182（80%）	176（80%）
病理分型	高分化或中分化	93（41%）	84（38%）
	低分化	65（29%）	61（28%）
	不明原因	70（31%）	75（34%）
发生转移的器官数目	1	95（42%）	84（38%）
	≥ 2	133（58%）	136（62%）
转移的部位	肝脏	55（24%）	47（21%）
	肺	107（47%）	94（43%）
	骨	30（13%）	28（13%）
	淋巴结	189（83%）	193（88%）
	其他	45（20%）	37（17%）
PD-L1 表达	< 1%	129（57%）	118（54%）
	≥ 1%	93（41%）	98（45%）
	< 5%	184（81%）	171（78%）
	≥ 5%	38（17%）	45（20%）
	< 10%	196（86%）	181（82%）
	≥ 10%	26（11%）	35（16%）
既往治疗	手术	113（50%）	105（48%）
	放疗	155（68%）	138（63%）
铂类为基础的一线化疗		218（96%）	205（93%）

(2) 有效性分析: 卡瑞利珠单抗组和化疗组分别有 172 例 (75%) 和 191 例 (87%) 受试者死亡。整个研究的累积生存率曲线见图 15-5A。由图可见, 随着治疗时间延长, 两组研究对象的生存率持续下降, 卡瑞利珠单抗组生存率的下降慢于化疗组。受试者中位生存时间从 6.2 个月提高到 8.3 个月, $HR=0.71$, $P=0.0010$。亚组分析显示, 卡瑞利珠单抗比化疗的生存获益更明显, 详见图 15-5B。

至数据截止时, 卡瑞利珠单抗组 228 例受试者中有 202 例 (89%), 化疗组 220 例受试者中有 174 例 (79%), 发生疾病进展或死亡。无进展生存期的中位时间在卡瑞利珠单抗组和化疗组分别为 1.9 (1.9~2.4) 个月和 1.9 (1.9~2.1) 个月, $HR=0.69$ (95%CI 0.56~0.86; 双侧 $P=0.00063$), 详见图 15-6A。

卡瑞利珠单抗组 6 个月的无进展生存率为 22% (16.4%~27.3%), 化疗组为 4% (2.0%~8.5%)。卡瑞利珠单抗组 12 个月的无进展生存期为 10% (6.4%~14.6%), 而化疗组则无法估算,

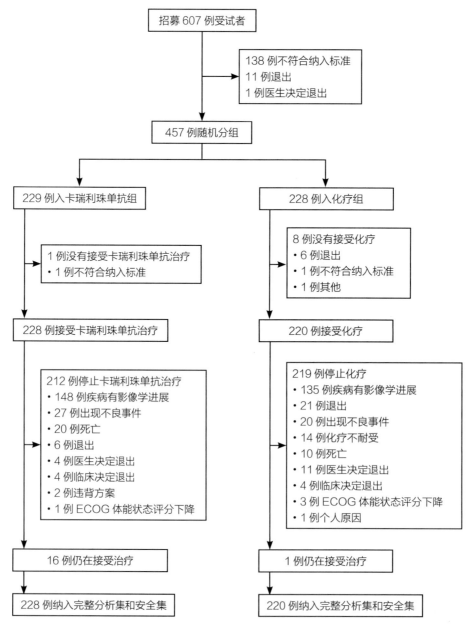

▲ 图 15-4　临床试验流程

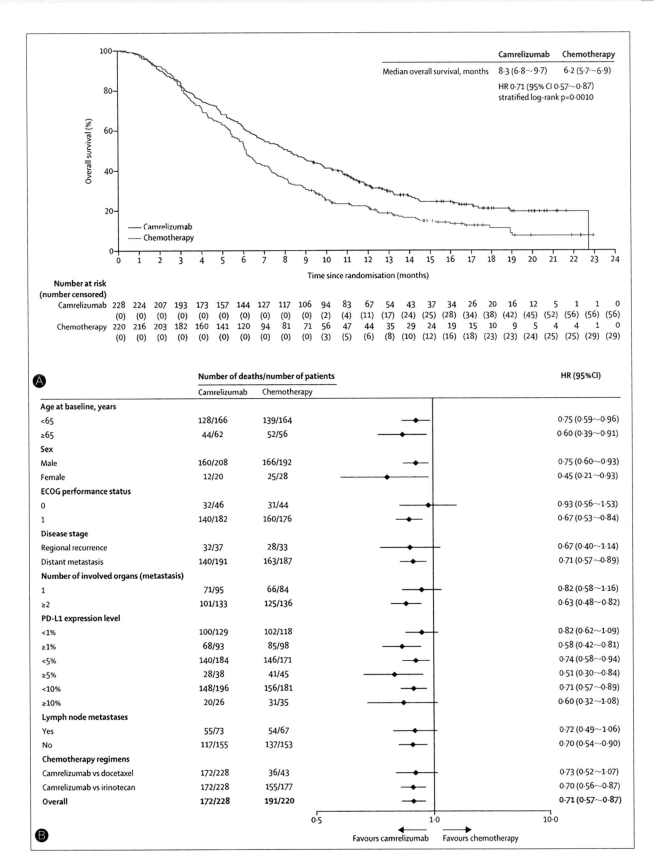

▲ 图 15-5　该研究总生存期的生存曲线图

Overall survival. A.Kaplan-Meier plot of overall survival. B.Forest plot for subgroup analyses of overall survival. ECOG=Eastern Cooperative Oncoloqy Group. HR=hazard ratio

因为该组患者在随机分配后的 12 个月内要么出现疾病进展、死亡，要么被剔除。亚组分析显示，任意亚组使用卡瑞利珠单抗均有无进展生存获益。

表 15-6 显示了两组药物的最佳总疗效。卡瑞利珠单抗组 46 例受试者和化疗组 14 例受试者均存在客观缓解，其中卡瑞利珠单抗组中位缓解时间为 7.4 个月（95%CI 3.8～10.8），化疗组中位缓解时间为 3.4 个月（0.9～未达）（$HR = 0.34$，95%CI 0.14～0.92；$P=0.017$），详见图 15-6B。

（3）安全性分析：卡瑞利珠单抗组和化疗组与治疗相关的不良事件发生率接近，分别为 215 例（94%）和 198 例（90%）。卡瑞利珠单抗组 228 例受试者中有 44 例（19%）出现 3 级或 3 级以上的治疗相关不良事件，化疗组 220 例受试者中有 87 例（40%）出现 3 级或 3 级以上的治疗相关不良事件。最常见的 3 级或 3 级以上治疗相关不良事件是贫血卡瑞利珠单抗组 6 例（3%），化疗组 11 例（5%）；肝功能异常 4 例（2%），1 例（＜1%）；腹泻 3 例（1%），9 例（4%）；虚弱 3 例（1%），6 例（3%）；淋巴细胞计数减少 3 例（1%），3 例（1%）；低钠血症 3 例（1%），3 例（1%）；死因不明 3 例（1%），2 例（＜1%）。详见表 15-7。

3. 研究结论

卡瑞利珠单抗在我国晚期或转移性食管鳞癌一线标准治疗后显示出优于化疗的疗效和可耐受的安全性。本研究结果提示，卡瑞利珠单抗可能是我国晚期食管鳞状细胞癌患者的一种新的标准二线治疗选择。

（三）统计学解读

1. Ⅲ期临床试验统计分析应包括哪些内容

不同分期的临床试验所报告的统计分析内容存在不同。Ⅲ期临床试验统计分析应报告的内容包括以下方面。

（1）一般情况：包括试验的时间（起止时间）、多中心的参加单位情况、筛选人数、未入组情况、随机分组、依从性等，并根据完成试验的人数及失访剔除人数确定不同的数据分析集。

（2）基线的均衡性比较情况：包括人口社会学特征、主要慢性病、生命体征及主要的体格检查和化验指标等在试验组和对照组的均衡性比较结果。

（3）有效性的评价结果：包括对主要结局指标和次要结局指标的分析结果。如果有预先设计的亚组分析，可提供亚组分析的结果。

（4）安全性的评价结果：包括不良事件、严重不良事件等的情况。

2. 临床试验的不同统计分析集包括哪些，是如何定义的

临床试验统计分析的数据集应在试验方案中

表 15-6　卡瑞利珠单抗和化疗的最佳疗效

疗　效	卡瑞利珠单抗组（n=220）	化疗组（n=220）
完全有效	1（＜1%）	1（＜1%）
部分有效	45（20%）	13（6%）
病情稳定	56（25%）	62（28%）
疾病进展	106（46%）	103（47%）
没有价值	1（＜1%）	0（%）
无法评估	19（8%）	41（19%）
客观疗效	46（20.2%，15.2%～26.0%）	14（6.4%，3.5%～10.5%）
疾病控制	102（44.7%，38.2%～51.4%）	76（34.5%，28.3%～41.2%）

明确定义。统计分析集指在本研究的所有受试者中，可以用来分析的受试者的集合。

受试者在随机化完成后，进入试验组和对照组后，部分未按照试验方案执行，如方案违背、退出等，对该部分受试者的处理方法将会影响研究结果。因此，临床试验通常根据受试者的依从情况分析以下数据集。

（1）意向性分析（intent-to-treat analysis，ITT analysis）：意向性分析指对所有接受随机化分组的研究对象进行统计分析，不管其是否依从研究方案完成整个治疗或干预过程，所分析的意向性分析集包括所有经随机化入组的研究对象，包括

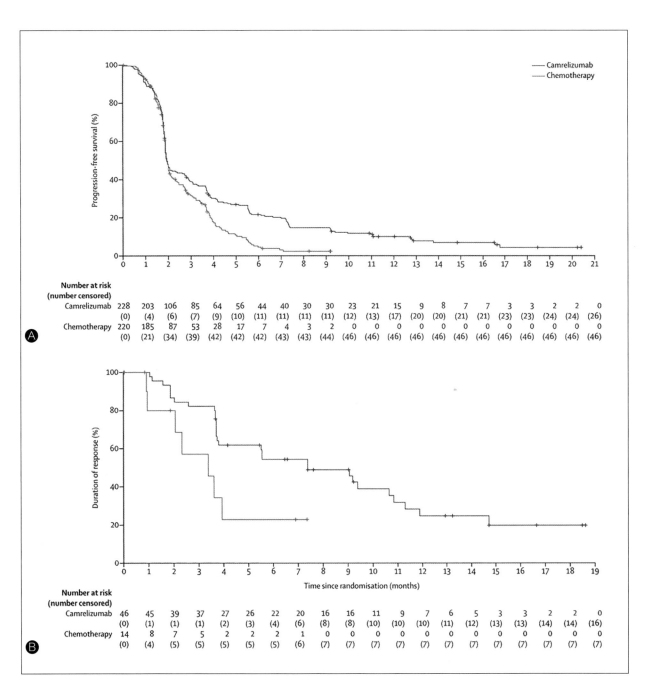

▲ 图 15-6　该研究两组 Kaplan-Meier 无进展期生存曲线

Progression-free survival and duration of response. A.Kaplan-Meier plot of progression-free survival. B.Kaplan-Meier plot of duration of response.

表 15-7　治疗相关的不良事件

项　目	卡瑞利珠单抗组（n=228）				化疗组（n=220）			
	1~2 级	3 级	4 级	5 级	1~2 级	3 级	4 级	5 级
以下症状至少有一项	171（75%）	34（15%）	3（1%）	7（3%）	111（51%）	64（29%）	20（9%）	3（1%）
反应性皮肤毛细血管内皮细胞增生	181（79%）	1（＜1%）	0	0	0	0	0	0
甲状腺功能减退	38（17%）	0	0	0	3（1%）	0	0	0
虚弱	19（8%）	3（1%）	0	0	59（27%）	6（3%）	0	0
贫血	18（8%）	6（3%）	0	0	69（31%）	11（5%）	0	0
白细胞计数减少	17（8%）	0	0	0	74（34%）	29（13%）	8（4%）	0
食欲缺乏	11（5%）	0	0	0	63（29%）	8（4%）	0	0
腹泻	10（4%）	3（1%）	0	0	59（27%）	9（4%）	0	0
嗜中性粒细胞计数减少	10（4%）	0	0	0	42（19%）	19（9%）	14（6%）	0
淋巴细胞计数减少	4（2%）	3（1%）	0	0	7（3%）	3（1%）	0	0
恶心	4（2%）	0	0	0	72（33%）	9（4%）	0	0
呕吐	3（1%）	0	0	0	52（24%）	10（5%）	0	0
低钠血症	1（＜1%）	3（1%）	0	0	2（＜1%）	3（1%）	0	0
肺炎	0	1（＜1%）	0	0	0	4（2%）	0	0
发热性中性粒细胞减少	0	0	0	0	0	5（2%）	0	0
骨髓抑制	0	0	0	0	2（＜1%）	4（2%）	1（＜1%）	0
死亡	0	0	0	3（1%）	0	0	0	2（＜1%）

入组后未接受干预及无随访者，即主要比较见图 15-7 中（A+B）组和（C+D）组的研究终点，反映了原研究设计方案中意向干预的效果，如果干预措施确实有效，那么意向性分析往往会低估其效果。

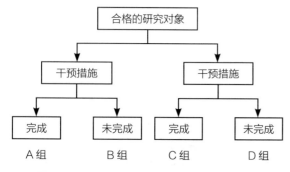

▲ 图 15-7　随机对照试验研究终点及分析数据集示意

（2）全数据集分析（full set analysis）：全数据集分析包括所有经随机化入组，并以最小和合理的方式剔除的研究对象。剔除条件有：①未用过一次药，无任何一次用药后随访；②不符合入选 / 排除标准中的任何一项；③服用影响疗效评价的其他药物；④发生与目标适应证无关的其他严重疾病。全分析集和意向性分析集的确切定义略有不同。统计分析时，主要变量缺失均可采用最接近的一次观察值填补。

（3）遵循研究方案分析（per-protocol analysis，PP analysis）：利用符合研究方案数据集，又称有效病例（valid cases）或可评价病例集，为全分析集的一个子集，进行分析，也称效能分析，主要比较见图 15-7 中 A 组和 C 组的研究终点，仅对依从研究方案的研究对象进行分析，由于剔除了不依从者，可能会高估干预效果。

(4) 安全性分析（safety analysis）：使用安全性数据集（safety set，SS）进行分析，安全性数据集纳入的是接受过至少一次所在处理组干预措施的研究对象，分析其不良反应或不良事件，进行安全性评价，而不管该数据集中的研究对象在接受干预后是否有评估结果的数据。

一般而言，应根据研究目的和研究类型的不同，而决定采用哪个数据集进行分析。在优效性（superiority）试验中，为了避免对治疗或干预措施的偏大估计，一般以全分析集作为主要的分析集，因为全分析集比较保守；在确证性（confirmative）试验中，通常同时对全分析集和符合研究方案数据集进行分析，进而比较两者间的差异，并进行讨论和分析，如本案例研究。

随机对照试验研究终点及分析数据集示意见图 15-7。

参考文献

[1] HUANG J, XU J, CHEN Y, et al. ESCORT Study Group Camrelizumab versus investigator's choice of chemotherapy as second-line therapy for advanced or metastatic oesophageal squamous cell carcinoma (ESCORT): a multicentre, randomised, open-label, phase 3 study[J]. Lancet Oncol, 2020, 21(6):832-842.
[2] 陈峰，于浩. 临床试验精选案例统计学解读 [M]. 北京：人民卫生出版社，2015.
[3] 刘清海，方积乾. 应重视医学临床试验论文统计学问题——统计学报告项目自查清单的研制 [J]. 中华医学杂志,2007,87(34):2446-2448.

案例 3：卡瑞利珠单抗在既往接受治疗的晚期肝细胞癌患者中的多中心、开放性、平行、随机、Ⅱ期临床试验

2018 年，全球新增原发性肝癌 84.1 万例，肝癌相关死亡 782 000 例；我国新增原发性肝癌 46.6 万例，肝癌相关死亡 42.2 万例。肝细胞癌患者通常诊断为晚期，有远处转移或疾病不适合手术或局部治疗。患者预后不良；5 年总生存率为 10%～18%。晚期肝细胞癌是高度恶性的，其治疗的选择在所有国家都是稀缺的。在过去的 10 年中，索拉非尼是唯一被批准用于不可切除或转移性肝癌患者的一线药物。基于奥沙利铂的化疗效果，我国自 2013 年以来已批准其用于标准的全身治疗。然而，这两种疗法都显示了最小的客观反应（只有 2.0%～8.2%）和总体生存获益（6.4～10.7 个月）。到 2017 年，晚期肝癌二线治疗的药物开发进展缓慢。由于我国患者恶性程度高、疾病异质性大、治疗手段稀缺，开发治疗中晚期肝癌的新药势在必行。

Kupffer 细胞上 PD-L1 表达上调，与 CD_8 T 细胞上 PD-1 结合可抑制 T 细胞对肿瘤细胞的杀伤作用，为中晚期肝癌的免疫治疗提供理论依据。卡瑞利珠单抗（SHR-1210）是一种抗 PD-1 的人源单克隆抗体，已被证明可以阻断 PD-1 与 PD-L1 的结合，从而抑制肿瘤细胞的免疫逃逸。Ⅰ期临床试验已经显示，卡瑞利珠单抗在晚期实体肿瘤患者耐受性良好，表现出抗肿瘤活性。在此，我们报道了一项评估卡瑞利珠单抗在二线及后续治疗中晚期肝癌的活性和安全性的Ⅱ期临床试验的结果。

（一）试验方案简介

1. 试验目的

评估抗 PD-1 抑制药卡瑞利珠单抗在既往接受治疗的晚期肝癌患者中抗肿瘤的活性和安全性。

2. 研究设计方法

多中心、开放性、平行、随机、Ⅱ期试验，本研究在 Clinical Trail 的注册号为 NCT02989922。

3. 试验人群

纳入标准：组织学或细胞学诊断为晚期肝细胞癌的患者，如果已经发生进展或不能耐受先前的系统治疗，则符合条件，包括在治疗期间疾病进展或在至少一个化疗周期或至少 14 天索拉非尼治疗后复发的患者。其他关键纳入标准是年龄 18 岁或以上，至少有一个实体瘤，符合 RECIST 1.1 中定义的可测量病变，Child-Pugh 评分为 7 分或

更低，ECOG 绩效评分为 0 分或 1 分，预计预期寿命超过 12 周，以及具有必要的器官功能。

最终人群：对 330 例患者进行筛选，共纳入 220 例符合标准的患者。

4. 随机分组方法

220 例符合标准的患者被随机分配（1：1）至 2 周治疗 1 次组或每 3 周治疗 1 次组。

5. 干预方案及过程

每 2 周组在 6 周周期的第 1 天、第 15 天和第 29 天静脉注射卡美瑞珠单抗 3mg/kg，时间超过 30min；每 3 周组在第 1 天和第 22 天静脉注射卡美瑞珠单抗。在研究期间，允许治疗中断，直到达到预先规定的恢复治疗标准，但不允许修改剂量。在研究者评估疾病进展、不可接受的毒性、撤回同意、研究者决定或研究完成之前，继续卡瑞利珠单抗治疗。如果研究人员判断患者将从持续治疗中获益并且对持续治疗有耐受性，那么有放射性疾病进展的患者可以继续服用卡瑞利珠单抗。

由研究者和盲态独立中心评估肿瘤治疗反应。在第 8 周进行第一次研究中的放射学检查，随后在治疗的 12 个月内每 6 周进行 1 次，此后每 12 周进行 1 次，直到疾病进展或治疗中止（以较晚者为准）。完全或部分反应需要在第 1 次反应后至少 4 周确认。在疾病进展或停止治疗（以较晚发生者为准）后，每 30 天监测 1 次患者的总体生存率，直至死亡、失去随访或研究完成。

从知情同意到最后一次给药后 90 天，对不良事件进行监测和记录，并根据 NCI CTCAE 4.03 版进行分级。免疫相关不良事件的监测是预先指定的，与其他不良事件的频率相同。实验室检查包括血液学、血液组织化学、尿液分析、血电解质、血清甲胎蛋白浓度、凝血功能、甲状腺功能和病毒学检测。中心实验室采用免疫组织化学方法（Ventana PD-L1 SP142 检测试剂盒）测定肿瘤活检标本中 PD-L1 肿瘤比例评分。

主要方案偏差被定义为可能影响研究结果解释的偏差，包括随机化错误、不完全符合关键资格标准、缺少主要疗效评估和接受禁止的治疗。

6. 评价指标

主要终点是基于盲态独立中心阅片的客观缓解率和 6 个月生存率。次要终点是疾病控制率、反应持续时间（从首次反应到进展或死亡的时间）、进展时间（从第一次给药到初始放射进展的时间）和无进展生存期（从第一次给药到初始放射进展的时间或任何原因导致的死亡），所有这些都由研究者和盲态独立中心阅片评估。

7. 主要统计分析方法

样本量的确定考虑了两种给药方法的组合。假设 15% 的卡瑞利珠单抗患者有客观反应，154 例患者将有 90% 的效力以确保 95%CI 的下限大于 7%。考虑到 20% 的患者无法评估肿瘤反应，需要 194 例患者。假设使用卡瑞利珠单抗的患者 6 个月的总生存率为 80%，200 例患者将有 90% 的效力以确保 95%CI 的下限 > 70%。考虑到 10% 的失访，则需要 220 例患者。因此，本研究估计样本量为 220。

所有随机分配并接受至少一剂卡瑞利珠单抗的患者被纳入全分析集，而接受至少一剂卡瑞利珠单抗的患者被纳入安全性数据集。采用 Clopper-Pearson 方法计算有客观反应和患者疾病总生存比例的 95%CI。数据分析使用 SAS 软件（版本 9.4）。

（二）试验结果

1. 主要结果

2016 年 11 月 15 日至 2017 年 11 月 16 日，共筛选了 303 例患者。220 例患者符合入组条件，被随机分组，其中 217 例接受了卡瑞利珠单抗治疗（109 例患者每 2 周治疗 1 次，108 例患者每 3 周治疗 1 次）。中位随访时间为 12.5 个月（四分位间距：5.7～15.5）。220 例患者中有 3 例（1%）因实验室评估结果异常而未接受治疗。详见图 15-8 和表 15-8。

在 217 例患者中，171 例（79%）患者 ECOG 评分为 1 分，111 例（51%）甲胎蛋白浓度 ≥ 400ng/ml，177 例（82%）患者发生肝外转移，181 例（83%）

表 15-8　研究对象基线特征

		所有接受治疗者 (n=217)	每 2 周组 (n=109)	每 3 周组 (n=108)
中位年龄（岁）		49(41—59)	48(41—56)	50(42—61)
男性［例（%）］		196(90)	98(90)	95(91)
ECOG 评分 ［例（%）］	0 分	46(21)	18(17)	28(26)
	1 分	171(79)	91(83)	80(74)
甲胎蛋白≥400ng/ml ［例（%）］		111(51)	55(50)	56(52)
巴塞罗那肝癌分期［例（%）］	B 期	11(5)	6(6)	5(5)
	C 期	206(95)	103(94)	103(95)
肝外转移［例（%）］		177(82)	90(83)	87(81)

患者发生乙型肝炎病毒感染，49 例（23%）患者之前接受过 2 个或 2 个以上的系统治疗。217 例患者中有 32 例（14.7%，95%CI 10.3~20.2）获得客观缓解。6 个月生存率为 74.4%（95%CI 68.0~79.7）。详见图 15-9 和图 15-10。

2. 不良反应

217 例患者中有 47 例（22%）发生了 3 或 4 级治疗相关不良事件，最常见的是天冬氨酸转氨酶升高［10 例（5%）］和中性粒细胞计数降低［7 例（3%）］。有 2 例患者的死亡被研究者判定为与治疗相关，其中 1 例由于肝功能异常导致死亡，1 例由于多器官衰竭导致死亡。

3. 主要结论

卡瑞利珠单抗在我国既往接受治疗的晚期肝

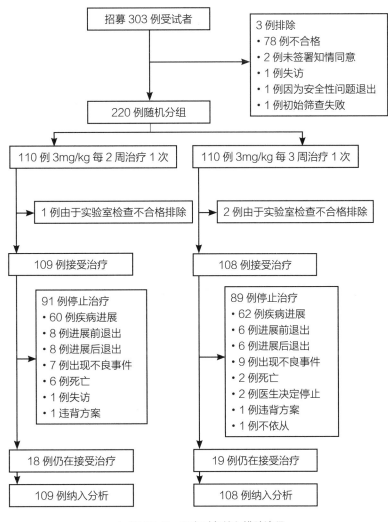

▲ 图 15-8　研究对象纳入排除流程

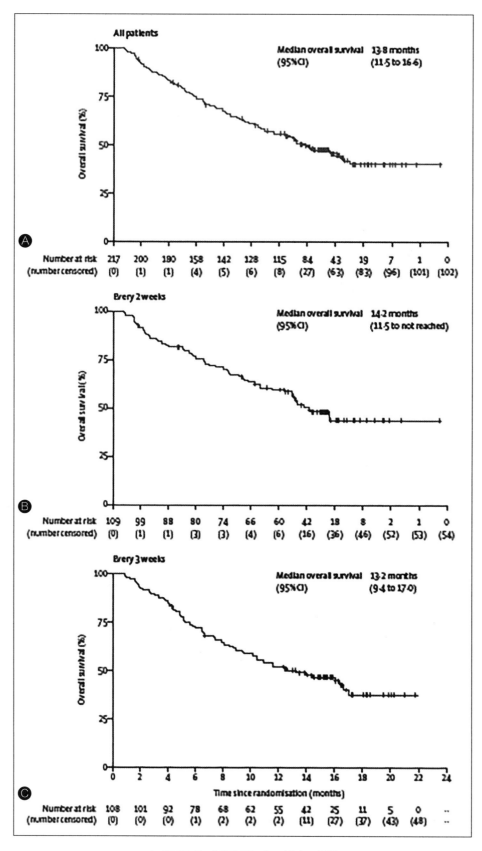

▲ 图 15-9　生存率 Kaplan-Meier 分析

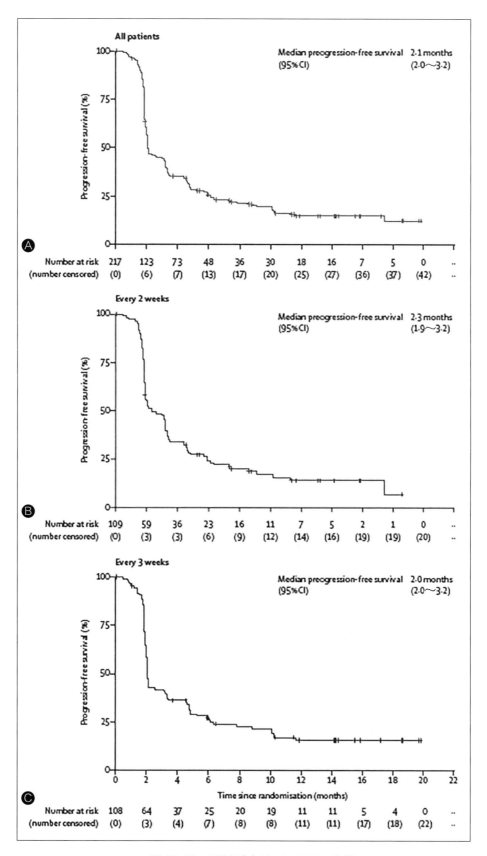

▲ 图 15-10　无进展生存 Kaplan-Meier 分析

细胞癌患者中显示出抗肿瘤活性，以及可控的不良事件，可能成为这些患者新的治疗选择。

（三）统计学解读

1. 如何做到随机化原则

随机化是指采用随机的方式，使每个受试对象有同等的机会被抽取，并分配到不同的处理组。随机化不仅使大量难以控制的非处理因素对试验组和对照组的影响相当，并归于试验误差之中，而且也是对样本数据进行统计推断的前提，各种统计分析方法都是建立在随机化基础之上的。

随机化应贯穿于试验研究的全过程，在受试对象的抽样、分组以及实验实施过程中均应遵循随机化原则。随机化主要体现在以下3个方面。

(1) 随机抽样：从符合条件的研究对象中随机抽取一定数量的个体作为受试对象，即每个符合条件的研究对象被抽取的机会相等。随机抽样能保证所得样本具有代表性，使试验结论具有普遍性。如果总体为无限总体，难以明确抽样框（sampling frame），很难实现随机抽样。

(2) 随机分配：将纳入试验的受试对象随机分配到各处理组，且每个受试对象被分配到各组的机会相等。采用适当的技术进行随机分配可使一些难以控制的非处理因素在各组间尽可能保持均衡，以提高组间的可比性。

(3) 试验顺序随机：每个受试对象先后接受处理的机会相等，使试验顺序对各对比组效应的影响也达到均衡。

2. 优效性试验、非劣效性试验与等效性试验的区别

根据比较的类型可将临床试验分为优效性试验、非劣效性试验和等效性试验。优效性试验是显示试验药的治疗效果优于对照药（安慰剂或阳性对照药）的试验。如果已有疗效肯定的药物，采用安慰剂对照则会面临伦理方面的问题。随着越来越多有效药物的出现，在疗效方面有突破的药物越来越少，因而在阳性对照试验中，更多的情形是探索试验药物与标准药物相比，疗效是否不差或相当，由此提出了非劣效性试验和等效性试验。非劣效性试验是显示试验药的治疗效果在临床上不劣于阳性对照药。等效性试验是确认两种药物治疗效果的差别在临床可以接受的限度之内。在这两类试验设计中，阳性对照药的选择要慎重。所选阳性对照药必须是已广泛应用、对相应适应证的疗效和用量已被证实，使用它可以很有把握在阳性对照试验中表现出相似的效果；不得随意改动阳性对照药的用法与用量。

3. 分组隐匿、盲法与开放性试验

(1) 分组隐匿：为了防止征募患者的研究者和患者在分组前知道随机分组的方案，一种防止随机分组方案提前解密的方法叫作随机分组治疗方案的隐匿，或简称为分组隐匿（allocation concealment），采用分组隐匿的随机分组叫隐匿随机分组（concealed random allocation）。简单的分组隐匿可以采用信封法，就是将每个分组方案装入一个不透光的信封，信封外写上编码，密封好交给研究者。待有对象进入研究后，将调查对象逐一编号，再打开相应编号的信封，按照信封中的分配方案进行分组，并采取相应的干预措施。没有分组隐匿的随机分组，是有缺陷的，不能起到预防选择偏倚的作用。研究表明，与采用隐匿分组的随机临床试验比较，没有采用隐匿分组的随机对照试验会高估疗效达40%。

(2) 盲法：盲法是控制测量偏倚的一种重要措施，即受试对象和（或）试验的观察者（含统计分析人员）不知道具体分组情况，它的优点在于能够避免受试对象和研究者的心理因素影响，使疗效和不良反应的评价尤其是一些主观指标的测量更为真实。根据设盲的程度分为单盲（single blind）、双盲（double blind）和三盲（triple blind）。单盲是指研究对象不知道自己是实验组还是对照组。双盲是指研究对象和研究实施人员都不了解试验分组情况，而是由研究设计者来安排和控制全部试验。三盲是指不但研究实施者和研究对象不了解分组情况，负责资料收集和分析的人员也不了解分组情况，从而较好地避免了偏倚。

(3) 开放性试验：未用盲法的试验，称为开放性试验（open trial），即研究对象和研究实施者均知道试验组和对照组的分组情况，试验公开进行。这多适用于有客观观察指标或难以实施盲法的临床试验。例如，关于外科手术、改变生活习惯（包括饮食、锻炼、吸烟等）的干预效果的观察。其优点是易设计和实施，研究实施者了解分组情况，便于对研究对象及时做出处理，其主要缺点是容易产生偏倚。

参考文献

[1] QIN S, REN Z, MENG Z, et al. Camrelizumab in patients with previously treated advanced hepatocellular carcinoma: a multicentre, open-label, parallel-group, randomised, phase 2 trial[J]. The Lancet Oncology, 2020, 21(4):571-580.

[2] 詹思延. 临床流行病学 [M]. 北京：人民卫生出版社，2015.

[3] 金丕焕，陈峰. 医用统计方法 [M]. 3 版. 上海：复旦大学出版社，2009.

案例 4：肿瘤电场治疗联合替莫唑胺治疗恶性胶质瘤：一项随机对照试验

（一）试验方案简介

1. 试验目的

评价肿瘤电场（tumor-treating fields，TTFields）治疗恶性胶质瘤是否可以改善患者的无进展生存期及总生存期。

2. 目标人群

纳入标准：年龄 ≥ 18 岁，Karnofsky 远期生活质量评分 ≥ 70 分，组织学诊断的新发恶性胶质瘤病例，均进行了完整的标准化的放疗和替莫唑胺治疗。

排除标准：放化疗后表现出疾病进展者、幕下肿瘤者及合并有其他严重疾病者。

3. 研究设计方法

多中心、随机、开放、平行对照Ⅲ期临床试验。注册号 NCT00916409。

4. 随机分组方法

所有符合纳入标准的研究对象在放化疗结束后按照 2∶1 的比例随机分配至 TTFields 联合替莫唑胺组和单独替莫唑胺组。替莫唑胺用量为 150～200mg/（m^2·d），每个疗程用药 5 天，每隔 28 天为 1 个疗程，共计 6 个疗程。联合组的 TTFields 治疗持续至少 4 周，但最多不超过 7 周。随机化的过程采用中央随机系统，同时按照切除程度及 MGMT（O6-methylguanine-DNA methyltransferase）的甲基化状态进行分层随机。

5. 评价指标

在基线和之后的每个月对研究对象进行常规实验室检测，生活质量调查每 3 个月 1 次。

主要疗效指标：无进展生存。

次要疗效指标：总生存。

其他次要指标：6 个月时存活比例、6 个月时无进展率、年度生存率、生活质量、MMSE 和 Karnofsky 远期生活质量量表评分。

6. 样本量估计

根据主要疗效指标无进展生存进行样本量估计，按照双侧 α=0.05，β=0.2，TTFields 联合替莫唑胺组与单独替莫唑胺组的 HR=0.78，失访率为 10% 进行计算，所需样本量为两组共计 700 例。此时，在两组总生存的 HR=0.76 的情况下，总生存该次要疗效指标的把握度亦可达 80%。

7. 主要统计分析方法

采用意向分析集进行各结局指标的分析。

主要及次要疗效指标：无进展生存及总生存采用分层 Log-rank 检验，考虑到期中分析对于 α 的消耗，两者的 P 值若分别小于 0.046 和 0.048 则认为两组差异有统计学意义。

其他次要指标：采用 Kaplan-Meire 方法估计年度生存率及 6 个月时的无进展生存率，并采用单侧 Z 检验进行组间比较。

此外，采用多因素 COX 比例风险模型进行组间无进展生存及总生存的比较，校正的因素包括年龄、性别、MGMT 甲基化状态、肿瘤部位、居住国家（美国或非美国）。

（二）主要结果与结论

1. 研究流程

本研究流程如图 15-11 所示，分别有 466 例和 229 例被随机分配至 TTFields 联合替莫唑胺组和单独替莫唑胺组，并最终进入主要疗效指标分

析意向分析数据集。两组各有 10 例和 13 例未接受任何一次干预，故最终分别有 456 例和 216 例进行安全性分析数据集。

2. 基线比较

年龄中位数为 56 岁（四分位区间：48—63 岁），68% 为男性，Karnofsky 表现得分中位数为 90%。89% 的患者是白种人，49% 的患者在美国接受治疗。如表 15-9 所示，基线指标在两组间均衡分布，提示两组受试者同质可比。

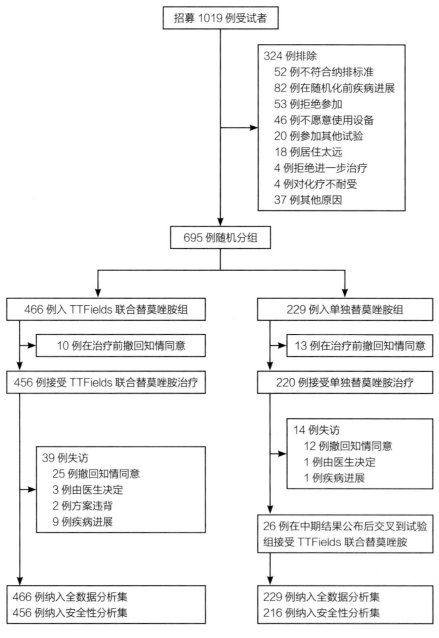

▲ 图 15-11　研究流程

3. 有效性评价

在中位随访时间 40 个月（四分位间距：34～66 个月，最小随访时间 24 个月）后，TTFields 联合替莫唑胺组的无进展生存期为 6.7 个月（95%CI 6.1～8.1 个月），单独替莫唑胺组的无进展生存期为 4.0 个月（95%CI 3.8～4.4 个月），Cox 比例风险模型显示两组的 HR=0.63（95%CI 0.52～0.76），分层 Logrank 检验显示两组差异有统计学意义，$P < 0.001$；TTFields 联合替莫唑胺组和单独替莫唑胺组的总生存期分别为 20.9 个月（95%CI 19.3～22.7 个月）和 16.0

个月（95%CI 14.0～18.4 个月），Cox 比例风险模型显示两组的 HR=0.63（95%CI 0.53～0.76），分层 Logrank 检验显示两组总生存期差异有统计学意义，$P < 0.001$。详见图 15-12。

其他次要指标的结果：TTFields 联合替莫唑胺组的 2 年、3 年和 5 年的生存率分别为 43%（95%CI 39%～48%）、26%（95%CI 22%～31%）和 13%（95%CI 9%～18%），单独替莫唑胺组的 2 年、3 年和 5 年的生存率分别为 31%（95%CI 25%～38%）、16%（95%CI 12%～23%）和 5%（95%CI 2%～11%），两组 2 年、3 年和 5 年的生

表 15-9　研究对象基本情况

特 征		肿瘤电场治疗＋替莫唑胺（n=466）	替莫唑胺（n=229）
年龄［例（%）］	中位数	56.0 岁（19—83 岁）	57.0 岁（19—80 岁）
	≥ 65 岁	89（19）	45（20）
	< 65 岁	377（81）	184（80）
Karnofsky 得分［例（%）］	中位数	90.0（60～100 分）	90.0（70～100 分）
	90～100 岁	308（66）	149（65）
	≤ 80 岁	154（33）	74（32）
	失访	4（1）	6（3）
性别［例（%）］	男	316（68）	157（69）
	女	150（32）	72（31）
地区［例（%）］	美国	221（47）	118（52）
	美国外	245（53）	111（48）
种族［例（%）］	白种人	416（89）	201（88）
	美国非洲裔	3（1）	1（<1）
	亚洲裔	27（6）	19（8）
	西班牙裔	18（4）	7（3）
	美国印度裔	1（< 1）	1（<1）
基线 – 抗癫痫药物使用［例（%）］		205（44）	95（41）
基线 – 皮质类固醇使用［例（%）］		135（29）	64（28）
简易精神状态检查表［例（%）］	27～30 分	356（76）	160（70）
	≤ 26 分	88（19）	48（21）
	失访	22（5）	21（9）
切除范围［例（%）］	切片活检	60（13）	29（13）
	部分切除	157（34）	77（33）
	全切	249（53）	123（54）

（续表）

特 征		肿瘤电场治疗＋替莫唑胺（n=466）	替莫唑胺（n=229）
MGMT 启动子区甲基化状态 ［例（%）］	组织可用并经过测试	386（83）	185（81）
	甲基化	137（36）	77（42）
	未甲基化	209（54）	95（51）
	无效	40（10）	13（7）
• 幻灯片可供中央病理复习使用 ［例（%）］ – 确诊的胶质母细胞瘤 –WHO Ⅱ级或Ⅲ级胶质瘤 – 诊断质量差		296（64） 285（96） 4（1） 7（2）	138（60） 134（97） 2（1） 2（1）
IDH1-R132H 状态 ［例（%）］	组织可用并经过测试	260（56）	119（52）
	突变	19（7）	6（5）
	结果阴性	240（92）	113（95）
	无效	1（＜1）	
EGFR 状态［例（%）］	组织可用并经过测试	252（54）	112（49）
	活化	102（41）	43（38）
	未活化	147（58）	68（61）
	无效	3（1）	1（1）
肿瘤组织染色体 1p 和 19q［例（%）］	组织可用并经过测试	259（56）	112（49）
	同时丢失	2（1）	
	仅 1p 缺失	4（2）	1（1）
	仅 19q 缺失	3（1）	3（3）
保留 ［例（%）］		239（92）	102（91）
无效 ［例（%）］		11（4）	6（5）
肿瘤位置［例（%）］	胼胝体	25（5）	12（5）
	额叶	190（41）	84（37）
	枕叶	58（12）	27（12）
	顶叶	146（31）	89（39）
	颞叶	191（41）	90（40）
	缺失	3（1）	3（1）
肿瘤定位［例（%）］	左大脑半球	214（46）	99（43）
	右大脑半球	249（53）	127（55）
	双侧大脑半球	4（1）	2（1）
	胼胝体	15（3）	9（4）
	缺失	1（＜1）	1（＜1）

（续表）

特　征			肿瘤电场治疗 + 替莫唑胺（*n*=466）	替莫唑胺（*n*=229）
治疗 [例（%）]	标准全疗程放疗	57～63Gy	422（91）	212（93）
		＜ 57Gy	21（5）	11（5）
		＞ 63Gy	18（4）	3（1）
	未报道剂量		5（1）	3（1）
同步放疗与用药 [例（%）]	是		433（93）	212（93）
	未记录		33（7）	17（7）
	从放疗最后一天到随机化的时间（中位数，天）		37（15～128）	36（15～70）
	从初始诊断到随机化的时间（中位数，个月）		3.8（1.7～6.2）	3.7（1.4～6.3）
	替莫唑胺周期（中位数）		6（0～51）	5（0～33）
肿瘤电场治疗	持续时间（中位数，个月）		8.2（0～82）	
	≥ 18h/d（最初 3 个月）		347（75）	

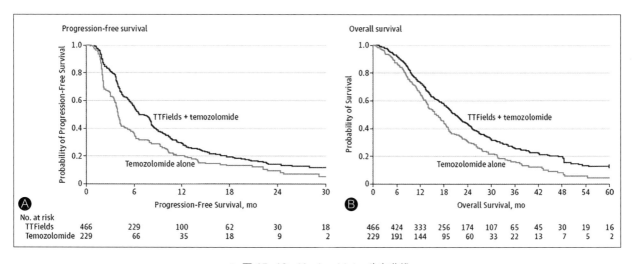

▲ 图 15-12　Kaplan-Meier 生存曲线

A. Median progression-free survival from randomization for the tumor-treating fields（TTFields）plus temozolomide group was 6.7 months and was 4.0 months for thetemozolomide-alone group（hazard ratio [HR],0.63:95% Cl,0.52～0.76:P<0.001）.B. Median survivalfromrandomization was 20.9 for the TTFields plus temozolomide group vs 16.0 months for the temozolomide-alone group（HR,0.63:95% Cl,0.53～0.76:P<0.001）. Medianfollow up was 44 months（range,25～91 months）in both groups.

存率差异均有统计学意义；TTFields 联合替莫唑胺组和单独替莫唑胺组的 6 个月无进展生存率分别为 56%（95%CI 51%～61%）和 37%（95%CI 30%～44%），两组差异有统计学意义（*P* ＜ 0.001）。详见表 15-10。

4. 事后亚组分析

在 post-hoc 事后分析中，TTFields 联合替莫唑胺与所有亚组（包括年龄、性别、Karnofsky 表现评分、MGMT 启动子甲基化状态、地理区域或切除范围）患者的无进展生存率和总

表 15-10　研究结局

结　局		肿瘤电场治疗＋替莫唑胺（n=466）	替莫唑胺（n=229）	组间差异
无进展生存:中位数（95%CI）（个月）		6.7（6.1～8.1）	4.0（3.8～4.4）	2.7（2.1～4.2）
总生存：中位数（95%CI）（个月）		20.9（19.3～22.7）	16.0（14.0～18.4）	4.9（2.3～7.9）
探索性结局：无进展6个月存活率		56（51～61）	37（30～44）	19（15～23）
年存活率	1年	73（69～77）	65（59～72）	18（10～25）
	2年	43（39～48）	31（25～38）	12（4～18）
	3年	26（22～31）	16（12～23）	10（3～17）
	4年	20（16～25）	8（4～14）	12（5～19）
	5年	13（9～18）	5（2～11）	8（2～14）

Subgroup	TTFields + Temozolomide		Temozolomide Alone		Median Survival (IQR), mo			
	No. of Patients	No. (%) Alive at End of Study	No. of Patients	No. (%) Alive at End of Study	TTFields + Temozolomide	Temozolomide Alone	Hazard Ratio (95% CI)	
MGMT promoter region methylation status								
Unmethylated	209	18 (9)	95	3 (3)	16.9 (9.7～28.2)	14.7 (9.8～24.8)	0.66 (0.49～0.85)	
Methylated	137	26 (19)	77	9 (12)	31.6 (21.1～48.5)	21.2 (12.3～37.9)	0.62 (0.44～0.88)	
Resection								
Biopsy	60	5 (8)	29	0 (0)	16.5 (9.0～24.7)	11.6 (7.1～18.1)	0.50 (0.30～0.84)	
Partial	157	20 (13)	77	3 (4)	21.4 (9.9～37.6)	15.1 (7.8～23.3)	0.56 (0.41～0.77)	
Gross total	249	32 (13)	123	13 (11)	22.6 (13.4～39.8)	18.5 (12.1～31.6)	0.70 (0.54～0.91)	
Region								
Outside United States	245	32 (13)	111	9 (8)	20.1 (11.3～32.2)	15.5 (9.3～25.6)	0.66 (0.51～0.85)	
United States	221	25 (11)	118	7 (6)	22.0 (11.3～48.2)	17.1 (9.8～29.2)	0.63 (0.49～0.82)	
Age, y								
<65	377	47 (12)	184	14 (8)	21.6 (12.0～39.4)	17.3 (10.6～29.3)	0.69 (0.57～0.85)	
≥65	89	10 (11)	45	2 (4)	17.4 (9.0～31.5)	13.7 (7.6～24.8)	0.51 (0.33～0.77)	
Karnofsky performance score								
90-100	308	39 (13)	149	11 (7)	23.3 (13.5～41.9)	17.8 (11.9～29.3)	0.70 (0.56～0.87)	
≤80	154	16 (10)	74	5 (7)	14.9 (8.4～29.8)	11.0 (5.7～23.3)	0.58 (0.45～0.88)	
Sex								
Women	150	21 (14)	72	6 (8)	24.6 (14.4～48.2)	18.5 (11.3～27.6)	0.64 (0.56～0.87)	
Men	316	36 (11)	157	10 (6)	19.1 (10.0～34.1)	15.5 (8.4～26.5)	0.63 (0.45～0.88)	
Overall	466	57 (12)	229	16 (7)	20.9 (11.3～37.6)	16.0 (9.3～27.5)	0.63 (0.53～0.76)	

▲ 图 15-13　不同亚组的总生存率

Data points represent Cox hazard ratios of overall survivalin each subgroup of patients treated with tumor-treating fields（TTFields）plus temozolomide compared with temozolomide alone and were adjusted for the other subgroups. Error bars represent 95% Cls of thehazardratlos. The Karnofsky performance score ls measured from o to 100 in 10-point increments, with higher scores indicating better thepatientperfcrmance status. IQR, Indicates interquartile range: MGMT,o6. methylguanine-DNA methyltransferase promotor region methylationstatus

生存率增加相关（详见图 15-13，各亚组治疗效果 P ＜ 0.05）。≥65 岁者比＜65 岁的受试者的生存期短。在这两个年龄组中，与单独使用替莫唑胺组相比，TTFields 联合替莫唑胺组显著提高生存率（＜65 岁组：HR=0.67，95%CI 0.55～0.82；≥65 岁组：HR=0.51，95%CI 0.33～

0.77）。详见图 15-14。

5. 安全性评价

TTFields 联合替莫唑胺组系统性不良事件的发生率为 48%，与单独替莫唑胺组相比（44%），两组差异无统计学意义（P=0.58）。两组总不良事件及不良事件的严重程度也未有统计学差异。

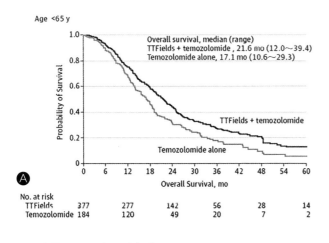
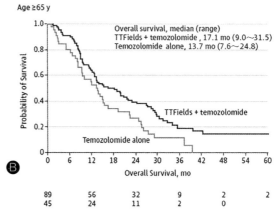
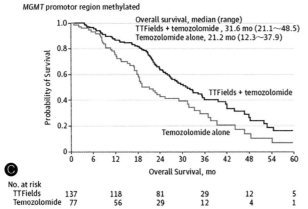
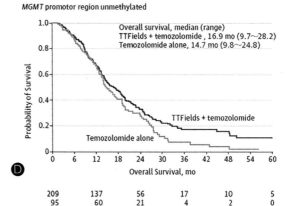

A, In comparing tumor-treating fields (TTFields) plus temozolomide vs temozolomide alone among patients younger than 65 years the hazard ratio (HR) was 0.67 (95% CI, 0.55~0.82). B, In comparing the 2 treatments among patients 65 years or older, the HR was 0.51 (95% CI, 0.22~0.77). C, In comparing the treatments among patients with O⁶-methylguanine-DNA methyltransferase

MGMT promotor region methylation, the HR was 0.62 (95% CI, 0.43~0.88). D, In comparing the treatments among patients without the *MGMT* promotor region methylation, the HR was 0.66 (95% CI, 0.49~0.85). The median follow-up of patients was 44 months (range, 25-91 months) in all groups.

▲ 图 15-14　不同年龄和 MGMT 启动子区甲基化状态的总生存率

表 15-11　不良事件发生情况 [例（%）]

	肿瘤电场治疗 + 替莫唑胺（*n*=456）	替莫唑胺（*n*=229）
≥ 1 个不良事件	218（48）	94（44）
• 血液和淋巴系统疾病	59（13）	23（11）
- 血小板减少症	39（9）	11（5）
胃肠道疾病	23（5）	8（4）
虚弱、疲劳和步态障碍	42（9）	13（6）
感染	32（7）	10（5）
损伤、中毒和手术并发症（跌倒和医疗器械反应）	24（5）	7（3）
代谢和营养障碍（厌食、脱水和高血糖）	16（4）	10（5）
肌肉骨骼和结缔组织疾病	21（5）	9（4）
• 神经系统疾病	109（24）	43（20）
- 癫痫	26（6）	13（6）
呼吸系统、胸部和纵隔疾病（肺栓塞、呼吸困难和吸入性肺炎）	24（5）	11（5）

详见表 15-11。

6. 主要结论

与单独替莫唑胺治疗相比，TTFields 联合治疗可显著改善接受标准放化疗恶性胶质瘤患者的无进展生存及总生存。

（三）统计学解读

1. 临床试验为什么要区分主要结局指标和次要结局指标

主要结局（primary outcome）指的是与研究目的相符合、最反映临床意义、最说明临床问题的指标。主要结局指标应在研究目的与研究方案中明确，且研究开始后不能更改。为了便于测量，主要结局指标应尽量选择客观性较强、可重复性较高且有公认标准的指标。

次要结局（second outcome）指的是与实验目的相关的辅助指标，可以有多个，其目的是对主要结局指标进行支持，有时也是为了回答研究的次要目的。

需要注意的是，研究设计主要根据主要指标进行，如样本量测算等。且在一些验证性研究如Ⅲ期临床试验，当主要结局指标有意义时，对次要指标的统计分析才有参考价值。当然，主要结局与次要结局可以根据不同研究的研究目的、研究条件等发生转换。

2. 什么是亚组分析，事后亚组分析可能存在哪些问题

亚组分析（subgroup analysis）指的是对符合受试者某基线特征的亚组进行的统计分析。包括预先计划的亚组分析（prespecified analysisi）和事后进行的亚组分析（post-hoc analysis）。

预先进行的亚组分析需要在研究目的中事先声明，并在研究方案中予以明确，并考虑了样本量、检验效能、Ⅰ类错误校正等，其研究结果可以用于药物申请上市。

事后进行的亚组分析属于探索性分析，未列入之前预定的研究计划。

由于未列入统计分析计划，事后进行的亚组分析可能存在的问题包括：①样本量不足，统计效能不够；②假阳性率高，多重检验未校正等；③随机分组被打破。因此，这类分析的结果不能作为药物申请上市的依据。

参考文献

［1］ STUPP R, TAILLIBERT S, KANNER A, et al. Effect of Tumor-Treating Fields Plus Maintenance Temozolomide vs Maintenance Temozolomide Alone on Survival in Patients With Glioblastoma: A Randomized Clinical Trial[J]. JAMA, 2017,318(23): 2306-2316.
［2］ 陈峰，夏结来 . 临床试验统计学 [M]. 北京：人民卫生出版社 ,2018.
［3］ 张宏伟, 刘建平. 临床试验中的结局指标及效应测量[J]. 中医杂志 ,2007,48(8):696-696.
［4］ 王玉珠、王骏、黄钦 . 亚组分析在药物临床试验中的运用 [J]. 中国临床药理学杂志 ,2012,28(6):477-480.

案例 5：卡瑞利珠单抗致晚期肝细胞癌患者的反应性皮肤毛细血管增生症：一项基于 Ⅱ 期临床试验数据的再分析

（一）研究背景

免疫检查点抑制药（immune checkpoint inhibitor，ICI），特别是针对 PD-1 或其配体 PD-L1 的单克隆抗体，在多种恶性肿瘤的治疗中取得了显著的效果。然而，由于机体免疫系统的过度激活，ICI 可能引起免疫相关的不良事件（immune-related adverse event，IrAE），引起了人们的极大关注。IrAE 通常发生在皮肤、结肠、内分泌器官、肝脏和肺，多为 1 级或 2 级，但少数严重的 IrAE 可导致死亡。因此，自 2017 年以来，已经发布了一些针对 IrAE 的毒性管理指南。

在 2 期临床研究中，Nivolumab 和 Pembrolizumab 在索拉非尼晚期肝细胞癌患者中取得了高持久的疗效，且安全性可控。另一种抗 PD-1 单克隆抗体卡瑞利珠单抗在 Ⅱ 期研究中显示客观缓解率为 14.7%，6 个月总生存率为 74.4%，疾病控制率为 44.2%。根据这项研究，中国国家药

品监督管理局批准卡瑞利珠单抗作为晚期肝癌的二线治疗标准。除常见的 IrAE 外，在接受卡美瑞珠单抗治疗的患者中还观察到一种特殊的 IrAE——反应性皮肤毛细血管增生症（Reactive cutaneous capillary endothelial proliferation，RCCEP）。本研究报道了 RCCEP 的发生、临床病理特点及其与卡美瑞珠单抗疗效的关系。

（二）试验方案简介

1. 试验目的

评价接受卡瑞利珠单抗治疗的晚期肝细胞癌患者中的 RCCEP 发生率及病理特征，并探讨 RCCEP 与卡瑞利珠单抗疗效的相关性。

2. 目标人群

纳入标准：组织学或细胞学诊断的晚期肝细胞癌者，索拉非尼或奥沙利铂热化疗不耐受或进展者，无法进行手术或局部治疗者，Child-Pugh≤7 分，ECOG 量表评分状态在 0～1 分的患者，至少 1 个基于 RECIST 标准可测量的实体瘤病灶。

3. 研究设计方法

该研究数据来源于一项多中心、随机、开放、平行对照Ⅱ期临床试验。

4. 治疗方案

217 例符合纳入标准的研究对象接受了卡瑞利珠单抗治疗，剂量为每 2 周或每 3 周按照 3mg/kg 的剂量给药 1 次。

5. 研究结局

结局指标包括客观缓解率、无进展生存和总生存。

6. 主要统计分析方法

采用 Kaplan-Meire 方法估计 RCCEP 的发生率；采用 Fisher 精确卡方检验探讨 RCCEP 发生与客观缓解之间的关系；采用 Logrank 检验比较发生 RCCEP 与未发生 RCCEP 两组人群的无进展生存及总生存；此外，采用多因素 Cox 比例风险模型进行有无 RCCEP 组间无进展生存及总生存的比较，校正的因素包括是否有肝外转移、门静脉侵袭、ECOG 状态（0 分或 1 分）、AFP 水平（≥400ng/ml 或＜400ng/ml）和既往治疗用药（≥3 或＜3）。

（三）主要结果与结论

1. 反应性皮肤毛细血管增生症发生情况

在中位随访时间 12.5 个月（全距：0.7～23.5 个月）后，66.8%（145/217）的受试者发生了 RCCEP，其中 53.9% 为 1 级，12.9% 为 2 级。48.8% 的受试者在第一个治疗周期就发生了首次 RCCEP，18% 的受试者在后续治疗周期发生了首次 RCCEP。RCCEP 的中位发生时间为 4.1 周（全距：0.1～29.1 周）。无受试者因 RCCEP 而中断或中止治疗。

2. 反应性皮肤毛细血管增生症的形态分类

RCCEP 发生在皮肤表面，主要分布在头部、面部和躯干，大部分呈孤立和散在分布。根据形态学可以分为 5 类，分别是红痣样、珍珠样、桑葚状、补丁状和肿瘤样（图 15-15）。

3. 反应性皮肤毛细血管增生症的病理特征

病理表现为真皮毛细血管内皮增生和毛细血管增生（图 15-16）。红痣样病变的组织病理学特征为：病变位于真皮网状层，增生的毛细血管稀疏排列，衬里内皮细胞增大，无异型性，均为单层（图 15-16A）。珍珠样或瘤样病变的病理表现为：病变位于真皮网状层，由增生的毛细血管组成，毛细血管呈分叶状或结节状排列；在一些病例中发现纤维小叶间结缔组织和具有大腔的小叶内或小叶间营养血管；在一些病例中出现间质纤维化（图 15-16B）。

IHC 染色显示内皮细胞（CD31）和内皮细胞（Ki-67）的增殖和分裂。在病变组织中检测到血管内皮生长因子（vascular endothelial growth factor，VEGF）-A 和 VEGFR2-pY1175 的高表达（图 15-17A）。如果对 RCCEP 活检组织进行联合染色，则在病变组织的毛细血管周围出现大量 $CD4^+T$ 细胞，而不是 $CD8^+T$ 细胞。Th2 细胞因子白细胞介素（interleukin，IL）-4 高表达。在病变组织中检测到 $CD163^+M2$ 巨噬细胞，并且确定了 VEGF-A 和 $CD163^+M2$ 巨噬细胞的共定位（图 15-17B）。

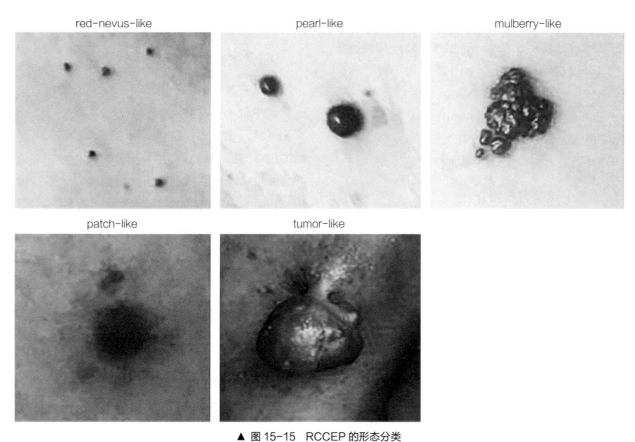

▲ 图 15-15　RCCEP 的形态分类

Morphological classification of reactive cutaneous capillary endothelial prolifeferation

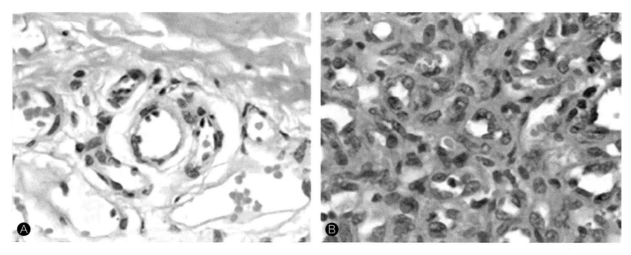

▲ 图 15-16　REECP 的病理特征

a."red-nevus-like"RCCEP pathological tissue.b."pearl-like"or"tumor-like"RCCEP pathological tissue. Tissues were analyzed using hematoxylin and eosin（H&E）staining（400×）. RCCEP, reactive cutaneous capillary endothelial proliferation

4. 反应性皮肤毛细血管增生症与卡瑞利珠单抗疗效的相关性

发生 RCCEP 组和未发生 RCCEP 组的客观缓解率分别为 19.3%（95%CI 13.2%～26.7%）和 5.6%（95%CI 1.5%～13.6%），两组差异有显著意义（单侧 $P=0.0044$）。出现 2 级 RCCEP 的患者和出现 1 级 RCCEP 的患者，客观缓解率分别为 28.6% 和 17.1%。

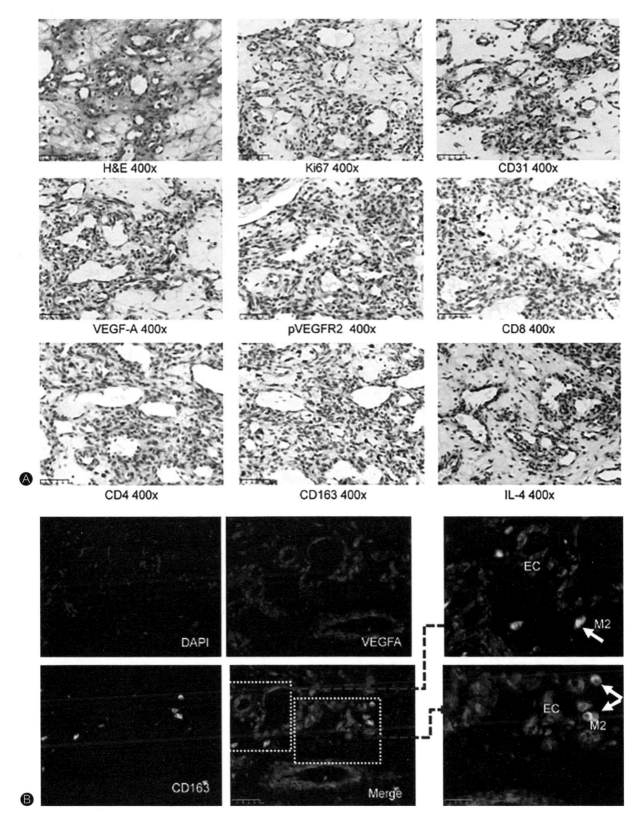

▲ 图 15-17　珍珠样 RCCEP 皮肤结节的组织病理学及分子标志物检测

Pearl-like' RCCEP skin nodule histopathology and molecular marker detection.a lmmunohistochemistry.b Immunofluorescence co-staining（red, VEGF-A; green, CD163; and blue, DAPl. Arrow.M2 macrophages expressing VEGF-A）. RCCEP, reactive cutaneous capillary endothelial proliferation

发生 RCCEP 组和未发生 RCCEP 组的无进展生存期分别为 3.2 个月（95%CI 2.1～4.4 个月）和 1.9 个月（95%CI 1.8～2.0 个月），单因素 Cox 比例风险模型显示发生 RCCEP 组与未发生 RCCEP 组相比，肿瘤进展或死亡的 $HR = 0.53$（95%CI 0.38～0.72），Logrank 检验显示 $P < 0.0001$。多因素 Cox 比例风险模型的结果类似，$HR = 0.53$（95%CI 0.39～0.73）。详见图 15-18A。

发生 RCCEP 组和未发生 RCCEP 组的总生存期分别为 17.0 个月和 5.8 个月，单因素 Cox 比例风险模型显示发生 RCCEP 组与未发生 RCCEP 组相比，发生死亡的 $HR = 0.33$（95%CI 0.22～0.47），Logrank 检验显示 $P < 0.0001$。多因素 Cox 比例风险模型的结果类似，$HR = 0.33$（95%CI 0.23～0.47）。详见图 15-18B。

5. 主要结论

RCCEP 是卡瑞利珠单抗常见的一种 IrAE，主要发生在头部、面部和躯干的皮肤上。它有独

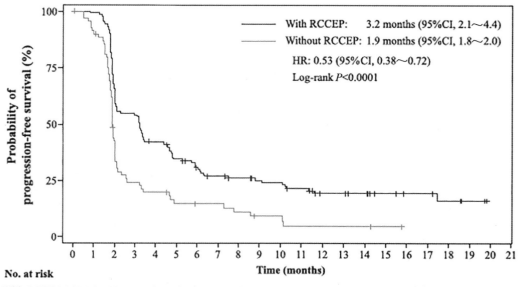

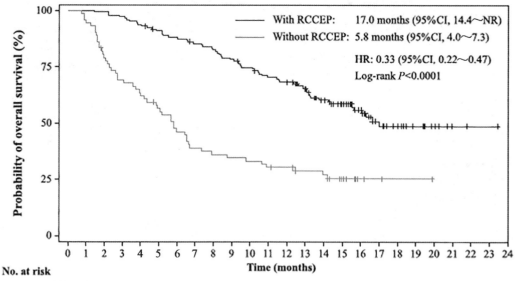

▲ 图 15-18　发生 RCCEP 组与未发生 RCCEP 组无进展生存期及总生存期的比较

特的形态特征，常在停药后自发退变或坏死脱落。RCCEP 的发生与卡瑞利珠单抗治疗的客观缓解率、无进展生存期和总生存期疗效密切相关，有待进一步研究。

（四）统计学解读

1. 不良事件指的是什么

不良事件指的是临床试验的受试者在使用试验药物后发生的任何不良医学事件。请注意，这些事件不一定都与治疗有因果关系。即不良事件是与使用药物在时间上相关的任何无益或不好的症状、疾病或实验室结果，而不考虑其是否与该药物有关。

与不良事件需要区分的是不良反应，指的是与药物任何剂量有关或可能有关的所有不良事件，通常情况下药物与不良反应之间的因果关系存在至少有一个合理的可能性，即不能排除因果关系。

严重不良事件指的是发生在任何剂量的比较严重的不良事件，包括导致死亡、危及生命、住院治疗或延长住院时间、导致永久或严重的残疾／能力丧失、先天异常／出生缺陷等。

2. 不良事件的分级标准是什么

根据美国卫生及公共服务部、美国国立卫生研究院、美国国立癌症研究所联合发布的最新 CTCAE，不良事件的严重程度分为 5 级。

1 级：轻度：无症状或轻度症状；仅临床或诊断所见；无须住院治疗。

2 级：中度：需要较小、局部或非侵入性治疗；与年龄相当的工具性日常活动能力受限。

3 级：严重或者具重要医学意义但不会立即危及生命；导致住院或者延长住院时间；致残；自理性日常生活或能受限。

4 级：危及生命，需要紧急治疗。

5 级：与不良事件相关的死亡。

参考文献

Wang F, Qin S, Sun X, et al. Reactive cutaneous capillary endothelial proliferation in advanced hepatocellular carcinoma patients treated with camrelizumab: data derived from a multicenter phase 2 trial[J]. J Hematol Oncol, 2020, 13(1):47.

案例 6：西妥昔单抗联合卡铂治疗复发性或转移性鼻咽癌多中心 Ⅱ 期研究

在亚洲许多地区，包括中国南部和东南亚，鼻咽癌是最常见的头颈部癌症，发病率在每 10 万人有 15～50 例。美国癌症联合委员会表明非转移性鼻咽癌的主要治疗方法是对早期疾病进行根治性外束放射疗法，对局部晚期疾病同时进行顺铂放疗。表皮生长因子受体（epidermal growth factor receptor，EGFR）是一种具有较远前景的肿瘤治疗新靶点，它在大多数人类上皮癌中高表达，并与有高侵袭性的表型、治疗耐药和不良预后相关。EGFR 在鼻咽癌中的表达已有报道，一项前瞻性研究表明，超过 85% 的鼻咽癌患者表达了 EGFR。此外，高 EGFR 表达已被证明是鼻咽癌临床结果不佳的独立预测因子。使用单克隆抗体抑制 EGFR 表达是针对恶性细胞中 EGFR 异常信号的一种途径。几项临床前研究表明，西妥昔单抗在多种细胞类型和小鼠异种移植物中具有抗肿瘤作用。一项临床试验 Ⅱ 期研究表明，当对患有复发性或转移性头颈部鳞状细胞癌（squamous cell carcinoma of the head and neck，SCCHN）的患者给予 $400mg/m^2$ 的初始剂量和 $250mg/m^2$ 的每周剂量时，西妥昔单抗在肿瘤组织中实现了几乎完全的 EGFR 饱和，并且与顺铂联合使用时具有高百分比的肿瘤反应。这表明，如果使用单克隆抗体的受体靶向治疗在临床环境中对癌症有效，则需要额外的同时化疗。一线铂类药物治疗的初始反应率很高，大多数患者会接受 6～8 个周期的治疗。因此，随着病情的进一步发展，进一步使用顺铂治疗将增加累积毒性的发生风险，如肾毒性、耳毒性和神经毒性。卡铂对神经和肾脏的毒性比顺铂小，且该患者群体可能有更好的耐受性，因此本研究选择西妥昔单抗与卡铂联合使用。

（一）试验方案简介

1. 试验目的

评价西妥昔单抗联合卡铂治疗对铂治疗耐药的复发性或转移性鼻咽癌的疗效和毒性。

2. 试验人群

纳入标准：计划纳入 60 例复发或转移性鼻咽癌患者。如果患者在治疗复发或转移性疾病的铂类化疗结束后 12 个月内有疾病进展，则符合条件。此外，患者必须有鼻咽癌、复发或转移性疾病的组织学诊断，靶肿瘤中有 EGFR 的表达，以及根据实体肿瘤反应评估标准（RECIST）通过 CT 或 MRI 可测量的疾病。患者必须年满 18 岁，Karnofsky 表现状态至少为 60%。患者需要血红蛋白 ≥ 9g/dl，白细胞计数 ≥ 3000/L，血小板 ≥ 100 000/L，谷丙转氨酶和谷草转氨酶 ≤ 正常上限的 3 倍，胆红素 ≤ 正常上限的 2 倍，血清肌酐 ≤ 正常上限的 1.5 倍。

3. 研究设计方法

多中心、开放性、单臂 II 期试验（DOI：10.1200/JCO.2005.02.147）。

4. 评价指标

(1) 常规评估：在治疗前对患者进行常规评估，然后在研究期间每周进行评估。这些评估包括体格检查、生命体征、实验室血液学和生化结果，以及伴随用药和不良事件的记录。

(2) 肿瘤对治疗的反应评价是基于 CT 或 MRI 检查，调查者根据响应分类评价标准在实体肿瘤中的标准将患者分为完全缓解、部分缓解、疾病稳定或疾病进展或不能评估。当被指定为部分缓解或完全缓解状态时，需要在第一次满足反应标准后 4 周内进行确认评估。

5. 样本量估计

由于研究的探索性，没有进行正式的样本量估计。假设反应率为 30%，预计 60 例患者中有 14 例或更多反应者，概率约为 90%。假设反应率为 15%，观察到 14 例或更多反应者的概率仅约为 5%。因此，60 例患者的样本量被认为适合本研究。

6. 统计分析方法

采用 Pearson 和 Clopper 方法计算应答率及其 95%CI。采用 Kaplan-Meier 法估计 TTP 和生存时间。采用描述性统计进行安全性评价。

（二）主要结果

1. 基本情况

60 例入组患者纳入意向分析和安全分析人群，其中 46 例男性患者（77%）和 14 例女性患者（23%）。患者中位年龄为 44.5 岁（23 － 64 岁），以中国人为主（n=56，93%）。详见表 15-12。

表 15-12　研究对象基本情况

特征		病例数	占比（%）
性别	男性	46	77
	女性	14	23
年龄（岁）	中位数	44.5	
	范围	23.64	
人种	中国	56	93.3
	马来西亚	2	3.3
	其他	2	3.4
Karnofsky 表现状态	中位数	90	
	范围	60～100	
组织学（WHO 分类）	鳞状细胞癌	2	3
	非角化性癌	12	20
	未分化癌	46	77
分级（AJCC 分类）	III	4	7
	IV	56	93
	M_1，转移	51	86
病程（个月）	中位数	24.2	
	范围	6.2～143.9	
研究前化疗	1 个既往疗法	42	70
	2 个既往疗法	8	13
	3～6 个既往疗法	10	17
近期铂类化疗	顺铂	7	12
	顺铂联合	23	38
	卡铂联合	27	46
	其他	3	6

2. 主要疗效评估

在 59 例可评估疗效的患者中，有 7 例部分缓解（11.7%），29 例病情稳定的患者（48.3%）和 23 例病情进展的患者（38.3%），总体缓解率为 11.7%（95%CI 4.8%～22.6%）。EGFR 表达水平与最佳反应之间没有明显关联。46 例未分化癌中有 6 例（13.0%）有反应，14 例其他组织学类型肿瘤中有 1 例（7.1%）有反应。在 7 例确诊有反应的患者中，西妥昔单抗开始治疗后的中位反应时间为 42 天（39～82 天）。在这 7 例患者中，有 2 例在研究截止日期仍处于部分缓解状态。中位反应持续时间为 99 天。所有患者的 TTP 中位数为 81 天；确诊缓解组（173 天）的 TTP 最长，其次是疾病控制组（127 天）和疾病稳定组（106 天）。疾病进展患者的 TTP 中位数为 41.5 天。未发现 TTP 与皮肤毒性之间的关联。详见表 15-13 和图 15-19。

3. 不良反应

6 例患者（10%）出现了严重的治疗相关不良事件。31 例（51.7%）出现 3 级或 4 级毒性反应；在这些患者中，只有 19 例（31.7%）被认为具有与西妥昔单抗相关的毒性。

4. 结论

西妥昔单抗联合卡铂治疗复发性或转移性鼻咽癌患者的临床疗效和安全性良好。

（三）统计学解读

1. 生存分析中的几个基本概念

(1) 死亡事件（death event）：又称失效事件（failure event）或终点事件。死亡事件是一个广义概念，不单是指通常意义下的生物体死亡，而是泛指标志某种处理措施失败或失效的特征事件。一般是在设计阶段根据研究目的来确定，如乳腺癌患者手术后的死亡、白血病患者化疗后的复发、肾移植患者的肾衰竭、接受健康教育戒烟后的青少年复吸烟、接受某种健康保险方式后的中途退保等，均可作为死亡事件。

(2) 生存时间（survival time）：指观察到的存活时间，可用天、周、月、年等时间单位记录。常用符号 t 表示。生存时间是一个广义概念，不单指通常意义下生物体的存活时间，而是泛指研究者所关心的某现象的持续时间，如从实验动物（小鼠）被染毒开始到因中毒而死亡的时间间隔；从患者开始服药到治愈的时间间隔；从肥胖者开始锻炼到体重达标的时间间隔等。欲得到准确的生存时间，必须明确规定起始事件和终点事件，同时，还要考虑恰当的时间测量单位（小时、日、月、年等）。一般情况下，较细的时间单位准确性较高，因为多数生存分析方法都是在生存时间排序的基础上进行统计处理的，即使是较小的舍入误差，也可能改变生存时间顺序而影响分析结果。生存时间根据其不同的特点，可分为以下两

表 15-13　EGFR 表达与疗效

EGFR 表达	疗效（n=60）					
	完全缓解	部分缓解	疾病稳定	疾病进展	NA	合计
0	0	0	1	1	0	2
1+	0	2	5	4	0	11
2+	0	3	5	6	0	14
3+	0	2	18	12	1	33
合计	0	7	29	23	1	60
%	0	11.7	48.3	38.3	1.7	100

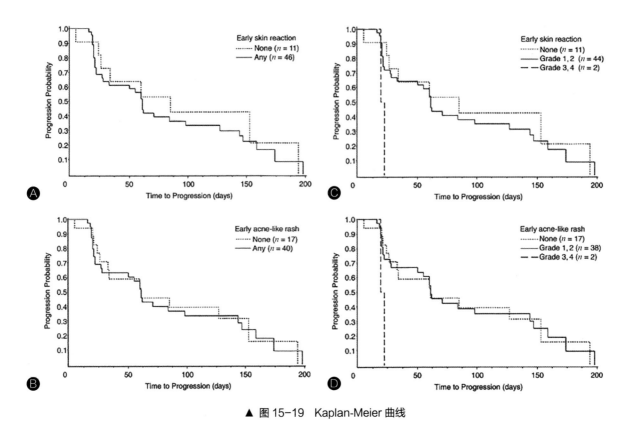

▲ 图 15-19　Kaplan-Meier 曲线

Kaplan-Meier curves of time to progression by grade of early skin reactions（within 21 days after start of cetuximab）.Aspecial adverse event category of skin reaction refers to adverse reactions of the skin and its appendages and consists of 15 different tems according to the COSTART（Coding Symbols for a Thesaurus of Adverse Reaction Terms）code terms.A special adverse event category of acne-like rash consists of 4 different COSTART code tems that are considered specific for cetuximab-related adverse reactions, including rash, acne, maculopapular rash, and pustular rash

种类型。

完全数据（complete data）：指从观察起点到发生死亡事件所经历的时间。

截尾数据（censored data）：简称截尾值（censored value），又称为删失值或终检值。生存时间观察过程的截止不是由于死亡事件，而是由于其他原因引起的，称为截尾（censored）。截尾的主要原因有以下 3 种：①失访（lost of follow-up）：指失去联系，如信访无回音、电话采访不应答、上门采访找不到人、搬迁没留地址等；②退出：指死于非研究因素或非处理因素而退出研究，如死于车祸等意外事件、死于其他疾病等；③终止：指设计时规定的研究时限已到而终止观察，但研究对象仍然存活。从观察起点到截尾时点所经历的生存时间称为截尾数据，习惯上在生存时间右上标注"+"表示。

完全数据提供了观察对象确切的生存时间，是生存分析的主要依据；截尾数据仅提供了部分信息，研究者并不知道观察对象确切的生存时间。因此，截尾数据太多会影响生存分析的效果。

（3）死亡概率与生存概率：①死亡概率（mortality probability）：记为 q，是指死于某时段内的可能性大小，即在某单位时段开始时存活的个体在该时段内死亡的可能性大小。年死亡概率表示年初尚存人口在今后 1 年内死亡的可能性，计算公式为：

q= 某年内死亡数 / 某年年初观察例数

若年内有截尾，则分母用校正人口数：

校正人口数 = 年初观察例数 −1/2 截尾例数

②生存概率（survival probability）：记为 p，

与死亡概率相对立，表示在某单位时段开始时存活的个体到该时段结束时仍存活的可能性大小。年生存概率表示年初人口往后活满 1 年的可能性大小，计算公式为：

$$p=1-q= 某年活满 1 年人数 / 某年年初观察例数$$

（4）生存率与生存曲线：①生存率（survival rate）：记为 $S(t)$，是指观察对象能存活到某一时点 t 的概率。生存率的含义因研究者定义的终点事件不同而异，可以是缓解率、有效率等。若无截尾数据，则：

$$S(t)=P（T \geq t）=t 时刻仍存活的例数 / 观察总例数$$

式中 T 为观察对象的存活时间。但如果含有截尾数据，分母就必须分时段进行校正，故上式一般不能直接使用，大多采用概率乘法原理估计生存率。

概率乘法原理计算生存率是假定观察对象在各个时段的生存事件独立，生存概率分别为 p1,p2,…,pk，将各时段生存概率相乘得到，即：

$$S(t)=P（T \geq t）=p_1 \times p_2 \times ... \times p_i$$

②生存曲线（survival curve）：是指以时点 t 为横坐标，以各时点生存率 $S(t)$ 为纵坐标，将各个时点 t 的生存率 $S(t)$ 在坐标系中连接在一起的曲线图，用以描述生存过程。

（5）中位生存时间（median survival time）：又称半数生存期、中位生存期，是指生存率为 0.5 时对应的生存时间，也即生存时间的中位数，表示有且只有 50% 的个体存活的时间。中位生存时间是生存分析中最常用的概括性统计量，其计算方法不同于普通的中位数计算，一般采用内插法进行估计。

2. 样本含量及其估计

样本含量（sample size）是指承受研究实施的样本所包含之观察单位数，或称样本例数。

（1）最小样本量：是指通过假设检验分辨"指标 A ≠ 指标 B"所需的最少例数。按照假设检验的理论，上述"分辨"必须确认两个条件：总体中 A 与 B 之差；第一类错误率和第二类错误率以及 $1-\beta$ 的取值。

①关于 A 与 B 之差：A 和 B 是进行分辨的两个指标。既然要"分辨"，A 与 B 之间就应维持差异，而且基本稳定。这种差异当然是同类指标之间的，如 2 个均数之间、2 个百分率之间、2 个回归系数之间等。如果是定量数据，还应同时考虑到变异度对此差异的影响。

②关于 α 和 β：任何假设检验的效率皆与 α 和 β 的取值密切相关，故研究者必须在设计时设定常用的错误率水准如表 15-14（仅供参考）。此外，研究者可自定；或采用适当工具表的水准组合；或通过公式计算。

为了消除或缩小抽样误差对样本含量估计结果的影响，有时在估计的最小样本含量上再增加若干例数，如增加 10%、20%……的例数等。

（2）最小样本含量的影响因素包括①数据种类：一般情况下，定量数据所需之样本较小，定性数据所需之样本较大，等级数据所需之样本介于此两者之间。②指标间差值：进行对比的两个同类指标，它们之间的差值较大，就容易分辨开来；反之，差值较小，就不易分辨。所谓"容易分辨"，就是只需较小的样本；反之，所需样本较大。③

表 15-14　试验设计时设定常用的错误率水准

用于一般假设检验	用于一般估计最小样本含量	用于高要求的估计最小样本含量
$\alpha=0.05$ （或 $\alpha=0.01$）	$\alpha=0.05$	$\alpha=0.01$
$\beta=0.50$	$\beta=0.20$	$\beta=0.05$
$1-\beta=0.50$	$1-\beta=0.80$	$1-\beta=0.95$

变异度：定量数据之变异度直接影响指标值的稳定性。变异度较小，指标值较稳定；反之，不甚稳定。④相关程度：在相关资料中，无论是线性的或非线性的，相关程度越高，则回归的估计误差越小，也就是变异度小。所以，类同于③所述，凡是相关程度高的，所需样本可以较小；反之，较大。⑤研究设计质量：一个良好的研究设计应该以较小的样本获得较丰富的信息。从理论上说，所采用的样本含量应是达到研究目的之最小样本。如设计的均衡性好，样本可小些；反之，样本必须增大。⑥设计方法：对同一研究题目而言，好的设计方法可以减少所用样本。如以配对设计取代2个独立组比较的设计，以拉丁方设计处理三因素问题，以回归设计取代单因素设计等，均可因设计方法的改进而减少观察单位数。⑦各组例数分配：设 Q_1、Q_2 是两组样本含量占总样本含量的比例，Q_1、$Q_2 > 0$，且 $Q_1+Q_2=1$。此时各组样本含量为：

$$N=(1/Q_1+1/Q_2)\times(u_\alpha+u_\beta(1))^2\sigma^2/\delta^2 \quad (n1=Q_1N, n2=Q_2N)$$

⑧所定义 α、β 水准：α 和 β 都是错误率，其值定得越小，当然要求样本越大；反之，越小。

为便于阐述，以上是把8个影响因素分开来讨论的。实际应用时，必须把它们综合起来考虑，因为这些因素之间本来就存在着密切联系，且有的互相制约。

(3)样本含量的扩大：当优效假设检验之结果为 $P > \alpha$，根据已知指标间差值及标准差，可以估计出最小样本含量之扩大值。后者之应用意义及条件有以下4点。

①一般限用于原设计，而且已得指标间差值的方向与设计之期望相符，如某新药疗效优于对照药。所以扩大样本的意义是：仅由于样本含量太小，致假设检验得出 $P > \alpha$ 水准；如果适当扩大样本，就可能按原设计研究获得 $P \leq \alpha$ 的结果。

②要有效地发挥扩大之样本含量的作用，必须保持 δ/σ 值不变。如系等级数据或定性数据，则为数据分布不变或率不变。当然，这里所说的

"不变"是指没有大的变动，因为由于抽样误差的影响，不同次实验结果是不可能完全相同的。

③在同一设计中扩大样本含量，通常只作1、2次，不可一扩再扩。尤其当 δ 较小而 σ 已经相当小时，不能单纯依靠扩大样本来降低 P 值。

④如果扩大样本含量后，假设检验所得 P 值并未降低或反而升高，表示扩大样本后的试验出现 δ 缩小或 σ 增大，或两者兼有。此时应着眼于改进研究思路及设计方案，而不宜再行扩大样本含量。

参考文献

[1] CHAN A T, HSU M M, GOH B C, et al. Multicenter, phase II study of cetuximab in combination with carboplatin in patients with recurrent or metastatic nasopharyngeal carcinoma[J]. J Clin Oncol, 2005, 23(15): 3568-3576.

[2] MOHER D, HOPEWELL S, SCHULZ K F, et al. CONSORT 2010 explanation and elaboration: Updated guidelines for reporting parallel group randomised trials[J]. Int J Surg, 2012, 10(1): 28-55.

案例7：抗PD-1抗体（SHR-1210、卡瑞利珠单抗）联合阿帕替尼治疗晚期肝细胞癌、胃癌或食管胃交界处癌：一项开放标签的剂量递增和扩展研究

肝细胞癌和胃或食管胃交界处癌分别是全球癌症死亡的第二和第三大原因。尽管目前有多种治疗方案，但二线治疗后进展的晚期肝细胞癌和胃或食管胃交界处癌患者的治疗选择仍然有限。在一项索拉非尼或来伐替尼作为一线治疗晚期肝癌的临床试验中，疾病的客观缓解率为2%～19%，中位疾病进展时间为8个月（3.7～8.9个月）。另一项雷戈拉非尼二线治疗经索拉非尼治疗后复发的晚期肝癌的研究报告达到11%的客观缓解率和3.1个月的无进展生存期。在晚期胃或食管胃交界处癌患者中，二线治疗后的客观缓解率为17%～28%，无进展生存期为4.4～5.5个月。因此，对于晚期肝细胞癌和胃或食管胃交界处癌患者，尤其是一线治疗失败后，仍然需要寻找有效的系统治疗方案。

阿帕替尼是一种选择性小分子抗血管生成抑

制药，在我国已被批准用于治疗晚期胃癌（并在广泛的实体瘤中显示出活性，包括肝细胞癌）。此外，与抗 PD-1 抗体联合使用，阿帕替尼在体内表现出协同抗肿瘤作用。因此，推测这种组合治疗方案可以提高 PD-1 免疫治疗的临床疗效，同时减少多靶点 TKI 的靶向效应所引起的毒性。基于此，开展了一项单臂、Ⅰ期剂量递增和扩展研究，以评估抗 PD-1 抗体 SHR-1210 联合阿帕替尼作为二线或晚期治疗晚期肝细胞癌和胃或食管胃交界处癌患者的安全性和有效性。

（一）试验方案简介

1. 试验目的

本研究的主要目的是评估 SHR-1210 联合阿帕替尼（一种血管内皮生长因子受体 2 抑制药），在治疗晚期肝细胞癌、胃或食管胃交界处癌中的有效性和安全性。

2. 目标人群

本研究的受试者入组标准为：年龄 ≥ 18 岁、经组织病理学确诊的肝细胞癌、胃或食管胃交界处癌患者，至少标准一线抗肿瘤治疗药物无效；肝细胞癌患者的肝功能状态为 Child-Pugh A 级或 B 级（评分 ≤ 7 分）。

其他入组标准包括：根据 RECIST 1.1，在基线评估时有 ≥ 1 个可测量的实体肿瘤；ECOG 体力状况评分为 0 分或 1 分；或者预期寿命 ≥ 3 个月；以及有较好的器官功能状态。

主要排除标准包括：间质性肺疾病、肺部纤维化、活动性或者既往自身免疫性疾病或者活动性肝炎，或者有既往阿帕替尼或 PD-1 抑制药用药史；在入组前 4 周内有腹部瘘管、憩室炎、胃肠道溃疡性疾病或者穿孔，或者腹部脓肿史的患者也在排除之外。

3. 研究设计

本研究为单中心、开放标签、剂量递增（Ⅰa 期）和扩展（Ⅰb 期）试验设计。

4. 治疗方案

Ⅰa 期临床试验主要为了确定 SHR-1210 联合阿帕替尼治疗的最大耐受剂量和后续Ⅱ期临床试验的推荐剂量（recommended phase Ⅱ dose, RP2D）。该期试验共纳入 15 例受试者，分为 3 组，每组 5 例受试者分别接受阿帕替尼 125mg、250mg 或 500mg 治疗，并联合使用 SHR-1210 200mg。在前 28 天的治疗期内，若每组受试者中有 ≤ 1 例受试者达到剂量限制毒性，那么将增加阿帕替尼的使用剂量。如果每组中有 ≥ 2 例受试者达到剂量限制毒性，那么既往剂量将视为最大耐受剂量。一旦确定最大耐受剂量，则患者依次被纳入 RP2D 扩展队列中（Ⅰb 期，$n=28$）中。

Ⅰb 期临床试验共纳入 28 例受试者，受试者接受治疗的阿帕替尼剂量是允许递增的。所有受试者将接受联合治疗，直至出现疾病进展、不可耐受的毒性反应、死亡或者其他任何原因停药。

剂量限制毒性被定义为在接受治疗的前 28 天内出现任何 ≥ 4 级的血液学毒性或者 ≥ 3 级的非血液学毒性，或者任何 SHR-1210 或阿帕替尼相关的毒性导致 ≥ 21 天的治疗延迟。受试者只要接受过 1 次 SHR-1210 或阿帕替尼治疗，都要进行安全性评估。使用 RECIST 1.1 评估客观缓解情况，在前 24 周内每 6 周评估 1 次，此后每 12 周评估 1 次。如果受试者出现疾病进展，但仍有临床获益（临床获益由研究者评估），那么仍可继续进行试验，并且每 4 周再进行评估。

5. 评价指标

主要研究终点为药物的安全性和耐受性，以及Ⅱ期临床试验的推荐剂量（RP2D）。有效性指标包括由研究者评估的客观缓解率、疾病控制率、无疾病进展生存和总生存。

所有受试者均需接受安全性监测。不良反应事件包括根据美国 NCI CTCAE 4.03 版本，评估在最近一次用药 30 天及以内出现的不良反应和严重不良反应事件。治疗相关的不良反应（treatment-related adverse event, TRAE）指在用药过程中首次出现的或者在后续治疗中加重的与 SHR-1210、阿帕替尼或者两者均相关的不良反应事件。

若出现 TRAE 评分 ≥ 3 级，受试者将停止接受 SHR-1210 或阿帕替尼治疗，直至 TRAE 评分降至 1 级或以下。如果受试者需要 > 4 周的延迟治疗，则停用阿帕替尼。禁止调整 SHR-1210 的剂量。

6. 主要统计分析方法

样本量估计：本研究基于 Simon Minmax 二阶段研究设计，估算主要有效性终点评估所需的样本量。假设在剂量扩展试验（Ⅰb 期临床试验）中，不可接受的低客观缓解率为 15%（即 P_0=0.15），可接受的高客观缓解率为 30%（即 P_1=0.30），统计学显著水平取 α=0.05，统计学效能为 80%，双侧统计学检验，那么在第一阶段纳入 18 例可评估的受试者（如果可观察到至少 3 例受试者出现疾病缓解），然后再纳入 19 例可评估的受试者，如果共可观察到≥ 9 例（24.3%）受试者出现疾病缓解，则可满足统计学要求，并可考虑后续研究。

统计分析方法：用双侧 Logrank 检验比较不同组间的总生存和无疾病进展。用 Kaplan-Meier 乘积极限法估计总生存和无疾病进展生存曲线。用 Brookmeyer 和 Crowley 法估测总生存和无进展生存的双侧 95%CI。

用 Clopper-Pearson 法计算客观缓解率和疾病控制率，并用双侧精确检验比较 PD-L1 阳性循环肿瘤细胞（circulating tumor cells, CTC）。用 Mann-Whitney 秩和检验来比较肿瘤突变负荷（tumor mutation burden，TMB）。

$P < 0.05$ 认为有统计学显著意义，所有数据分析均用 SAS9.4 软件。

（二）主要结果与结论

1. 研究人群及基线特征

截至 2018 年 6 月 15 日，本研究共入组 43

表 15-15 受试者基线人口学和疾病特征

人口学或疾病特征			人数（百分比）或中位数（极差）（受试者总数，*n*=43）
肝细胞癌[例(%)][18(41.9)]	年龄［岁，中位数（极差）］		49（29～64）
	性别［例（%）］	男	17（94.4）
		女	1（5.6）
	ECOG 评分［例（%）］	0 分	10（55.6）
		1 分	8（44.4）
	肝硬化［例（%）］	是	13（72.2）
		否	5（27.8）
	肝癌的病因［例（%）］	乙型肝炎病毒	18（100.0）
		丙型肝炎病毒	0
	侵袭大血管［例（%）］	是	6（33.3）
		否	12（66.7）
	伴肝外疾病［例（%）］	有	16（88.9）
		无	2（11.1）
	侵袭大血管和（或）伴肝外疾病［例（%）］	是	17（94.4）
		否	1（5.6）
	基线 Child-Pugh 评分［例（%）］	5 分	8（44.4）
		6 分	5（27.8）
		7 分	5（27.8）

（续表）

人口学或疾病特征			人数（百分比）或中位数（极差）（受试者总数，n=43）
肝细胞癌[例(%)][18(41.9)]	BCLC 分期[例(%)]	A	0
		B	1（5.6）
		C	17（94.4）
	肝癌既往治疗[例(%)]	≥2 种局部操作治疗 [a]	12（66.7）
		手术	12（66.7）
		消融	9（50.0）
		TACE/TAE	15（83.3）
		索拉非尼 [b]	15（83.3）
胃或食管胃交界处癌[例(%)][25(58.1)]	年龄[岁，中位数（极差）]		54（34～68）
	性别[例(%)]	男	15（60.0）
		女	10（40.0）
	ECOG 评分[例(%)]	0 分	6（24.0）
		1 分	19（76.0）
	组织学类型（Lauren 分类）[例(%)]	肠型	4（16.0）
		弥漫型	6（24.0）
		混合型	4（16.0）
		未知	11（44.0）
	疾病程度[例(%)]	已远处转移	24（96.0）
		局部晚期癌	1（4.0）
	转移病灶数量[例(%)]	1～2	14（56.0）
		≥3	11（44.0）
	胃癌或食管胃交界处癌既往治疗[例(%)]	手术	16（64.0）
		一线化疗 [c]	9（36.0）
		不止一线化疗 [d]	16（64.0）

BCLC. 巴塞罗那肝癌临床分期；ECOG. 东部肿瘤协作组；TACE. 经导管动脉化疗栓塞术；TAE. 经导管血管栓塞术

a. 局部操作治疗，包括消融术、经导管动脉化疗栓塞术和经导管血管栓塞术

b. 既往索拉非尼治疗失败的主要原因有疾病进展[14（93.3%）]和索拉非尼耐药[1（6.7%）]

c. 一线化疗，包括紫杉醇和氟嘧啶[4（44.4%）]、铂类和氟嘧啶[3（33.3%）]、铂类和伊立替康[1（11.1%）]、氟嘧啶[1（11.1%）]

d. 包括一线治疗的铂类和氟嘧啶[11（68.8%）]、紫杉醇和氟嘧啶[2（12.5%）]、铂类和伊立替康[2（12.5%）]、氟嘧啶和阿霉素[1（6.3%）]；二线治疗的紫杉醇和氟嘧啶[7（43.8%）]、紫杉醇和铂类[2（12.5%）]、紫杉醇和伊立替康[2（12.5%）]、铂类和氟嘧啶[1（6.3%）]、雷替曲塞和伊立替康[1（6.3%）]、紫杉醇[1（6.3%）]、氟嘧啶[1（6.3%）]、阿帕替尼[1（6.3%）]

例受试者，包括 18 例肝细胞癌患者，25 例胃或食管胃交界处癌患者。中位年龄为 53 岁，74.4% 为男性。研究人群的基线特征如表 15-15 所示。

2. 剂量递增和扩展及安全性评估

15 例受试者纳入至剂量递增试验（Ⅰa 期试验），28 例受试者纳入至剂量扩展试验（Ⅰb 期

试验），所有 43 例受试者均接受安全性评估（图15-20）。剂量递增试验（Ⅰa 期试验）中，接受阿帕替尼 125mg 治疗组没有出现剂量限制毒性事件。在 28 天的治疗中，接受阿帕替尼 250mg 治疗组 1 例受试者出现 3 级剂量限制毒性事件（脂肪酶升高，但无胰腺炎的临床症状），接受阿帕替尼 500mg 治疗组 3 例受试者出现免疫相关性肺炎。

阿帕替尼的 RP2D 定为 250mg，耐受性良好，中位治疗持续时间为 5.1 个月（1.3～15.7 个月）。在接受 250mg 阿帕替尼治疗的 33 例受试者中，包括Ⅰa 期的受试者，接受 SHR-1210 治疗周期的中位数为 10.0（四分位间距：5.0～15.0），平均剂量为（172.9±26.5）mg。在 33 例受试者中有 26 例受试者（78.8%）中断治疗，其中 22 例受试者（66.7%）出现疾病进展，1 例受试者（3.0%）撤回知情同意，3 例受试者（9.1%）出现不良反应事件（包括 2 例受试者出现 TRAE 和 1 例受试者出现不相关的不良事件）。TRAE 事件是可控的，未出现治疗相关的死亡。≥ 10% 的受试者出现 3 级及以上 TRAE 事件，包括高血压（15.2%）和天冬氨酸转移酶升高（15.2%）。在肝细胞癌受

试者中，未观察到乙型肝炎病毒再活化。

3. 有效性评估

在 43 例受试者中，最终 39 例受试者可用 RECIST 1.1 版本进行评估。其中 13 例受试者达到了部分缓解，包括 8 例肝细胞癌患者和 5 例胃或食管胃交界处癌患者；20 例受试者疾病稳定，包括 7 例肝细胞癌患者和 13 例胃或食管胃交界处癌患者；6 例受试者出现疾病进展。整体客观缓解率为 30.8%（95%CI 17.0%～47.6%），疾病控制率为 84.6%（95%CI 69.5%～94.1%）（表15-16）。值得注意的是，在接受阿帕替尼 125mg 治疗组中有 2 例肝细胞癌受试者初始疾病稳定，但当剂量递增至 250mg 后出现部分缓解。在 12 例疾病缓解受试者中，11 例来自接受阿帕替尼 250mg 治疗组。至研究结束时，8 例出现疾病缓解的受试者继续接受治疗。

在最终可评估的 16 例肝细胞癌受试者中，8 例受试者出现部分缓解，包括 1 例接受阿帕替尼 125mg 治疗的受试者和 7 例接受阿帕替尼 250mg 治疗的受试者。客观缓解率和疾病控制率分别为 50.0%（95%CI 24.7%～75.4%）和 93.8%（95%CI 69.8%～99.8%）（表 15-16）。中位疾病

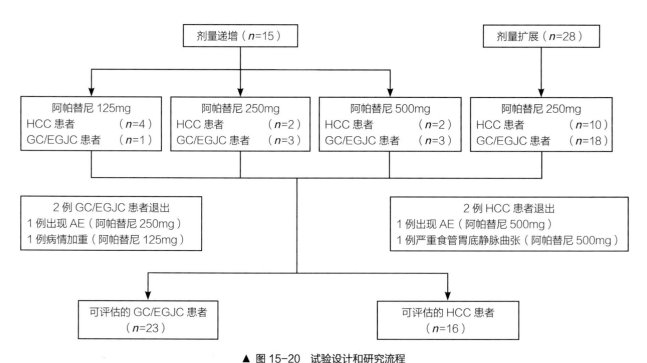

▲ 图 15-20　试验设计和研究流程

HCC. 肝细胞癌；GC/EGJC. 胃或食管胃交界处癌；AE. 不良事件

缓解时间为 3.4 个月（极差：1.4～9.7 个月）。接受阿帕替尼 250mg 治疗受试者的客观缓解率为 53.8%。在 7 例出现部分缓解的受试者中，有 6 例继续接受治疗并且疾病得到缓解，5 例受试者疾病缓解时间 > 49 周。肝细胞癌受试者的中位随访期为 7.8 个月（四分位间距：4.2～14.9 个月），中位无疾病进展期为 5.8 个月（95%CI 2.6～未测及）。接受阿帕替尼 250mg 治疗组受试者的 6 个月无疾病进展率为 51.3%（95%CI 21.4%～74.9%），9 个月无疾病进展率为 41.0%（95%CI 13.8%～66.9%）。未达到中位生存时间（图 15-21）。

在 23 例可评估胃或食管胃交界处癌受试者中，客观缓解率为 17.4%（95%CI 5.0%～38.9%），

疾病控制率为 78.3%（95%CI 56.3%～92.5%）（表 15-16）。胃或食管胃交界处癌受试者的中位随访期为 7.6 个月（四分位间距：5.1～11.3 个月），中位生存时间为 11.4 个月（95%CI 8.6～未测及）（图 15-21）。

总体而言，在 39 例可评估的受试者中，12 例受试者（30.8%，95%CI 17.0%～47.6%）符合预估的主要疗效终点。

4. 生物标志物评估

有 18 例受试者有足够的肿瘤组织作肿瘤突变负荷分析。在第一次疾病评估时，疾病缓解或疾病稳定受试者的肿瘤突变负荷显著比疾病进展受试者高（均值：8.53 vs. 1.44 突变 /MB，$P=0.0002$）。在高肿瘤突变负荷受试者中，中位

表 15-16 SHR-1210 联合阿帕替尼治疗晚期肝细胞癌、胃或食管胃交界处癌的有效性

		细胞肝癌（n=18）	胃或食管胃交界处癌（n=25）	所有受试者（n=43）
确定的客观缓解[a]	完全缓解	0	0	0
	部分缓解	8（44.4%）	5（20.0%）	12（27.9%）
	疾病稳定 ≥ 6 周	7（38.9%）	13（52.0%）	21（48.8%）
	疾病进展	1（5.6%）	5（20.0%）	6（14.0%）
	无法评估	2（11.1%）	2（8.0%）	4（9.3%）
在可评估受试者中的客观缓解率		50.0%（24.7%, 75.4%）	17.4%（5.0%, 38.9%）	30.8%（17.0%, 47.6%）
在可评估受试者中的疾病控制率		93.8%（69.8%, 99.8%）	78.3%（56.3%, 92.5%）	84.6%（69.5%, 94.1%）
至疾病缓解的中位时间		3.4（1.4～9.7）	2.8（1.4～6.0）	3.45（1.4～9.7）
疾病缓解时间	KM 中位数	NR	4.7	NR
	仍在缓解	7/8（87.5%）	1/4（25%）	8/12（66.7%）
无疾病进展	KM 中位数	5.8（2.6, NR）	2.9（2.5, 4.2）	4.2（2.8, 5.8）
	6 个月	45.4%（20.9%, 67.1%）	25.3%（9.7%, 44.4%）	33.9%（19.5%, 48.9%）
	9 个月	37.8%（15.0%, 60.7%）	12.6%（2.4%, 31.7%）	23.7%（11.2%, 38.8%）
	阿帕替尼 250mg/d	7.2（4.1, NR）	2.9（2.5, 6.1）	4.4（2.9, 6.6）
总生存	KM 中位数	NR（4.0, NR）	11.4（8.6, NR）	12.6（8.6, NR）
	阿帕替尼 250mg/d	NR（8.2, NR）	11.4（8.9, NR）	NR（9.9, NR）

NR. 未测及

数据呈现形式为人数（百分比）、百分比（95%CI）或月份（95%CI）

a. 对所有入组受试者都评估疾病缓解情况，肝癌（n=18）为 8（44.4%），胃或食管胃交界处癌（n=25）为 4（16%），所有受试者（n=43）为 12（27.9%）

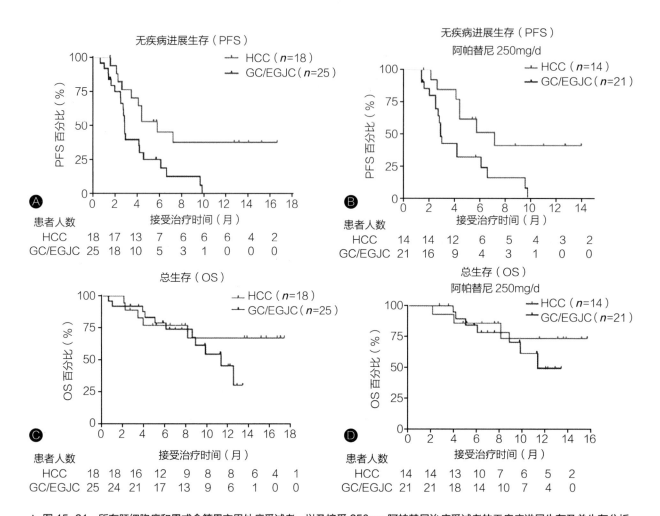

▲ 图 15-21　所有肝细胞癌和胃或食管胃交界处癌受试者，以及接受 250mg 阿帕替尼治疗受试者的无疾病进展生存及总生存分析

HCC. 肝细胞癌；GC/EGJC. 胃或食管胃交界处癌；PFS. 无疾病进展生存；OS. 总生存

肝细胞癌受试者与胃或食管胃交界处癌受试者比较分析：A. 所有受试者无疾病进展生存 Kaplan-Meier 曲线；B. 接受 250mg 阿帕替尼治疗受试者无疾病进展生存 Kaplan-Meier 曲线；C. 所有受试者总生存 Kaplan-Meier 曲线；D. 接受 250mg 阿帕替尼治疗受试者总生存 Kaplan-Meier 曲线。曲线上的点为删失受试者数据。B 和 D. 包括 2 例初始阿帕替尼治疗剂量为 125mg/d 而后递增至 250mg/d 的受试者，该 2 例受试者的无疾病进展生存和总生存从他们接受 250mg/d 阿帕替尼剂量时起算

无疾病进展期为 3 个月（95%CI 1.03～4.97 个月），高于低肿瘤突变负荷受试者的中位无疾病进展期 2.1 个月（95%CI 1.86～2.27 个月，*P*=0.063）。

此外，本研究还评估 PD-L1 及循环肿瘤细胞水平是否可以预测治疗的有效性。在 T_0 期的 41 例受试者中，39 例受试者（95.1%）可检测到循环肿瘤细胞和 PD-L1 阳性循环肿瘤细胞；在 35 例可评估受试者中，29 例受试者（82.9%）可监测到 PD-L1 高表达循环肿瘤细胞。既往研究发现 PD-L1 高表达循环肿瘤细胞相对于 PD-L1 阳性循环肿瘤细胞，与治疗反应的相关性更大。因此，本研究检测了 PD-L1 高表达循环肿瘤细胞占

总循环肿瘤细胞的比例。中位 PD-L1 高表达循环肿瘤细胞占总循环肿瘤细胞的 33.3%。基于既往研究，以 20% 作为截断值，具有 PD-L1 高表达循环肿瘤细胞受试者中，客观缓解率高于 20% 和低于 20% 的比例分别为 47.8%（11/23）和 0（0/12）（*P*=0.002）。此外，与具有＜20% PD-L1 高表达循环肿瘤细胞的受试者相比，具有≥20% PD-L1 高表达循环肿瘤细胞受试者的无疾病进展期显著延长（中位数：6.1 vs. 2.9 个月，*HR* = 0.28，95%CI 0.12～0.67，*P*=0.0002），总生存期显著延长（中位数：NR vs. 8.9 个月，*HR* = 0.40，95%CI 0.14～1.13，*P*=0.0601）。因此，基线期

PD-L1 高表达循环肿瘤细胞水平可能是一种可识别抗 PD-1 治疗潜在获益受试者的生物标志物。

5. 主要结论

SHR-1210 和阿帕替尼联合治疗的 I 期临床试验显示了良好的疗效。此外，在晚期肝细胞癌及胃或食管胃交界处癌中有较好的耐受性。目前一项多中心的 II 期临床试验正在中国开展，以期能确证该治疗方案在晚期肝癌受试者中的临床有效性。

（三）统计学解读

1. 什么是 I a 期和 I b 期临床试验

美国 FDA 将临床试验分为 I ～ IV 期，主要根据具体研究目的进行分期，而非仅根据是否有疗效评估和样本量大小来区分，其中 I 期临床试验是在动物药理毒理试验基本成功的基础上，新药首次应用在人体内的药理学研究，主要评价人体对药物的耐受性以及药物代谢动力学和药效学等，多为单组开放性研究设计。在研究设计和实施中，有时候根据不同的目的与设计，各期研究又可再细分为 a 期和 b 期。在 I 期临床试验中，I a 期试验一般以剂量递增寻找药物最大耐受剂量和 II 期临床试验的推荐剂量为目的，I b 期试验则根据 I a 期试验确定的最大耐受剂量和 RP2D 等信息，继续做多剂量药物试验，以评估药物代谢动力学、药效学及安全性等。这样的临床研究设计与分期更加合理与灵活。

在本案例中，I a 期试验设计阿帕替尼 125mg/d、250mg/d、50mg/d 三种剂量，探索阿帕替尼联合 SHR-1210 在治疗晚期肝细胞癌、胃或食管胃交界处癌中的最大耐受剂量和 RP2D；I b 期试验以 I a 期试验中所得的阿帕替尼 RP2D（250mg/d），进一步探索阿帕替尼的有效性和安全性，该 I a 期试验未明确涉及药物代谢动力学研究。

2. I 期临床试验的常用研究终点都有哪些

I 期临床试验的主要目的为探索人体对药物的耐受性、药物的有效性和安全性，寻找后续临床试验的推荐剂量等。相应地，I 期临床试验的研究终点主要包括以下几个方面。

(1) 药物耐受性终点：如本案例中的最大耐受剂量、剂量限制毒性、II 期临床试验的推荐剂量等。

(2) 药物代谢动力学终点：药物代谢动力学主要研究在单次和多次给药下，药物在人体内的药物代谢动力学特征，并确定主要药物代谢参数，包括药物吸收、分布、代谢和排泄的全过程，评价药物代谢动力学与给药剂量、安全性和临床疗效之间的关系（剂量 - 效应关系），建立药物代谢动力学 / 药效动力学（pharmacokineties/pharmacodynamics, PK/PD）分析模型，以解释药物毒性反应，设计最佳给药剂量和给药方案，但本案例中未涉及药物代谢动力学研究。

(3) 药物有效性终点：对于实体肿瘤来说，本案例从疾病客观缓解，包括完全缓解、部分缓解、疾病稳定、疾病进展、客观缓解率、疾病控制率、无疾病进展生存和总生存等方面评估药物的有效性。

(4) 药物安全性终点：通常根据美国 NCI CTCAE 评估不良反应和严重不良反应事件以及 TRAE 等。

3. 什么是 Simon Minmax 二阶段研究设计，如何进行相关样本量估计

I b 期及 II 期临床试验为探索性研究，除用于评价药物的有效性和安全性以外，还用于决定是否以及如何进行确证性研究，即 III 期临床试验。但在未确定药物安全性和有效性的情况下，为避免受试者处于无效治疗、药物毒性或不良反应过大的治疗太长时间，二阶段临床试验设计可缩短临床试验时间，减少所需样本量，降低研究成本。

二阶段临床试验设计的概念最早由 Gehan 于 1960 年提出，Fleming 在 1982 年明确定义了一般多重试验过程，Simon 于 1989 年提出更简易施行的二阶段试验设计，根据样本选择依据的不同，又分为最优（optimal）和最小最大（minimax）两种研究设计，此后 1992 年 Green 和 Dahlberg，1998 年 James E. Herndon II 又对二阶段临床试验设计进行了修订。

二阶段研究设计是应用较为广泛的一类临床试验设计，在此主要介绍本案例中所应用的Simon Minmax 二阶段研究设计。该研究设计的主要思想是：假设所研究药物的有效率（本案例中为客观缓解率）为 π，药物的最大无效界值为 π_0（本案例中取客观缓解率 15%），药物的最小有效界值为 π_1（本案例中取客观缓解率 30%），且 $\pi_1 \geq \pi_0$，若药物的有效率 $\pi \leq \pi_0$，则可认为该药物无效，若药物的有效率 $\pi \geq \pi_1$，则可认为该药物有效；第一和第二阶段试验所需的样本量分别为 n_1 和 n_2，总样本量为 $N=n_1+n_2$；第一和第二阶段有效病例的临界值为 r_1 和 r_2，$r=r_1+r_2$，若第一阶段 n_1 名研究对象中只有 r_1 名或更少达到药物有效研究终点（客观缓解率），则终止研究，否则另外 n_2 名研究对象进入第二阶段；若在所有 N 名研究对象中只有 r 名或更少达到药物有效研究终点（客观缓解率），则终止研究。在给定 I 类（α）及 II 类（β）统计学错误水平和明确为单侧或双侧统计学检验的前提下，即可根据公式计算试验提前终止概率（probability of early termination, PET）和期望样本量（expected sample size, EN），或查阅二阶段研究设计样本量及临界值表得出试验所需样本量。

（四）统计学评价

本案例为典型的 I 期临床试验，主要目的为探索抗肿瘤药物阿帕替尼联合 SHR-1210 治疗晚期肝细胞癌、胃或食管胃交界处癌的最佳耐受剂量，同时评估其有效性和安全性，并为后续 II 期临床试验研究提供推荐剂量。

不过，可能由于原文字数所限，有些细节没有交代清楚。例如，在剂量递增试验（I a 期试验）中，15 例受试者是如何分配到阿帕替尼125mg、250mg 和 500mg 剂量组的？原文中亦没有详述如何通过剂量递增试验（I a 期试验），将250mg 阿帕替尼作为剂量扩展试验（I b 期试验）的推荐剂量。此外，若能提供 Simon Minmax 二阶段研究样本量计算的具体过程，包括计算公式和（或）所查阅表格来源，以及主要所用统计分

析方法的参考文献，可能对其他研究者和读者更有裨益。因此，建议今后在原文附件中提供上述研究细节，或者将研究方案单独发表，将会是与其他研究者和同道交流的重要渠道。

参考文献

［1］XU J, ZHANG Y, JIA R, et al. Anti-PD-1 Antibody SHR-1210 Combined with Apatinib for Advanced hepatocellular carcinoma, gastric, or esophagogastric junction cancer: an open-label, dose escalation and expansion study[J]. Clin Cancer Res, 2019, 25(2): 515-523.

［2］GEHAN E A. The determination of the number of patients required in a follow-up trial of a new chemotherapeutic agent[J]. J Chron Dis, 1961, 13(4): 346-353.

［3］FLEMING T R. One-sample multiple testing procedure for phase II clinical trials[J]. Biometrics, 1982, 38(1): 143-151.

［4］Simon R. Optimal two-stage designs for phase II clinical trials[J]. Control Clin Trials, 1989, 10(1): 1-10.

［5］GREEN S J, DAHLBERG S. Planned versus attained design in phase II clinical trials[J]. Stat Med, 1992, 11(7): 853-862.

［6］ENSIGN L G, GEHAN E A, KAMEN D S, et al. An optimal three-stage design for phase II clinical trials[J]. Stat Med, 1994, 13(17): 1727-1736.

［7］CHEN T T, NG T H. Optimal flexible designs in phase II clinical trials[J]. Stat Med, 1998, 17(20): 2301-2312.

［8］陈峰, 于浩. 临床试验精选案例统计学解读 [M]. 北京：人民卫生出版社, 2014.

［9］国家食品药品监督管理局. 抗肿瘤药物临床试验技术指导原则 [Z], 2012.

案例 8：正元胶囊联合新辅助化疗治疗三阴性乳腺癌的试验

三阴性乳腺癌是指雌激素受体（estrogen receptor, ER）、孕激素受体（progesterone receptor, PR）和 HER-2 均为阴性的乳腺癌。近年来，三阴性乳腺癌的发病率呈上升趋势，其在乳腺癌中的比例也在逐渐增加。作为一种特殊类型的乳腺癌，三阴性乳腺癌具有恶性表型、发展迅速、根治术后长期复发和转移率高的特点，最终导致不良预后。

迄今为止，三阴性乳腺癌的发病机制尚不清

楚。由于缺乏特异性治疗，根治性乳房切除术常被用于治疗三阴性乳腺癌。此外，患者术后容易复发和转移，预后相对不利。据报道，新辅助化疗对三阴性乳腺癌术后病变有抑制作用。新辅助化疗能有效缩小肿瘤大小，提高手术切除和保乳手术的成功率。然而，术后化疗不能有效预防三阴性乳腺癌患者的长期复发和转移，根治性乳房切除术的不良反应对癌症患者有很大影响。

近年来，中医药逐渐应用于三阴性乳腺癌的治疗。中医学认为，在临床抗肿瘤治疗过程中，放疗、化疗、靶向治疗、免疫治疗等治疗措施或因素都会损害人体的生命能量，加上肿瘤的消耗，长期气虚会导致疲劳、失眠、情绪丧失和其他疲劳症状。正元胶囊由淫羊藿、黄芪、生晒参、白术、龟粉、鳖粉、女贞子、陈皮等组成。这八种药物结合温而不燥、滋而不腻，共同发挥益气健脾、补肾填精、理气化痰、软坚散结的作用，可用于治疗癌性疲劳。在之前的研究中证实，正元胶囊主要通过增加肝糖原含量、增强造血和免疫功能以及通过改善甲状腺功能发挥作用。

目前，国内关于正元胶囊联合新辅助化疗的报道较少。本研究旨在探讨正元胶囊联合新辅助化疗治疗三阴性乳腺癌的临床疗效。

（一）试验方案简介

1. 试验目的

评估正元胶囊联合新辅助化疗治疗三阴性乳腺癌的近期疗效、不良反应发生率和生活质量评分。

2. 研究设计方法

单中心随机对照试验。

3. 试验人群

选择 2014 年 9 月至 2017 年 9 月在笔者所在医院接受根治性乳房切除术的 120 例三阴性乳腺癌患者。根据计算机随机数字分组方法，将 120 例三阴性乳腺癌患者随机分为对照组（60 例）和观察组（60 例）。主要比较两组临床资料（$P > 0.05$）。两组中，对照组平均年龄（53.85 ± 10.35）岁，其中浸润性导管癌 54 例，浸润性小叶癌 6 例，观察组平均年龄（55.50 ± 8.63）岁，其中浸润性导管癌 51 例，浸润性小叶癌 9 例。本研究经伦理委员会批准（批准号 2013-187-20）。所有患者均签署了知情同意书。

纳入标准如下。

(1) 所有入选患者均符合《中国抗癌协会乳腺癌诊疗指南和规范（2008 版）》中的乳腺癌诊断标准，经病理诊断为 Ⅱb 期和 Ⅲ 期。

(2) 新辅助化疗实施前，通过 Memeton 或空心针进行活检。

(3) 获得完整的病理结果和淋巴结转移。

排除标准如下。

(1) HER-2 和（或）HR 阳性表达的癌组织。

(2) 患有严重器官功能障碍的患者，如心脏、肝脏、肾脏、急性或慢性传染病。

(3) 孕妇或哺乳期女性。

(4) 转移性乳腺癌或远处转移。

(5) 过敏体质，有研究药物禁忌证。

(6) 预计生存期不足 3 个月。

(7) 临床资料不完整或不愿签署知情同意书的患者。

4. 干预方法

对照组术后给予新辅助化疗，选择环磷酰胺 $600 \mathrm{mg/m^2}$ + 阿霉素 $60 \mathrm{mg/m^2}$ + 多西紫杉醇 $100 \mathrm{mg/m^2}$ 方案。第一天给予药物，静脉滴注，3 周为 1 个疗程，连续 6 个疗程。观察组在对照组的基础上加用正元胶囊治疗，化疗方案与对照组相同。正元胶囊治疗采用正元胶囊（扬子江药业集团广州海瑞药业有限公司，Z20148001）。缓解期口服正元胶囊，每日 3 次，疗程 8 周。

5. 观察指标

对三阴性乳腺癌患者的近期疗效、不良反应发生率和生活质量评分进行了分析，比较两组之间的差异。使用通用生活质量量表 -74（generic quality of life inventory-74,GQOL-74）评估生活质量，该量表包括四个维度：身体健康、心理健康、社会功能和物质生活。单维度得分为 100 分。得分越高，该维度的生活质量越好，随访观察 3 年。比较两组的复发率和转移率。

6. 疗效评价

疗效评价可根据肿瘤病灶情况和副作用的发生情况分为：完全缓解：病变基本消失，无不良反应发生；部分缓解：病变减少30%以上，不良反应不明显；稳定：病变范围缩小＜30%或扩大＜20%，不良反应不明显。疾病进展：病变范围扩大20%以上，不良反应严重。客观缓解率＝完全缓解率＋部分缓解率。

7. 统计分析方法

用SPSS 22.0软件对数据进行处理，用χ^2检验比较计数数据，用t检验比较测量数据，$P < 0.05$为具有统计学意义。

（二）结果

1. 研究对象临床特点

如表15-17所示，两组患者的年龄、病理分类、TNM分期等一般临床资料无显著差异（$P > 0.05$）。

2. 研究对象短期疗效比较

如表15-18所示，与对照组相比，正元胶囊治疗组显著提高了客观缓解率（70.00% vs. 40.00%），这提示补充正元胶囊增强了新辅助化疗的肿瘤抑制作用。

3. 正元胶囊对新辅助化疗不良反应影响的比较

除了抑瘤作用外，新辅助化疗也会对患者的健康产生毒性。为了探讨正元胶囊对新辅助化疗不良反应的影响，分析了两组不良反应的总发生率。如表15-19所示，服用正元胶囊可显著减轻化疗的不良反应（35% vs. 75%，$P < 0.05$）。

4. 生活质量比较

如表15-20所示，与对照组相比，正元胶囊组的生活质量得分高于对照组（$P < 0.05$）。

表15-17 三阴性乳腺癌患者的临床特征

组　别	例　数	平均年龄（岁）	淋巴管	骨　头	肝　脏	肺	软组织	TNM 阶段	
								Ⅱb	Ⅲ
观察	60	55.50±8.63	36	39	24	33	30	24	36
控制	60	53.85±10.35	39	33	30	27	42	21	39

表15-18 正元胶囊对新辅助化疗治疗三阴性乳腺癌的短期疗效的影响比较［例（%）］

组　别	例　数	完全缓解	部分缓解	疾病稳定	疾病进展	客观缓解率
观察	60	15（25.00）	27（45.00）	15（25.00）	3（5.00）	42（70.00）
对照	60	6（10.00）	15（25.00）	27（45.00）	12（20.00）	21（35.00）
χ^2						10.909
P						0.001

表15-19 正元胶囊对新辅助化疗不良反应的影响比较［例（%）］

组　别	例　数	骨髓抑制	胃肠道反应	骨骼肌疼痛	头　痛	发生率
观察	60	6（10.00）	9（15.00）	3（5.00）	3（5.00）	21（35.00）
对照	60	9（15.00）	15（25.00）	12（20.00）	9（15.00）	45（75.00）
χ^2						19.394
P						≤ 0.001

5. 比较两组长期复发和转移率

随访 3 年后，对照组复发转移 18 例，复发转移率 30.00%；观察组复发转移 6 例，复发转移率 10.00%。统计分析表明，正元胶囊对 TNBC 的复发和转移有抑制作用（$P < 0.05$）。

6. 主要结论

正元胶囊联合新辅助化疗显著提高了客观缓解率和生活质量（$P < 0.05$），不良反应总发生率低于对照组（$P < 0.05$），长期复发和转移率也低于对照组（$P < 0.05$）。这提示正元胶囊可有效提高乳腺癌根治术后新辅助化疗患者的近期疗效，减少化疗不良反应，提高患者的生活质量。更重要的是，这种联合治疗还可以减少三阴性乳腺癌的长期复发和转移。

（三）统计学解读

1. 随机化

随机化是指采用随机的方式，使每个受试对象有同等的机会被抽取，并分配到不同的处理组。随机化不仅使大量难以控制的非处理因素对实验组和对照组的影响相当，并归于实验误差之中，而且也是对样本数据进行统计推断的前提，各种统计分析方法都是建立在随机化基础之上的。

随机化应贯穿于实验研究的全过程，在受试对象的抽样、分组以及实验实施过程中均应遵循随机化原则。随机化主要体现在以下 3 个方面中。

(1) 随机抽样：从符合条件的研究对象中随机抽取一定数量的个体作为受试对象，即每个符合条件的研究对象被抽取的机会相等。随机抽样能保证所得样本具有代表性，使实验结论具有普遍性。如果总体为无限总体，难以明确抽样框（sampling frame），很难实现随机抽样。

(2) 随机分配：将纳入实验的受试对象随机分配到各处理组，且每个受试对象被分配到各组的机会相等。采用适当的技术进行随机分配可使一些难以控制的非处理因素在各组间尽可能保持均衡，以提高组间的可比性。本文使用计算机随机分组法。

(3) 实验顺序随机：每个受试对象先后接受处理的机会相等，使实验顺序对各对比组效应的影响也达到均衡。

2. 假设检验方法的类别以及选择

(1) 正态性检验：正态性特质是很多分析方法的基础前提，如果不满足正态性特质，则应该选择其他的分析方法，因此在做某些分析时，需要先进行正态性检验。如果样本量 > 50，则应该使用 Kolmogorov-Smirnov 检验结果，反之则使用 Shapro-Wilk 检验的结果。

分析步骤：如果 $P > 0.05$，则说明具有正态性特质，反之则说明数据没有正态性特质。

(2) 方差齐性检验：如果要进行方差分析，需要满足方差齐性的前提条件，需要进行方差齐检验，其用于分析不同定类数据组别对定量数据时的波动情况是否一致。例如，研究人员想知道三组学生的智商波动情况是否一致（通常情况希望波动一致，即方差齐）。

分析步骤：判断 P 是否呈现出显著性（$P < 0.05$），如果呈现出显著性，则说明不同组别数据波动不一致，即说明方差不齐；反之 P 没有呈现出显著性（$P > 0.05$）则说明方差齐性。

(3) 相关性检验：相关分析是一种简单易行的

表 15-20 三阴性乳腺癌患者生活质量评分比较（平均值 ± 标准差）

组　别	例　数	身体健康	心理健康	社会健康	物质生活
观察	60	81.85±3.03	82.00±3.19	81.56±2.82	82.36± 2.63
对照	60	70.80±2.49	72.78±2.45	70.05±2.38	70.57±2.50
χ^2		21.841	17.723	24.156	25.171
P		≤ 0.001	≤ 0.001	≤ 0.001	≤ 0.001

测量定量数据之间的关系情况的分析方法。可以分析包括变量间的关系情况以及关系强弱程度等。相关系数常见有三类，分别是：Pearson 相关系数、Spearman 等级相关系数、Kendall 相关系数，这三种相关系数中最常使用的是 Pearson 相关系数；当数据不满足正态性时，则使用 Spearman 相关系数，而 Kendall 相关系数用于判断数据一致性。（一般 0.7 以上说明关系非常紧密；0.4～0.7 说明关系紧密；0.2～0.4 说明关系一般。）

（4）卡方检验：用途非常广的一种假设检验方法，它在分类资料统计推断中的应用，包括两个率或两个构成比比较的卡方检验；多个率或多个构成比比较的卡方检验以及分类资料的相关分析等。卡方检验主要用于研究定类与定类数据之间的差异关系。卡方检验要求 X、Y 项均为定类数据，即数字大小代表分类。并且卡方检验需要使用卡方值和对应 P 去判断 X 与 Y 之间是否有差异。通常情况下，共有三种卡方值，分别是 Pearson 卡方、yates 校正卡方、Fisher 卡方；优先使用 Pearson 卡方，其次为 yates 校正卡方，最后为 Fisher 卡方。具体应该使用哪一种，需要结合 X 和 Y 的类别个数、校本量，以及期望频数格子分布情况等，选择最终应该使用的卡方值。SPSSAU 已经智能化处理这一选择过程。

（5）非参数检验：凡是在分析过程中不涉及总体分布参数的检验方法，都可以称为"非参数检验"。因而，与参数检验一样，非参数检验包括许多方法。表 15-21 是最常见的非参数检验及其对应的参数检验对应方法。

表 15-21　常见的非参数检验及其对应的参数检验对应方法

功　能	参数检验	非参数检验
与某数值的比较	单样本 t 检验	单样本 Wilcoxon 检验
两组数值变量的差异	独立样本 t 检验	Mann-Whitney 检验
多组数值变量的差异	单因素方差分析	Kruskal-Wallis 检验
配对数值变量的差异	配对样本 t 检验	Wilcoxon 检验

参考文献

［1］ ZHANG X, LI H, WU F, et al. Clinical Observation of Zhengyuan Capsule Combined with Neoadjuvant Chemotherapy for Triple-Negative Breast Cancer[J]. Evid Based Complement Alternat Med, 2022(2022):1375724.

［2］ 詹思延. 临床流行病学 [M]. 北京：人民卫生出版社，2015.

［3］ 金丕焕，陈峰. 医用统计方法 [M]. 3 版. 上海：复旦大学出版社，2009.